Jean-Pierre Barral

Viszerale Osteopathie in der Gynäkologie

Jean-Pierre Barral

Viszerale Osteopathie in der Gynäkologie

Urogenitale Manipulation

ELSEVIER
URBAN & FISCHER

URBAN & FISCHER München

Zuschriften und Kritik an:
Elsevier GmbH, Urban & Fischer Verlag, Lektorat Ganzheitsmedizin, Hackerbrücke 6, 80335 München

Titel der Originalausgabe:
Manipulation Uro-génitales. Maloine, Paris 1987
Nouvelles Techniques Uro-génitales. Maloine, Paris 1992
Urogenital Manipulation. Eastland Press, Seattle 1993

Wichtiger Hinweis für den Benutzer
Die Erkenntnisse in der Medizin unterliegen laufendem Wandel durch Forschung und klinische Erfahrungen. Herausgeber und Autoren dieses Werkes haben große Sorgfalt darauf verwendet, dass die in diesem Werk gemachten therapeutischen Angaben (insbesondere hinsichtlich Indikation, Dosierung und unerwünschten Wirkungen) dem derzeitigen Wissensstand entsprechen. Das entbindet den Nutzer dieses Werkes aber nicht von der Verpflichtung, die gemachten Angaben zu überprüfen und seine Diagnose und Therapie in eigener Verantwortung zu treffen.

Bibliografische Information Der Deutschen Bibliothek
Die Deutsche Nationalbibliothek verzeichnet diese Publikation in der Deutschen Nationalbibliografie; detaillierte bibliografische Daten sind im Internet über http://dnb.d-nb.de abrufbar.

Um den Textfluss nicht zu stören, wurde bei Berufsbezeichnungen die grammatikalisch maskuline Form gewählt. Selbstverständlich sind in diesen Fällen immer Frauen und Männer gemeint.

Planung und Lektorat: Elisa Imbery, München
Übersetzung: Walburga Rempe-Baldin, München
Herstellung: Christine Kosel, München
Repro und Satz: Kösel, Krugzell
Druck und Bindung: Printforce, Alphen/NL
Fotos: Susanne Kracke, München
Zeichnungen: Gerda Raichle, Ulm
Umschlaggestaltung: SpieszDesign, Neu-Ulm
Titelfotografie: Aphrodite von Knidos, Glyptothek München

ISBN 978-3-437-31439-1

Aktuelle Informationen finden Sie im Internet unter **www.elsevier.com** und **www.elsevier.de**

„Tell the boys to keep it Pure. Tell the boys to keep it Pure."
Ein letzter Rat von A. T. Still an W. C. Dawes, D. O.

Vorwort

Es ist mir eine Ehre, dieses Vorwort zu schreiben. Denn ich bin fest überzeugt von der Bedeutung, die Jean-Pierre Barrals Bücher über Viszerale Osteopathie haben. Sie sind deshalb so wichtig, weil sie eine große Lücke in der heutigen westlichen Gesundheitsversorgung schließen. Dadurch wird die direkte Behandlung der Organe sowie ihrer Nachbar- und Stützgewebe in den Mittelpunkt gestellt, mit der Struktur bzw. Funktion und Beweglichkeit wieder normalisiert wird. Das wiederum setzt das Genesungspotenzial der Organe frei. Die herkömmliche medizinische Ausbildung im Westen umfasst die chirurgische und pharmakologische Behandlung von Organfunktionsstörungen. In der osteopathischen Ausbildung werden noch manuelle Behandlungstechniken des Bewegungsapparats ergänzt, mit denen über das Nerven- und Kreislaufsystem indirekt auf Organe eingewirkt wird. Doch die Möglichkeit, Organe direkt zu „manipulieren“, wurde bislang in der osteopathischen Literatur nur sporadisch erwähnt.

In diesem Buch wird ein Ansatz vorgestellt, der sich auf die wesentlichen anatomischen und diagnostischen Besonderheiten beschränkt – und insofern reduktionistisch ist. Gleichzeitig verdeutlicht er, dass sich spezifische Funktionsstörungen auf den ganzen Menschen auswirken – und ist somit integrativ-ganzheitlich. Auf diese Weise wird gezeigt, dass sich beide Ansätze synergistisch ergänzen können und eine bessere Versorgung der Patienten ermöglichen.

Die funktionelle Anatomie des Beckens wird verständlich und umfassend erklärt. Auch die Diagnose- und Behandlungstechniken sind in ihren Grundzügen so nachvollziehbar beschrieben, dass sie jeder anwenden kann. Überall im Text finden sich wertvolle klinische und philosophische Hinweise, die in einer freundlich-verbindlichen Art mitgeteilt werden. Ihre Umsetzung erfordert allerdings einen beträchtlichen Lern- und Übungsaufwand. Denn die Behandlungstechniken sind bei aller Präzision und Feinheit sehr wirkungsvolle Mittel, um die Selbstheilungskräfte des Körpers zu mobilisieren.

Angenehm an der Darstellung ist die gedankliche Klarheit und Aufrichtigkeit. Auf die sorgfältigen und detaillierten Beschreibungen der Anatomie, Physiologie und Pathophysiologie kann sich der Leser getrost verlassen und für seine praktische Tätigkeit heranziehen. Verständlich wird auch, was es heißt, strukturelle bzw. funktionelle Gesichtspunkte bei Diagnostik und Therapie zu berücksichtigen. Die diagnostischen Tests und die Behandlungsmethoden wurden in mehreren Studien (Laborwerte und bildgebende Verfahren) überprüft und an einer großen Zahl von Patienten klinisch erprobt. In dem gründlichen, gut durchdachten Abschnitt über die Kontraindikationen zeigt sich ein Verständnis für die Rolle des Therapeuten, das ihn nicht isoliert („kann alles kurieren“), sondern im komplexen Umfeld der gegenwärtigen Gesundheitsversorgung sieht.

Als osteopathische Ärzte arbeiten wir mit manuellen Techniken, um die unterschiedlichen Funktionen im menschlichen Körper wieder zu normalisieren. In unserer Ausbildung wurde die Steuerungsmöglichkeit über das Nerven- und Kreislaufsystem in den Vordergrund gestellt. Dieses Buch (ebenso wie die beiden Lehrbücher der Viszeralen Manipulation) fasst den Begriff „Manipulation“ noch weiter und versteht darunter die direkte Behandlung der Organe und ihrer umliegenden Gewebe. Sie hilft z. B. den Struktur-Funktionszusammenhang wiederherzustellen, wenn es pharmakologisch oder über neuromuskuläre Verbindungen nicht möglich ist. Für eine umfassende Behandlung von Patienten mit urogenitalen Beschwerden sind diese Diagnose- und Behandlungstechniken unentbehrlich. Da sie genauso wichtig wie pharmakologische oder chirurgische Methoden sind, sollten sie ergänzend angewandt werden.

In den vergangenen 13 Jahren war ich der Koordinator für Osteopathische Manualmedizin (OMM) an einem der 15 Osteopathie-Colleges in den Vereinigten Staaten. Es würde mich reizen, das hier vorgelegte Material in unseren OMM-Lehrplan aufzunehmen. Noch sinnvoller finde ich die Idee, diesen Stoff in Vorlesungen über die wissenschaftlichen Grundlagen sowie in die Übungskurse (therapeutische Fertigkeiten/körperliche Untersuchung) einzubringen. Dann wären die Studenten noch besser im Stande, Funktionsstörungen abzuklären und zu behandeln. Andererseits könnte dieses Buch (bzw. auch die Lehrbücher der Viszeralen Manipulation) die klinische Forschung vorantreiben. Um die Effizienz unseres Berufs zu beweisen und unser Fach stärker in der Gesundheitsversorgung zu etablieren, wäre das unbedingt notwendig.

Dr. Still hat uns gelehrt, dass Leben Bewegung ist. Von Jean-Pierre Barral lernen wir nun, dass Osteopathie das Studium von Bewegung ist. In diesem Buch nimmt er uns mit zu einer sehr genauen Erkundung der Bewegungen im Urogenitalbereich, damit wir die Strukturen und Funktionszusammenhänge dort bis ins Einzelne kennen lernen und besser verstehen, welche Kräfte auf sie einwirken bzw. zwischen ihnen auftreten. Jean-Pierre Barral vermittelt uns auch, wie wir durch unsere Hände mit Organen und Geweben kommunizieren können. Diese Interaktion hilft dem Körper, die Funktion der Organe und Gewebe durch eine Wiederannäherung an die Idealbewegung zu verbessern. Auf diese Weise lassen sich viele urogenitale Beschwerden erfolgreich behandeln, die manche Patienten sonst lebenslang plagen würden.

Während meiner Ausbildung in osteopathischer Medizin lernten wir, dass Dr. Still in einer Metapher die Osteopathie mit dem Schürfen nach Edelmetall verglichen hat und D. O. als Abkürzung für „dig on“ (engl. „weitergraben“) verstand. Wir sollten das Erz weiter abbauen, bis die Eleganz und Stärke dieser natürlichen Arbeitsweise mit Patienten offen vor uns liegen würde. Es ginge letztlich darum, Menschen ihr volles Selbstheilungspotenzial erfahren zu lassen. Beispielhaft wäre Dr. Sutherland, der sein Leben selbstlos dem „Freilegen“ der kraniosakralen Osteopathie widmete.

Dr. Still und Dr. Sutherland sind beide dem Wesen der Osteopathie treu geblieben. Und beim Lesen seines neuen Werkes war auch Jean-Pierre Barrals Verbundenheit mit der Eleganz und Stärke der Osteopathie zu spüren. In einer Zeit, in der wir es fast nicht mehr beschreiben können, bringt uns die Lektüre seines Buches das Besondere an der Osteopathie wieder näher. Auch die Begeisterung, mit der wir die Osteopathie ausüben, wird so wieder neu belebt.

Tom Shaver, D. O.
Lewisburg, Westvirginia

Inhaltsverzeichnis

1 Einführung

In unserem ersten Band des Lehrbuchs der Viszeralen Osteopathie (Urban & Fischer 2002) konnten mein Kollege Pierre Mercier und ich nur kurz auf den Urogenitalbereich eingehen. Natürlich war das Lehrbuch als allgemeine Einführung gedacht und entsprechend viele unterschiedliche Organsysteme hatten wir darin zu behandeln. Das vorliegende Buch widmet sich ausschließlich dem Thema der Viszeralen Osteopathie in der Gynäkologie.

Obwohl es nur von einem Autor geschrieben ist, wird die erste Person Plural verwendet. Wer sich in unserem Fach selbst in den Mittelpunkt stellt, ist überheblich und anmaßend. Wie kann man sich denn über jene Lehrer und Kollegen hinwegsetzen, die unsere osteopathische Kultur geschaffen haben? Unsere heutigen Kenntnisse und Fertigkeiten verdanken wir zum großen Teil ihnen.

Wir begannen uns schon früh für die osteopathische Behandlung des Urogenitalbereichs zu interessieren, weil uns in der Praxis gehäuft gynäkologische Probleme begegneten. Viele unserer Patientinnen litten an Dyspareunie (Schmerzen beim Geschlechtsverkehr) und vor allem an Harninkontinenz. Sie fühlten sich von der herkömmlichen Medizin im Stich gelassen und empfanden die Operationsergebnisse meist als nicht sehr zufrieden stellend.

Wir betrachten den menschlichen Körper als organisch-funktionelle Einheit. Deshalb ist es uns ein Rätsel, dass Mediziner wie Patienten den Urogenitalbereich oft anders zu sehen scheinen als den übrigen Körper und ihn einfach ausklammern. Ein Grund ist offensichtlich das kulturell geprägte Schamgefühl. In den frühen anatomischen Texten, die von Mönchen verfasst wurden, wird der Genitalbereich als Pudendum, d.h. „Scham" bezeichnet. Dieses Stigma hielt sich auch nach der Säkularisierung der Medizin weiter. Viele Ärzte verstanden sich als „Hüter der Moral", und daher war ihre Einstellung zu Körperteilen mit Sexual- oder Ausscheidungsfunktionen gleichermaßen von gesellschaftlichen Tabus und Verboten wie von praktisch-medizinischen Erwägungen bestimmt.

Motiviert durch die Sorge um unsere Patientinnen, entdeckten wir allmählich Möglichkeiten, gynäkologische Störungen manuell zu therapieren. Wie wirkungsvoll diese Behandlungstechniken trotz der sehr sanften Methoden sind, fanden wir von Anfang an beeindruckend. Die Begeisterung der Patientinnen stand in einem interessanten Gegensatz zum Desinteresse herkömmlicher Mediziner. Dank der ständigen positiven Rückmeldungen der Patientinnen erweiterte sich unser Wissen und verbesserten sich unsere Fähigkeiten auf diesem Gebiet.

Zunächst reagierten selbst osteopathische Kollegen zurückhaltend auf unsere Bemühungen. Einige waren absolut nicht mit der Behandlung des Urogenitalbereichs einverstanden. Mittlerweile müssen die Studenten in Europa, v. a. in Frankreich, bei ihrer Abschlussprüfung zeigen, dass sie auch die Techniken der gynäkologischen Osteopathie beherrschen.

Die eigentlichen Nutznießer dieser Behandlung sind die Frauen, deren Befinden sich bessert und denen in manchen Fällen ein chirurgischer Eingriff erspart bleibt. Wir halten es nicht für sinnvoll, den Genitalbereich bei manualmedizinischen Behandlungen bewusst auszusparen. Allein schon aus biomechanischer Sicht unterliegt das Gewebe in diesem Bereich höchsten Belastungen, sei es durch Schwangerschaft, Geburt, Menstruation, Kreuzschmerzen, Darmprobleme, eingeschränkte Beinbeweglichkeit oder psychische/emotionale Einflüsse. Und in allen Gesundheitsberufen sind wir verpflichtet, den Patienten bestmöglich zu helfen.

Das vorliegende Material beruht zum großen Teil auf unserer eigenen klinischen Erfahrung, dem Gebrauch unserer Hände, auch wenn wir medizinische Standardwerke der Anatomie und Physiologie als Quellen benutzt haben. Unser Wissen gewannen wir in zahllosen osteopathischen Sprechstunden. Die meisten der hier beschriebenen Techniken sind tausendfach erprobt und haben sich klinisch oder experimentell bewährt. Um ihren Nutzen nachzuweisen, haben wir verschiedene bildgebende Verfahren (z.B. Ultraschall) angewandt, vorzugsweise die Röntgen-Durchleuchtung. Mit ihr kann man die Bewegungen eines Organs in den normalen Bewegungsebenen bzw. Veränderungen gut verfolgen.

Da uns bewusst ist, was ein Buch bewirken kann, beschränken wir unsere Beschreibungen und Erörterungen auf Dinge aus dem normalen Praxisalltag. Bei zweifelhaften anatomischen oder therapeutischen Aspekten enthalten wir uns lieber jeglichen Kommentars. Wir sind der Meinung, dass unser Fach schon mehr als genug unter unsicheren Behauptungen, vermeintlichen bzw. Pseudotheorien zu leiden hat.

Osteopathie ist tatsächlich eine Art empirische Medizin. Dass Hände eine Wirkung auf den menschlichen Körper haben können, lässt sich schon schwer beweisen. Es auch noch wiederholt zu beweisen, ist noch viel schwieriger. Zu behaupten, Osteopathie sei rein wissenschaftlich, würde bedeuten, das handwerkliche Können des Therapeuten und – wichtiger noch – die Einzigartigkeit des Patienten außer Acht zu lassen. So gesehen ist vielleicht auch die herkömmliche Medizin in Wirklichkeit nicht viel „wissenschaftlicher".

Was unsere Hände dem Körper des Patienten mitteilen, muss dieser aufnehmen, in sich integrieren und aktiv umsetzen. Wenn unsere Manipulationen lokal wirksam sind, ist das noch kein Beweis für ihre allgemeine Wirkung auf den Körper. Denn die systemische Wirkung, die sie haben können, hängt nicht nur vom Körper, sondern auch von der Bildung, Kultur und Persönlichkeit der Patienten ab. Es sind Herausforderungen, mit denen sich alle im Gesundheitsbereich Tätigen auseinander setzen müssen.

Für uns ist es fast lebenswichtig, uns weiterhin mit dem medizinischen „Mainstream" und seinen technologischen Errungenschaften zu befassen. Wenn sich eine Gruppe zu stark absondert und nur mit sich selbst beschäftigt, wendet sie sich nur allzu schnell unseriösen Ideen und Methoden zu.

1.1 Grundlagen

Einfluss von Restriktionen

Auch wenn die Viszerale Osteopathie in der Gynäkologie unser Hauptthema ist, möchten wir vor einer allzu starken Beschränkung auf diesen Bereich warnen. Ein Osteopath hat alle (Gelenk-)Verbindungen zu untersuchen und zu behandeln. Osteopa-

thie im Stillschen Sinne bezieht sich im Wesentlichen auf die Wirbelsäule. Ohne begleitende Wirbelsäulenkorrektur werden selbst die besten viszeralen Behandlungstechniken keinen Erfolg haben. Um über die neurobiologischen Mechanismen und Auswirkungen vertebraler Restriktionen nachzulesen, empfehlen wir Ihnen das Standardwerk von Irvin Kerr (1978).
Bei einer Bewegungseinschränkung (Restriktion) der beiden oberen Lendenwirbel dürfte die Gewebespannung in den zugehörigen Dermatomen pathologisch verändert sein. Das wirkt sich auf den arteriellen und venösen Kreislauf sowie den Lymphfluss aus. Nun kann jedes beliebige Trauma, jeder Krankheitserreger oder andere Störfaktoren eine Restriktion auslösen, die in keinem Verhältnis zur Ursache steht.
Diese Überlegung trifft auch in umgekehrter Richtung zu. Nach einer unbehandelten Wirbelrestriktion oder einem direkten Trauma (z.B. Operation) bzw. einer Infektion ist es wichtig, die Viszeralorgane zu behandeln. Aus einer unbehandelten viszeralen Restriktion kann sich allmählich eine Wirbelrestriktion entwickeln, die in einem Circulus vitiosus das viszerale Problem weiter verstärkt.
Da Osteopathie eine ganzheitliche Form der Medizin ist, raten wir dringend von einer zu beschränkten Sichtweise ab.

Mobilität und Motilität

Im *Lehrbuch der Viszeralen Osteopathie Bd. 1* (S. 1ff) haben wir die unterschiedlichen Bewegungen im Körper beschrieben und die Systeme, von denen sie beeinflusst oder gesteuert werden. Es sind:
- zentrales Nervensystem (ZNS)
- autonomes (vegetatives) Nervensystem
- kraniosakraler Rhythmus (primärer respiratorischer Mechanismus)
- viszerale Motilität.

Wir werden unten noch ausführlicher darauf zurückkommen und dabei besonders auf Punkte eingehen, die wir zu wenig erklärt hatten oder über die wir inzwischen mehr wissen. Sie sollten zuerst das Lehrbuch der Viszeralen Osteopathie lesen, wenn Sie es noch nicht kennen.

Mobilität

Das ist die sichtbare, aktive oder passive Bewegung, mit der Körperstrukturen auf den Einfluss des ZNS (grobmotorische Körperbewegungen) oder die Zwerchfellbewegungen bei der Atmung reagieren. Einen möglichen Verlust an Mobilität im Körper festzustellen und für den Ausgleich zu sorgen – darin besteht die Kunst der Osteopathie. Dieses Verständnis von Mobilität mussten wir wiederholt gegenüber Kritikern verteidigen. Manche glauben, dass Osteopathie „nichts bringt", weil Röntgenbilder, die vor und nach der Behandlung aufgenommen wurden, oft keinen Unterschied zeigten. Doch was ist schon auf Fotos von einem Automotor vor und nach der Reparatur zu sehen?
Aus osteopathischer Sicht ist es unerheblich, ob ein Gelenk, Organ oder Schädelknochen deformiert ist oder nicht genau symmetrisch liegt. Was zählt, ist seine Beweglichkeit. Wenn ein Uterus retrovertiert und fixiert ist, gilt das als pathologisch, wenn er trotz Retroversio mobil ist, bleibt er voll funktionsfähig. Eine Skoliose hat nur Krankheitswert, wenn sie fixiert ist, nicht solange sie mobil bleibt. Diese Betrachtungsweise von Struktur und Funktion zählt zu den großen Stärken der Osteopathie.

Auch wenn es immer wieder neue Theorien und Behandlungsansätze in der Osteopathie gibt, wird die Bedeutung der Struktur nie in Frage gestellt. Als Pionier auf diesem Gebiet hat A. T. Still unmissverständlich erklärt, dass die Funktion von der Struktur bestimmt wird. Das hat sich immer wieder als richtig erwiesen. Lässt sich eine Struktur nicht mehr bewegen, z.B. wenn das elastische durch fibröses Gewebe ersetzt worden ist oder wenn Arterien, Nerven oder Lymphgefäße eingeklemmt sind, dann kommt es zur Erkrankung.
Stills Feststellung, „die Arterie steht an oberster Stelle", bedeutet natürlich nicht, dass die direkte Manipulation von Arterien unser Behandlungsziel sein sollte, sondern dass es wichtig ist, die sie umgebenden Strukturen frei zu machen. Osteopathie hat so wenig mit Knochenkrankheiten zu tun wie der Osteopath ein „Knocheneinrenker" ist. Vielmehr behandeln Osteopathen die Weich- bzw. Bindegewebe um und an den Knochen.
Die unterschiedlichen Gewebe im Beckenbereich palpatorisch bzw. im Test zu lokalisieren und zu differenzieren, fällt sehr schwer. Wir können es nur mit gründlichen anatomischen Kenntnissen des inneren und äußeren Beckenaufbaus. Beim Untersuchen der Mobilität ist auf eine auffällige Elastizität, Dehnbarkeit oder Empfindlichkeit der Organe und Gewebe zu achten. Angesichts ihrer Verletzlichkeit dürfen wir nur sehr behutsam und zielsicher vorgehen.

Motilität

Im Unterschied zur Mobilität, d.h. der sichtbaren, extrinsischen (von der Umgebung beeinflussten) Bewegung einer Struktur, handelt es sich bei der Motilität um eine eigenständige, intrinsische Form der Bewegung ohne solche Auslöser. Viele Viszeralorgane besitzen diese Motilität in Form einer langsamen, mit bloßem Auge nicht sichtbaren Bewegung (ca. 7 Zyklen pro Minute) mit kleiner Amplitude.
Um viszerale Motilität zuverlässig und wiederholbar (Kriterien der Reliabilität und Reproduzierbarkeit) festzustellen, benötigt man große, meist langjährige Palpationserfahrung. Wenn mehrere voll ausgebildete Osteopathen denselben Patienten untersuchen, werden alle die gleiche Motilität spüren und im selben Moment eine künstlich erzeugte Motilitätsstörung bemerken. Solche Experimente haben wir dutzende Male durchgeführt und alle möglichen Vorkehrungen getroffen, um dabei Objektivität zu gewährleisten. Die Ergebnisse waren eindeutig und überzeugend. Nur lässt sich die viszerale Motilität bisher apparativ noch nicht nachweisen. Das bleibt unser großes Dilemma. Kann es sein, dass die menschliche Hand mehr entdeckt als ein medizinisches Gerät? In dieser Hinsicht war auch die Magnetresonanztomografie, auf die wir große Hoffnungen gesetzt hatten, wegen einiger funktioneller Beschränkungen bislang wenig hilfreich.
Manche Osteopathen sehen in der Motilität eine Auswirkung des primären respiratorischen Mechanismus, d.h. der Schwingungen des kraniosakralen Rhythmus. Wir glauben jedoch, dass sich bei genauerer Betrachtung in der Motilität eine in den Zellen gespeicherte „Erinnerung" an embryologische Bewegungen reproduziert. Mit anderen Worten: Motilität entspricht einer Pendelbewegung, die zwischen einer betont embryologischen Bewegung und Rückkehr in die ursprüngliche Position hin und her schwingt. Um diese Bewegungsphasen besser differenzieren zu können, verwenden wir in Anlehnung an die Zwerchfellatmung

die Begriffe „Expir" und „Inspir". Im Expir bewegt sich ein Organ näher zur Mittelachse hin, im Inspir dagegen weiter von ihr weg (s. Abb. 1.1). Organe in der Mittelachse bewegen sich im Inspir nach anterior und im Expir nach posterior.
Das Untersuchen der Motilität bezeichnet man als Ecoute-Test („Listening"). Zur Normalisierung einer gestörten Motilität führt man eine sog. Induktionsbehandlung durch, die Ecoute-Elemente mit direkten Techniken kombiniert. Es beginnt mit dem Ecoute-Test, bei indem Sie einfach mit den Händen spüren und die Bewegung verfolgen. Sobald Sie wissen, wann die Bewegung lebhafter und kräftiger (größere Amplitude) wird, verstärken Sie diese Phase, verfolgen die andere Bewegungsphase aber weiterhin nur passiv. Machen Sie weiter, bis sich der gesamte Motilitätszyklus leichtgängig und frei anfühlt (s. *Lehrbuch Bd. 1, S. 23*).

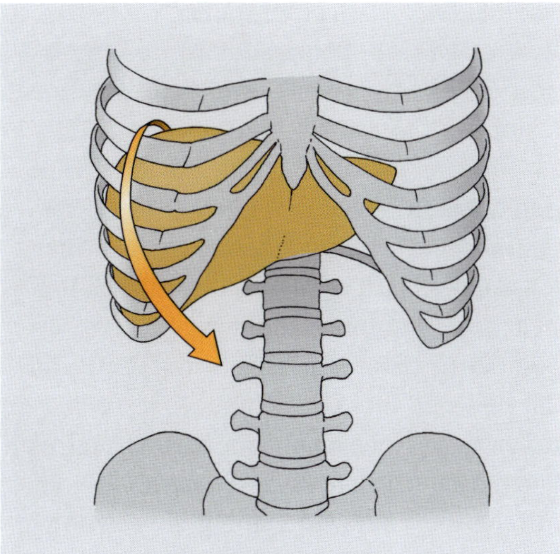

Abb. 1.1: Motilität der Leber im Expir

Ecoute-Test

Wir sollten kurz erklären, was wir mit „Ecoute" („Listening") meinen. Wir verstehen darunter, dass Sie Ihre Hand ganz leicht (ohne Druck) auf das Untersuchungsgebiet legen und sich auf die Gewebebewegungen konzentrieren. Es ist bei dieser Technik wichtig, dass Sie nicht wie bei anderen Palpationen Ihren Tastsinn aktiv einsetzen, z.B. wenn Sie die Mobilität oder den kraniosakralen Rhythmus spüren wollen. Beim Ecoute-Test fangen Ihre Hände vielmehr Signale des Körpers auf, sind also empfänglich statt aktiv tastend. Mit zunehmender Erfahrung wird Ihre Hand von allein zu der Stelle mit der größten Restriktion hingezogen (Näheres *s. Lehrbuch Bd. 2, S. 5*).

Allgemeiner Ecoute-Test

Ein Ecoute-Test am Kopf des sitzenden oder stehenden Patienten kann Ihnen Aufschluss über den ganzen Körper geben. Er wird daher als allgemeiner Ecoute-Test („General Listening") bezeichnet und üblicherweise zu Beginn einer Sitzung durchgeführt, um mögliche Restriktionen grob zu lokalisieren. Der Patient sollte mit leicht auseinander gestellten Beinen sitzen, während Sie hinter ihm stehen. Mit einer Hand am Kopf und der anderen auf dem Sakrum lassen Sie den Körper nun selbst sprechen (s. Abb. 1.2). Dabei bekommen Sie eine Vorstellung, wo (Seite und Höhe) sich eine Restriktion befindet:

- Der Körper neigt sich zur betroffenen Seite hinüber.
- Je stärker die Seitneigung, desto weiter unten sitzt die Restriktion.

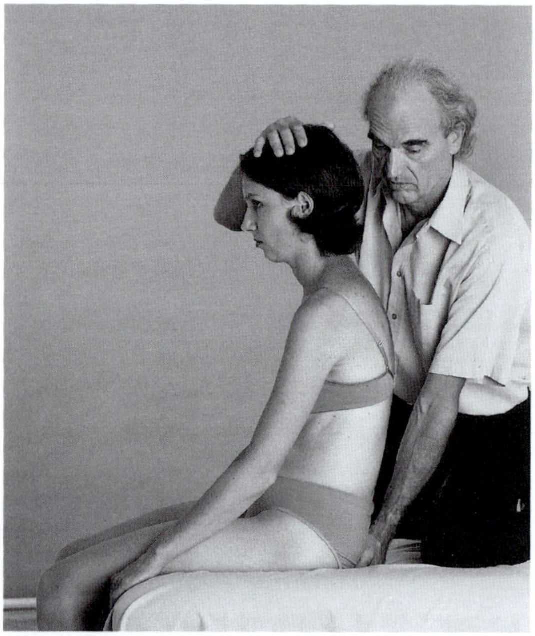

Abb. 1.2 a: Allgemeiner Ecoute-Test (Ausgangsstellung)

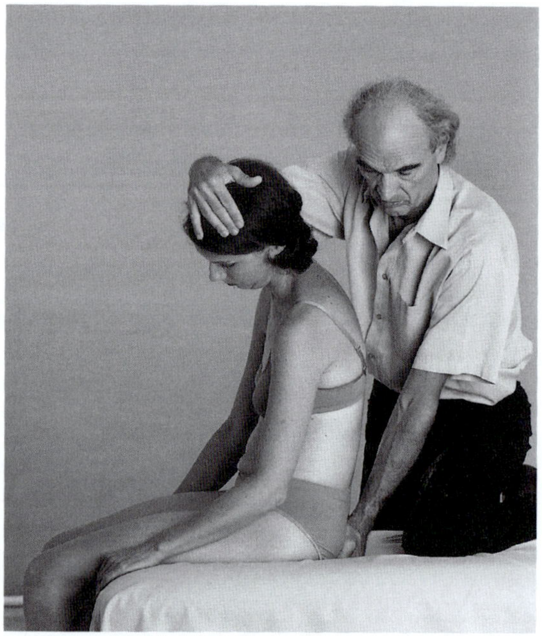

Abb. 1.2 b: Allgemeiner Ecoute-Test (Endstellung)

Bei einer Funktionseinschränkung in einem der Beine kann es sein, dass Sie entweder gar nichts spüren (weil Sie im Sitzen unterhalb des Beckens kaum etwas wahrnehmen) oder die Seitneigung so stark ist, dass der Kopf den Tisch berührt. Neigt sich der Körper vorn- oder hintenüber, kann das – besonders bei Störungen in der Medianlinie – ebenfalls die Höhe einer Restriktion zeigen. Bei einer Restriktion im Wirbelbereich beugt sich der Nacken zum Sakrum hin. Eine weite Vor-Zurückbewegung spricht gewöhnlich für eine Funktionseinschränkung im Steißbeinbereich. Deutlicher sind die Zeichen bei stehenden Patienten.

Lokaler Ecoute-Test

Ein lokaler, d.h. in einem umschriebenen Bereich wie z.B. Thorax oder unterem Abdomen, durchgeführter Ecoute-Test („Local Listening") ermöglicht die genaue Lokalisation einer Restriktion. Untersuchen Sie den unteren Abdominalbereich mit Ihrer tastempfindlicheren Hand: dem Handballen auf der Symphyse und dem Mittelfinger in der Medianlinie mit der Spitze zum Nabel. Aus der Bewegungsrichtung der Handfläche – und nicht der Finger – lässt sich nun ableiten, wo sich eine Störung befindet. Diese Bewegung hört genau über der Stelle mit der Restriktion auf und geht in eine Pronation oder Supination über, bis die Hand zum Schluss nur noch mit der Kleinfinger- (Os pisiforme) bzw. Daumenseite (Articulatio metacarpophalangea) die Körperoberfläche berührt.
Osteopathische Techniken erfordern ein Höchstmaß an Fingerspitzengefühl und

Tastempfinden. Unter dieser Voraussetzung zieht es unsere Hände zu den Stellen mit pathologischer Gewebespannung hin, egal auf welchem Körperbereich sie liegen und unabhängig davon, ob die Ursache eine Muskel-, Faszien-, Nerven-Gefäß-, Gelenk- oder viszerale Störung ist. Sobald die betreffende Stelle erreicht ist, lässt die Anziehungskraft nach.
In der viszeralen Osteopathie sind lokale Ecoute-Tests unverzichtbar. Oft zeigen sie, welcher Bereich behandelt werden muss, selbst wenn Palpation, Mobilitätstests oder Patientenbefragung nichts ergeben haben. Der Körper weiß am besten, wo seine Probleme lokalisiert sind und wird die Hand des Therapeuten hinlenken.
In Frankreich und den USA haben wir uns häufiger der Herausforderung gestellt, Funktionseinschränkungen manuell zu diagnostizieren, die zuvor mit anderen Mitteln festgestellt worden waren. Mit recht gutem Erfolg.
Es gibt eine Variante, bei der Sie den lokalen Ecoute-Test direkt über dem Organ fortsetzen, zu dem Ihre Hand hingezogen wurde (z.B. über der Leber). Falls sich das Organ gerade im Inspir oder Expir befindet, müsste sich die Hand auf derselben Linie bewegen. Wenn Sie nichts spüren, ist das Organ entweder normal oder „starr". Bei „starren" Organen ist die Bewegungsamplitude so klein, dass keine Motilität fühlbar ist. Zwischen Normal- und Erstarrungszustand eines Organs kann man beim lokalen Ecoute-Test nicht unterscheiden, stattdessen müssen Sie die Motilität überprüfen.
Nachfolgend beschreiben wir den lokalen Ecoute-Test bei einer gynäkologischen Untersuchung von außen. Die Anziehungskraft der Gewebe auf die Hand macht aber auch die intravaginale Untersuchung (s.u.) noch präziser.
Abbildung 1.3 zeigt die Befunde für unterschiedliche Beckenorgane.

Lokaler Ecoute-Test des Eileiters (Tuba uterina, s. Abb. 1.3): Die Hand bewegt sich etwa 1 cm nach lateral und proniert (bei Restriktion des rechten Eileiters) oder supiniert (bei Restriktion des linken Eileiters) dann. Während der Drehung drückt die Handfläche kaum merklich nach hinten/innen, bei Mitbeteiligung der Zervix etwas deutlicher. Ist die Beweglichkeit des Eileiters z.B. infolge einer Infektion oder Fehlgeburt einge-

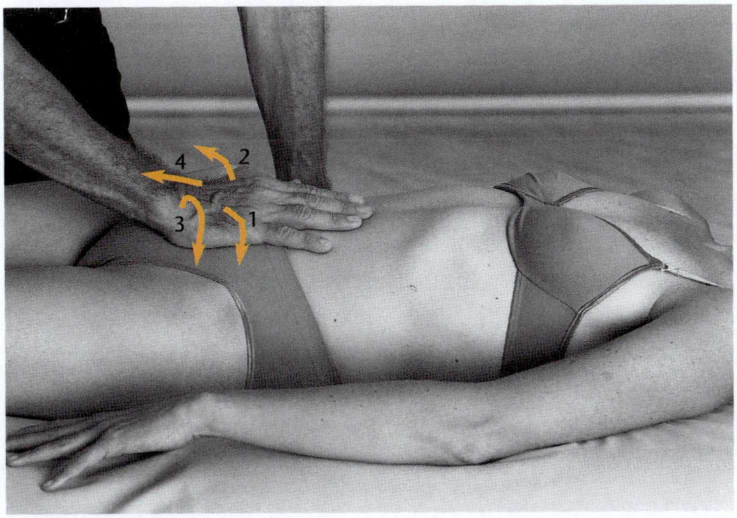

Abb. 1.3:
Lokaler Ecoute-Test der Beckenorgane
1 = Eileiter
2 = Ovar
3 = Cervix uteri
4 = Harnblase

schränkt, zieht es die Hand eher in Richtung des Tubenwinkels. Dieser Befund ändert sich auch nicht mit größerem zeitlichem Abstand zum auslösenden Ereignis. Wir erinnern uns vielleicht nicht mehr daran, aber der Körper vergisst nie.

Lokaler Ecoute-Test des Ovars (s. Abb. 1.3): Hierbei gleitet die Hand weiter nach lateral als beim Eileiter, etwa bis zur Schnittstelle (rechts bzw. links) einer Linie von der Spina iliaca anterior superior zur Symphysis pubica mit einer parallel zur Medianebene verlaufenden (parasagittalen) Linie. Dort schiebt sich die Handfläche ganz leicht nach posterior. Bei einer Störung kommt es über dem betroffenen Ovar oft auch zu einer kleinen Drehung.

Dass eher tubare als ovarielle Störungen anzutreffen sind, hängt wohl teilweise mit der großen Häufigkeit von Beckenentzündungen (Salpingitiden) zusammen.

Lokaler Ecoute-Test der Cervix uteri (s. Abb. 1.3): In dem Fall ist sofort eine schwache Supination oder Pronation der unteren Handkante zu spüren, und die Handfläche drückt sich tief nach posterior ein.

Lokaler Ecoute-Test der Harnblase (s. Abb. 1.3): Die Blase lässt sich nur schwer von der Zervix abgrenzen. Doch im Ecoute-Test ist ihre Bewegung schwächer und fast immer ohne Drehung in der Mittellinie nach hinten zum Sakrum gerichtet.

Natürlich kann es sein, dass Ihre Hand bei einem Ecoute-Test im Beckenbereich auch zu anderen Strukturen hingezogen wird. Bei einer Dünndarm-Restriktion z.B. wird die Unterkante der Hand erst weiter nach oben wandern und sich dann nach hinten bewegen, bei einer Sigma-Restriktion dagegen erst nach links und dann ohne Drehung nach hinten.

Wichtige Tests

Genitohumeraler Test

Diese Begriffskombination mag irgendwie unpassend erscheinen, soll aber den funktionellen Zusammenhang zwischen Genital- und Schulterbereich zum Ausdruck bringen. Den Test sollte man bei einer Periarthropathie der Schulter, einem Zervikobrachialsyndrom oder einer unklaren Bewegungseinschränkung der Schulter durchführen, wenn sie mit einer genitalen Störung verbunden sein könnten. Das ist meist kurz vor bzw. nach der Menstruation oder bei bekannten gynäkologischen Problemen der Fall.

Bei einer gynäkologischen Untersuchung von außen

Die meisten Schulterschmerzen verschlimmern sich, wenn der Arm abduziert und außen rotiert wird („Kerzenleuchter-Position"). Deshalb sollte die Patientin den betreffenden Arm während der Untersuchung in Rückenlage in dieser Position hochhalten – oder zumindest ansatzweise, falls die Schmerzen zu stark sind.

Hat die Patientin Beschwerden im rechten Arm, bewegen Sie mit Ihrer Linken die rechte Hand bis an die Schmerzgrenze. Gleichzeitig drücken Sie mit Ihrer rechten Hand auf die Stelle am Unterleib, die im lokalen Ecoute-Test lokalisiert wurde (s. Abb. 1.4), um sie zu inhibieren. Falls eine Verbindung zwischen (meist gleichseitiger) Genital- und Schulterstörung bestehen sollte, ist sofort eine Verbesserung der Schulterbeweglichkeit zu spüren. Das ist vergleichbar mit dem Schultergelenktest zur Inhibition von viszeralen Restriktionen im Bereich von Leber und Nieren (s. *Lehrbuch Bd. 2, S. 14*).

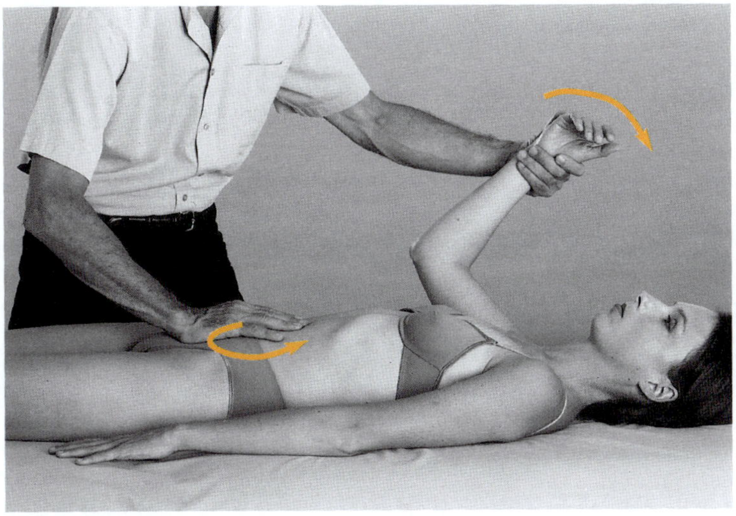

Abb. 1.4: Genitohumeraler Test bei der gynäkologischen Untersuchung

Bei intravaginaler Untersuchung
Sie können den Test auch durchführen, indem Sie einen oder zwei Finger in die Vagina einführen statt die Hand außen auf den Bauch zu legen. Die Finger bewegen sich wieder in der im Ecoute-Test ermittelten Richtung, um die Restriktion zu inhibieren. Da die intravaginale Untersuchung großes fachliches Können voraussetzt, sollten Anfänger mit dem Test bei einer Untersuchung von außen beginnen.

Hüftgelenktest

Er wird genauso durchgeführt wie der oben beschriebene Schultertest. Falls Hüft- oder Oberschenkelschmerzen nicht durch Gelenkprobleme verursacht sind, sollten Sie auf der gleichen Seite Druck auf eine Stelle des Unterleibs geben, um eine vermutete Restriktion zu inhibieren. Stehen Hüftschmerzen und Genitalbereich miteinander in Verbindung, wird sich die Hüftbeweglichkeit daraufhin merklich verbessern.

Erweiterter Lasègue-Test

Dieser Test eignet sich für alle Fälle von Ischias mit einer mutmaßlich genitalen Komponente.

Inhibition
Heben Sie mit einer Hand das betreffende Bein der Patientin, die auf dem Rücken liegt, bis zur Schmerzgrenze hoch. Drücken Sie dabei mit der anderen Hand gegen eine Stelle des Unterleibs, an der Ihnen vorher im Ecoute-Test oder bei einer anderen Untersuchung eine Restriktion aufgefallen war, um sie zu inhibieren (s. Abb. 1.5). Wenn Ischiasbeschwerden und die gynäkologische Störung zusammenhängen, müsste sich daraufhin die Beinbeweglichkeit um bis zu 30% verbessern.

Verstärkung
Heben Sie bei gleicher Ausgangsposition das Bein der Patientin nur bis knapp unterhalb der Schmerzgrenze an. Statt die Stelle mit der Restriktion im Unterleib durch leichten Druck zu inhibieren, verstärken Sie

Abb. 1.5:
Erweiterter Lasègue-Test

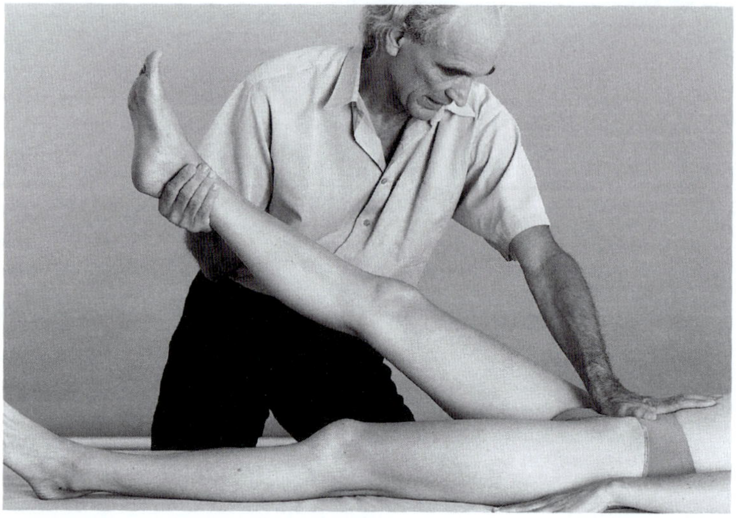

sie durch festen Druck noch, und zwar entgegengesetzt zur Bewegungsrichtung im lokalen Ecoute-Test. Allein das löst schon – auch ohne das Bein zu bewegen – Schmerzen im Versorgungsgebiet des N. ischiadicus aus, wenn es eine genitale Beteiligung geben sollte. Damit fällt der erweiterte Lasègue-Test positiv aus.

Beurteilung unserer Methoden

Zur objektiven Beurteilung waren Sektionen, Ultraschall und Röntgendurchleuchtung für uns sehr nützlich. Wir möchten uns an dieser Stelle bei Prof. Arnaud und Dr. Roulet für die Durchführung der Sektionen bedanken sowie bei den Spezialisten in bildgebender Diagnostik, Dr. Cohen, Dr. Constantin und Dr. Behr, die uns bereitwillig ihre Geräte und ihr Fachwissen zur Verfügung gestellt haben. Mit ihrer Hilfe konnten wir unterschiedliche Techniken vergleichen und dann die besten auswählen. Deutlich erkennbar war die Wirkung gynäkologischer Manipulationen interessanterweise nur bei Röntgendurchleuchtung. Daher ist es schade, dass dieses Verfahren wegen der gesundheitlichen Gefährdung nicht in größerem Umfang genutzt werden kann.

Die genannten Verfahren lieferten uns die Bestätigung, dass

- unsere manuelle Diagnosen zutreffen,
- unsere Hände Veränderungen bewirken können,
- die Organbeweglichkeit wichtiger als die Lage ist.

Bei einer Patientin stellten wir anhand von Mobilitätstests eine Blasenstörung (durch eine Restriktion in Höhe des rechten Foramen obturatum) fest. Wie sich bei der Röntgendurchleuchtung zeigte, kollabierte die fixierte Seite der Blase bei forcierter Exspiration mit jedem Atemzug. Die Röntgendurchleuchtung diente auch zur Kontrolle, ob es uns gelang, Restriktionen zu lösen und die physiologische Beweglichkeit der Blasen wiederherzustellen. Zu sehen, dass man eine Restriktion mit seinen Händen richtig lokalisiert und gelöst hat, ist sehr beruhigend und bestätigend für den Therapeuten (positives Feedback).

Im Allgemeinen stellen Röntgenbilder einfach Momentaufnahmen von anatomi-

schen Strukturen zu einem gegebenen Zeitpunkt dar. Sie sagen deshalb weder über die Lage noch über die Physiologie etwas aus. Das veranschaulicht folgendes Beispiel: Bei der Untersuchung einer Patientin mit Blasensenkung und Stressharninkontinenz entdeckten wir eine Restriktion in Nähe des rechten Foramen obturatum. Die Zystoskopie ergab, dass die Blase rechts etwas tiefer stand als links und leicht über den oberen Rand des Foramen obturatum hinaus reichte (s. Abb. 1.6). Diese Restriktion war der Grund für die Inkontinenz, aber auf Röntgenaufnahmen nicht sichtbar. Interessant war, dass wir es erst mit den Händen herausgefunden hatten. Vermutlich wäre einem „normalen" Radiologen nichts Besonderes aufgefallen. Nachdem wir die Restriktion gelöst hatten, besserte sich die Inkontinenz, allerdings ohne zystoskopisch erkennbare Veränderungen. Verändert hatte sich nur die Blasendynamik, während die (statischen) Lagebeziehungen der Blase zur Umgebung gleich geblieben waren. Nach der Behandlung konnte sich die Blase wieder harmonisch mit den Nachbarstrukturen mitbewegen. Daraus folgt, dass nicht die Lage, sondern die ursprüngliche Restriktion pathogen war. Dies ist auch ein gutes Beispiel für die unterschiedlichen Ansätze von Osteopathie und Schulmedizin.
Mit Hilfe der bildgebenden Verfahren konnten wir genau verfolgen, wie verschiedene Behandlungstechniken die Beweglichkeit bestimmter Strukturen beeinflussen. Die Ergebnisse waren nicht immer so, wie wir es erwartet hätten. Diese Auswertung führte dazu, dass wir manche Techniken noch verbesserten und andere ganz aufgaben. Wir konnten zeigen, dass vor allem die Wirkung von Induktionsbehandlungen auf den Uterus und seine Bänder beachtlich ist. Wie wir noch sehen werden, besitzen sie alle kontraktile Muskelfasern.

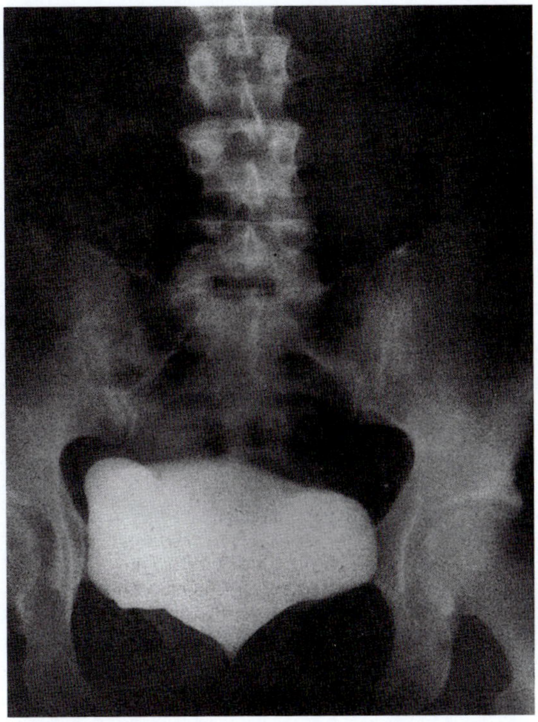

Abb. 1.6: Restriktion im Bereich des rechten Foramen obturatum (Zystoskopie)

Dass sich ein retrovertierter Uterus unter einer Induktionsbehandlung um fast 30° aufrichtet, konnten wir bei der Röntgendurchleuchtung beobachten. Der Effekt war zwar nur vorübergehend, ist jedoch ein schlagender Beweis dafür, dass man ein Organ manuell von außen mobilisieren kann.

1.2 Viszerale Artikulationen

Bei jeder aktiven oder passiven Bewegung gleiten die Beckeneingeweide in festgelegten Richtungen aufeinander. Um diese Bewegungen besser zu verstehen, müssen wir zunächst die unterschiedlichen Gleitflächen und ihre Verbindung untereinander kennen lernen.

Gleitflächen

Die Gleitfähigkeit der Viszeralorgane beruht auf einer winzigen Menge seröser Flüssigkeit zwischen ihrer Serosa und den umgebenden Strukturen. Auch wenn sich die Beckenhöhle (Cavitas pelvis) außerhalb des Peritoneums befindet, hat sie nach oben wichtige Verbindungen zu ihm und nach unten zum subperitonealen Beckenraum.

Das **Peritoneum** bedeckt die Harnblase und bildet zwischen ihr und der Gebärmutter eine Tasche, die Excavatio vesicouterina bzw. den vorderen Douglas-Raum. Es überzieht auch den Uterus und bildet auf seiner Rückseite eine zweite Tasche, die Excavatio rectouterina bzw. den hinteren Douglas-Raum (s. Abb. 1.7). Über das Peritoneum stehen die Beckenorgane mit dem Dünndarm, dem Dickdarm und dem großen Netz (Omentum majus) in Verbindung. Aus diesem Grund kann eine Verletzung des Peritoneums weitreichende Folgen für die Statik und Dynamik im Becken haben.

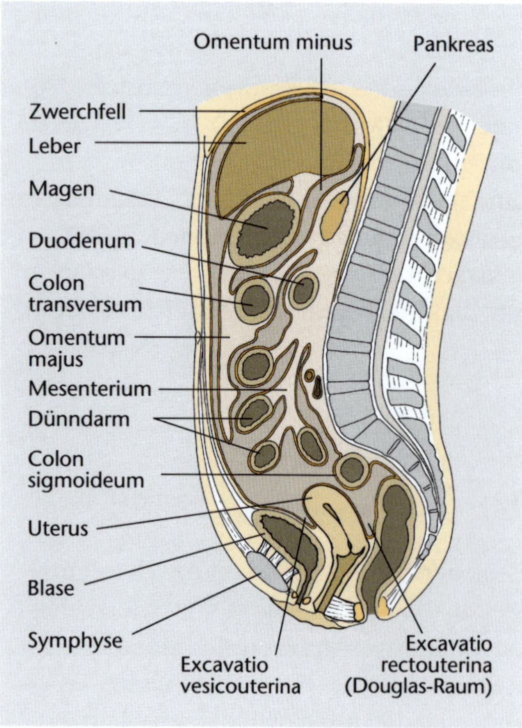

Abb. 1.7: Peritoneum mit Bauch- und Beckenorganen

Der **subperitoneale** Beckenraum erstreckt sich zwischen Peritoneum und knöcherner bzw. muskulärer Beckenwand. Er steht über das Foramen ischiadicum und das Foramen obturatum mit der Gluteal- und Obturatorregion in Verbindung und wird weiter unterteilt durch:

- zwei sagittale vom Os sacrum zum Os pubis verlaufende Peritonealfalten (Plica rectouterina und sacrogenitalis)
- Bänder zwischen Uterus und Sakrum (Verstärkungen der Plica rectouterina)
- Lig. latum
- eine Faszie (Aponeurose) zwischen Nabel und Blasenvorderwand

In diesem Raum verlaufen mehrere wichtige Beckenarterien (A. iliaca interna, A. uterina, A. haemorrhoidalis, A. umbilicalis), die von zahlreichen glatten Muskelfasern umgeben sind. Diese Fasern helfen auch die Beckenorgane zu stützen.

Als **Perineum** wird eine Gruppe von Muskeln mit dazugehörigem Bindegewebe bezeichnet, die das Becken seitlich und nach unten (Beckenboden) abschließen (s. Abb. 1.8 und 1.9). Dazu gehören:

- seitlich: Mm. obturatorius und piriformis mit ihren Faszien
- unten: Mm. levator ani, coccygeus, transversus perinei, bulbospongiosus, ischiocavernosus und sphincter ani mit ihren Faszien

Die Beckenorgane werden vom Peritoneum, von Bändern mit kontraktilen Fasern (s.u.), Muskeln, Faszien und sonstigem Bindegewebe gestützt und an ihrem Platz gehalten.

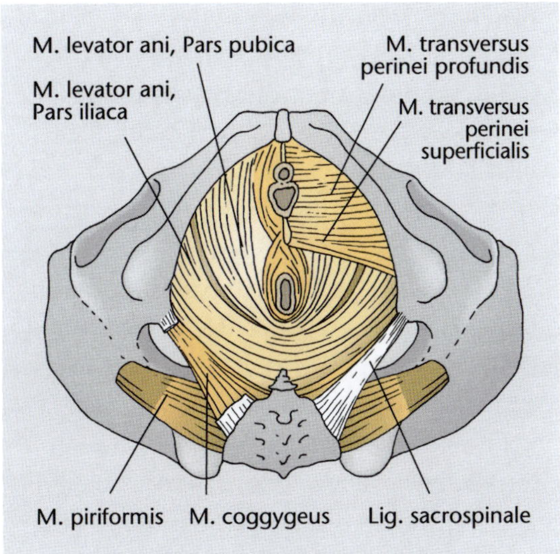

Abb. 1.8: Beckenboden der Frau – tiefe Muskeln

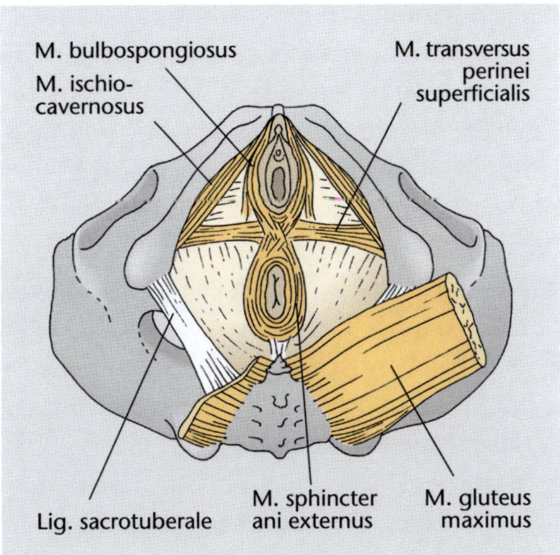

Abb. 1.9: Beckenboden der Frau – oberflächliche Muskeln

Haltgebende Faktoren

Der Zusammenhalt der Beckenorgane kommt auf einfachere Weise als im Bauchraum zustande. Hier gibt es weder Omenta noch Mesenterien noch zweilagige Serosa. Halt geben vor allem die Bänder bzw. Ligamente und mehrere physiologische Mechanismen.

Ligamente

Die Ligamente im Becken enthalten kontraktile Fasern, sind also elastisch. Wie stark sie sich zusammenziehen, hängt von der allgemeinen Gewebespannung (Tonus) und der Konzentration bestimmter Hormone (besonders Progesteron, in geringerem Maße auch Östrogen) ab. Die Uteruslage verändert sich mit den Phasen des Menstruationszyklus. Den Bandapparat des Beckens können wir entweder mit Dehnungen (direkte Manipulation) oder Steigerung des Tonus (durch Induktion oder aktives Beckenbodentraining) behandeln.
Ähnlich kontraktil wie die Ligamente sind auch die Beckenfaszien und das Gewebe in den Zwischenräumen. Wie ein Schwamm, der Flüssigkeit aufsaugen oder abgeben kann, strafft oder lockert sich das Perineum bzw. der Tonus der Beckenbodenmuskeln unter dem Einfluss lokaler oder allgemeiner Faktoren. Obwohl wir das bisher nur für die Beckenligamente zeigen konnten, verhält es sich unserer Meinung nach im Grunde mit allen Bändern im menschlichen Körper so.

Anziehungskräfte

Wie alle Organe im Körper werden auch die Beckenorgane durch wechselseitige Anziehung zusammenhalten. Denken Sie an ein Zelt, das nur gerade steht, wenn man es beim Aufbauen überall gleichmäßig spannt. Ist nur eine einzige Leine zu locker oder zu straff gezogen, stört sie das Gleichgewicht des ganzen Zeltes. Ebenso darf man eine Läsion oder Restriktion nie isoliert betrachtet, denn sie kann erstaunlich weitreichende Folgen für den Körper haben. Eine Knöchelverstauchung z.B. kann sich bis in die Blase oder Gebärmutter auswirken.

Gute körperliche Gesundheit könnte man als gelungene Anpassung an unterschiedliche Belastungen bzw. als erfolgreiche Kompensation auffassen. Dennoch hinterlässt jeder Stress unauslöschlich Spuren. Bei geringer Widerstandskraft oder zu starke Belastungen wird ein Mensch unweigerlich krank. Akute Kreuzschmerzen scheinen in den meisten Fällen durch eine harmlose, banale Bewegung ausgelöst worden zu sein. Doch vermutlich haben sich vorhergehende Belastungen angehäuft und diesen Bereich schon für Schmerzen „programmiert". Jedes Trauma, jede Verspannung bleibt im „Gedächtnis" des betreffenden Organs gespeichert. Deshalb dürfen wir keine seiner Verbindungen (Artikulationen) einfach übergehen, mag sie noch so unwichtig erscheinen. Bei allen Untersuchungen und Behandlungen müssen wir stets die Funktion des ganzen Körpers im Auge behalten, nicht nur einzelner Teile.

Turgor und intrakavitärer Druck

Dass sich Viszeralorgane voll entfalten bzw. den größtmöglichen Raum in ihrer Körperhöhle einnehmen können, beruht auf ihrem Turgor, d.h. ihrer Elastizität und dem intravaskulären Druck. Die Beckenorgane sind komplett Raum füllend. Da sie dicht gepackt sind, reicht für ihren Zusammenhalt und für ihr Gleiten erstaunlich wenig seröse Flüssigkeit aus.

In der Bauchhöhle tragen Gase in den Verdauungsorganen zu deren Turgor bei. Die Darmgase wirken sich auch auf die Beckenorgane aus. Dass die Blase bei Darmkrämpfen nach unten gedrückt und dadurch die Harnröhre gereizt werden kann, ist einleuchtend.

In den Beckenorganen bildet sich kein Gas. Stattdessen beeinflussen hier die vorhandenen Flüssigkeiten den Turgor. So wirkt sich z.B. die Urinmenge in der Blase auf die Beweglichkeit der Nachbarorgane aus. Eine volle Blase drückt die anderen Organe allein schon durch ihr größeres Volumen zusammen.

Starken Einfluss auf die Abdominalorgane hat das Zwerchfell. Obwohl sich die Zwerchfellbewegungen mit zunehmender Entfernung abschwächt, waren wir doch überrascht, wie sehr sie sich auch auf Blase und Uterus auswirken. Bei Röntgendurchleuchtung zeigte sich, dass sich die Blase bei tiefer Einatmung bis zu 1,5 cm nach unten bewegen kann. (Bei Patienten mit „paradoxer Atmung" geschieht das übrigens während der Ausatmung!)

Das Peritoneum trennt Becken- und Bauchhöhle voneinander und spielt eine wichtige Rolle für die intrakavitäre Druckverteilung. Deshalb ist es wichtig, peritoneale Verklebungen sofort zu diagnostizieren und zu behandeln. Die unterschiedlichen intrakavitären Drücke lassen sich wie folgt zueinander in Beziehung setzen:

- Der Druck innerhalb der Beckenorgane ist höher als der Druck außerhalb (mit Ausnahme der Blase, s.u.).
- Im Becken herrscht ein höherer Druck als im Peritonealraum bzw. in der Bauchhöhle.
- Der Druck im Peritonealraum ist höher als der Druck in den Lungen.
- Intrapulmonal ist der Druck höher als im Pleuraspalt.

Daraus wird deutlich, dass die Beckenorgane ganz wesentlich am parietalen Peritoneum der Bauchhöhle „hängen", das seinerseits am Zwerchfell und dieses wiederum am Thorax „hängt". Daher kann sich eine pleuropulmonale Adhäsion leicht auf die Beckenorgane auswirken, und zwar über eine sog. Läsionskette (s. *Lehrbuch Bd.*

2, S. 1). Wenn bei einer Patientin sowohl eine pleuropulmonale Verklebung als auch eine Beckenentzündung vorliegen und Sie nur Letztere behandeln, wird sich ihr Zustand nicht wirklich bessern.
Der Einfluss des Zwerchfells auf die Druckverhältnisse in der Bauch- und Beckenhöhle ist von Drye (1948) untersucht worden. Er konnte bei Patientinnen in Rückenlage einen intraperitonealen Druck von 3 cm H_2O messen. Im Stehen fand er Druckunterschiede zwischen 30 cm H_2O im Douglas-Raum, 8 cm H_2O im Epigastrium und –5 cm H_2O im Bereich unterhalb des Zwerchfells. Beim Husten, Niesen oder ähnlichen Anstrengungen kann der Druck im Becken auf 80 cm H_2O ansteigen.
Wie bereits erwähnt, verhält es sich mit dem Druck im Inneren der Harnblase anders als bei den übrigen Beckenorganen. Damit sich der Harn in ihr sammeln kann, darf der Druck nicht zu hoch sein (etwa 10 cm H_2O in Ruhe). Wäre der Blaseninnendruck höher als der Umgebungsdruck, würde sich der Harn in die Nieren zurückstauen (Hydronephrose) und nicht in den Harnleitern nach unten fließen. Dies ändert sich natürlich bei der Miktion: Wenn sich die Uretermündungen verschließen und die Blasenwand sich kontrahiert, steigt der Druck in der Blase auf 100 cm H_2O an und der Harn wird über die Urethra ausgeschieden.

Druckübertragung

Druck wird im Körper in vertikaler bzw. horizontaler Richtung und nach inferior weitergeleitet (s. Abb. 1.10).
Vertikal-horizontale Druckübertragung: Bauch- und Beckenorgane ruhen in Form einer „Eingeweidesäule" aufeinander. Auf-

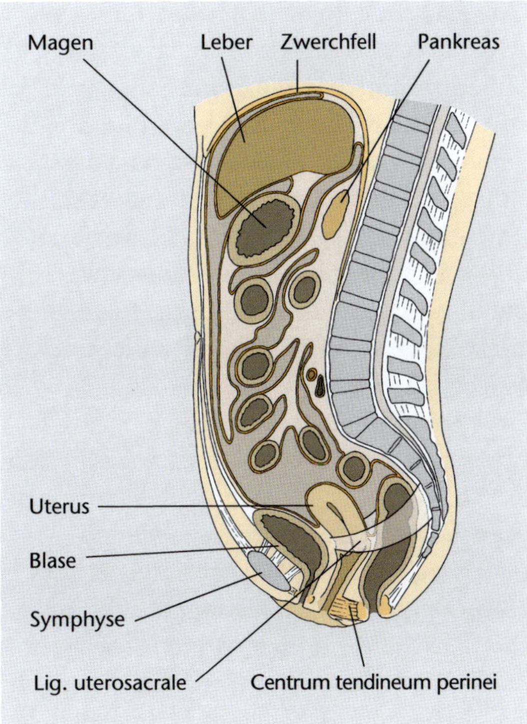

Abb. 1.10: Druckübertragung

grund der Schwerkraft ist der Druck in dieser Säule senkrecht nach unten und lateral zu den knöchernen bzw. Muskelwänden gerichtet. Wenn der Muskeltonus der Bauchwand zu schwach ist, verändert sich die senkrechte Achse der Säule. Manche Viszeralorgane sind nun stärkeren, andere geringeren Druckkräften als sonst ausgesetzt. Das führt bei den stärker belasteten Organen zu einer Überdehnung des Muskel- und Stützgewebes, zur Kompression der Blut- und Lymphgefäße und zu einer chronischen Stimulation sensorischer Nervenfasern. Kommt es infolge der abnormen Druckkräfte zu einer Fibrosierung, kann das Organ noch weniger angemessen reagieren.
Inferiore Druckübertragung: Im Beckenraum verteilt sich der Druck über die Dammmuskeln (Mm. perinei) und andere subperitoneale Gewebe weiter. Starke

Druckschwankungen aufgrund der unterschiedlichen Kontraktionsfähigkeit der Muskeln können in manchen Fällen sogar strukturelle Veränderungen (Verkürzungen) hervorrufen. Entscheidend ist, dass der ganze Beckenboden- bzw. Dammbereich (und nicht nur die Mm. perinei) geschmeidig und dehnbar bleibt. Sonst kommt es durch Belastungen wie z.B. Hustenstöße zur weiteren Schädigung des Binde- und Muskelgewebes.

Druckrichtung: Mit zunehmender Entfernung von der Lunge nach unten erhöht sich der Druck im Körper. Denn auf den Beckenorganen lastet das ganze Gewicht der Bauchorgane, während sie weniger Unterstützung durch die Anziehungskraft des Zwerchfells bekommen. Muskelkontraktionen, z.B. bei Anstrengungen wie Husten, Niesen, Stuhlgang, Joggen oder einer Geburt, können den Druck auf die Beckenorgane noch beträchtlich erhöhen.

Der Beckeneingang ist leicht nach vorn gekippt. Daher ruht das Gewicht der Abdominalorgane hauptsächlich auf den Darmbeinschaufeln (Fossae iliacae) und den Schambeinästen (Rami ossis pubis). Infolge der kuppelförmigen Anordnung der Viszeralorgane verteilt sich der Druck ziemlich gleichmäßig auf das Perineum. Ein gesunder Beckenboden kann nicht nur ungewöhnliche Schwankungen des von oben einwirkenden Drucks ausgleichen, sondern ihn auch durch seine eigene Spannung teilweise abfedern.

Schließmechanismen

Der Beckenboden bildet den Abschluss der Beckenhöhle und weist zugleich Öffnungen für den Durchtritt von Rektum, Urethra, größerer Gefäße usw. auf. An diesen „Schwachstellen" wird dem Druck nur geringer Widerstand geboten. Um die Durchtrittsstellen offen zu halten, gibt es in der gestreiften Muskulatur glattmuskuläre Sphinkter, die üblicherweise kontrahiert sind. Wenn sie sich entspannen, öffnen sich die Mündungen. Im Fall der Blase ist die Kontinenz gewahrt, solange der Druck in der Harnröhre höher ist als in der Blase. Kommt es aber zu einer Schließmuskelschwäche, wird das normale Geschehen gestört: Der Druck von oben (bewirkt eher eine Öffnung) übersteigt nun den Druck von unten (bewirkt eher einen Verschluss). Das kann nicht nur zu Harninkontinenz, sondern zu einer allgemeinen Beckenbodenschwäche führen, so dass der Druck von oben nicht mehr aufgefangen werden kann. Ohne Behandlung richten sich die Beckenorgane (senkrecht) stärker auf und bewegen sich allmählich auf die Öffnungen zu.

Zusammenspiel der Druckkräfte im Becken

Für eine gleichmäßige Druckverteilung im Becken ist es wichtig, dass sich die Öffnungen (besonders die sphinkterartigen glattmuskulären) an der richtigen Stelle befinden (s. Abb. 1.11). Wenn sie nur ein bisschen nach unten verlagert sind, wird der Sphinktertonus durch den Druck im Becken nicht mehr verstärkt bzw. stimuliert, sondern gestört.

Wie gesagt, stellt der Beckenboden eine elastische Umgebung dar. Zum Verschluss des Urethral- und Analsphinkters trägt nur der horizontale Kraftvektor des nach unten gerichteten Drucks der Eingeweidesäule bei. Bei Beckenbodenschwäche überwiegt hingegen der vertikale Kraftvektor, und das verhindert den Verschluss der Sphinkter.

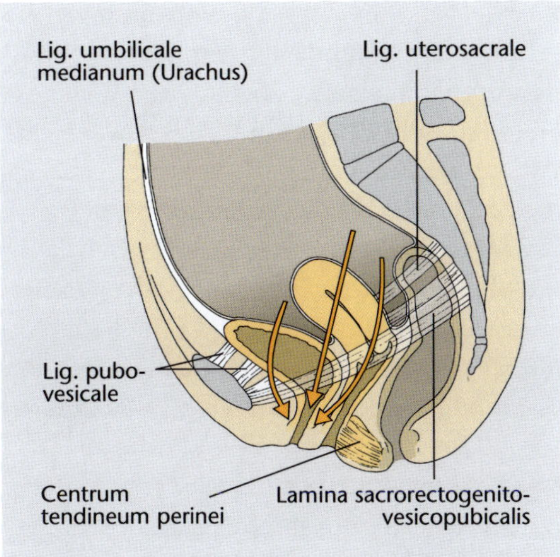

Abb. 1.11: Zusammentreffen unterschiedlicher Druckkräfte im kleinen Becken

Normalerweise erhöht sich bei Beckenbodenkontraktionen nur der Druck in der Urethra, nicht in der Blase bzw. der Bauch- oder Beckenhöhle. Das liegt daran, dass die Harnröhre lang gezogen wird und sich ihr äußerer, willkürlich gesteuerter Sphinkter (Ostium urethrae externum) aktiv zusammenzieht.

1.3 Pathologische Bewegungen

Unser Hauptinteresse als Osteopathen gilt der Beweglichkeit anatomischer Strukturen. In diesem Abschnitt wollen wir einige Läsionen oder Bewegungseinschränkungen der Beckenorgane ansprechen. Wir bezeichnen es als Restriktion, wenn ein Viszeralorgan seine (aktive oder passive) Beweglichkeit komplett oder teilweise eingebüßt hat. Den Begriff Adhäsion verwenden wir, wenn ein Viszeralorgan seine Gleitfähigkeit (Verschieblichkeit gegen andere Organe bzw. Strukturen) verloren hat.

Ätiologie

Restriktionen und Adhäsionen können unterschiedliche Ursachen haben.

Infektionen

Typische Zeichen einer Infektion sind Entzündung und Exsudation des betroffenen Gewebes. Kleinere oder größere Verklebungen (Mikro- oder Makroadhäsionen), die dabei entstehen, können sowohl die Gewebeelastizität als auch die Bildung seröser Flüssigkeit beeinträchtigen. Das heißt die Gewebe/Organe können nicht mehr normal aufeinander gleiten, und das Narbengewebe schränkt ihren Bewegungsumfang ein. Narbenbedingte Verziehungen wirken sich nicht nur auf die Bewegungen des betroffenen Organs, sondern auch auf die benachbarter Strukturen aus.
Als Erstes ist die Motilität des Organs betroffen, weil es sich um eine schwache Bewegung mit kleiner Amplitude handelt. Wird auch seine Mobilität behindert, verliert das Organ seine normale Gewebespannung und kann mit angrenzenden Organen oder sogar mit der Beckenwand verwachsen. Durch die Reibung des fibrotisch veränderten Gewebes kommt es möglicherweise zu einer Irritation der Nachbargewebe, die über Nervenreize ihrerseits Gefäß- oder Eingeweidekrämpfe verursachen kann. Mit seiner Beweglichkeit verliert das Organ auch seine Abwehrkräfte und wird so empfänglicher für pathogene Keime, die den Urogenitaltrakt in großer Zahl besiedeln.

Kleinere Infektionen führen häufig völlig unbemerkt von der Patientin zu Vernarbungen. Die damit einhergehenden Mikroadhäsionen findet meist nur ein sehr erfahrener, routinierter Therapeut. Verklebungen in der Nähe eines Sphinkters können seine Funktion um bis zu 30% einschränken. Auch wenn sich keine Mikroadhäsionen gebildet haben, kann es sein, dass die Umgebung weniger viskös ist. Dann kommt es zu einem charakteristischen Knistern, wenn man das Organ betastet.

Operationsnarben

Von einer Operationsnarbe sind wie bei einem Eisberg nur 10% an der Oberfläche zu erkennen. Daran sollten Sie denken und auch alle darunter liegenden Schichten untersuchen, die durchtrennt bzw. genäht wurden. Sie verlaufen in der Tiefe nicht immer in gleicher Richtung wie an der Oberfläche. Wir werden noch sehen, wie man eine Narbe palpiert und mit abdominalen oder intravaginalen Untersuchungstechniken nach Restriktionen sucht.

Überdehnte Bänder und Uterusprolaps

Schäden an Ligamenten sind am leichtesten zu erkennen und am schwierigsten zu behandeln. Sie entstehen, wenn die kontraktilen Fasern (s.o.) ihre Spannung verlieren. Wird ein Organ nicht länger von den Bändern an seinem Platz gehalten und verliert den Kontakt zu seinen Nachbarstrukturen, sprechen wir von einem Prolaps. Das ist vergleichbar mit der Subluxation eines Gelenks. Bei einem Uterusprolaps kann die Zervix in der Vagina zu sehen oder sogar aus dem Eingangsbereich herausgefallen sein.

Vor allem schmal gebaute, groß gewachsene Patientinnen neigen nach unserer Beobachtung zu einem Prolaps. Allerdings sind Schwangerschaft und Geburt die wichtigsten Risikofaktoren. Eine Saugglocken- oder Zangenentbindung ohne Rücksicht auf die natürliche Wehentätigkeit schwächt den Beckenboden ebenso wie ein großer Dammschnitt und begünstigt einen Prolaps.

Kommt noch eine postpartale Hypotonie und eine Wochenbettdepression hinzu, hat die Mutter kaum Chancen, von einer Stressinkontinenz verschont zu bleiben.

Auch mit zunehmendem Alter, wenn die Gewebe ihre Elastizität und Spannkraft einbüßen und die Organe von der Schwerkraft immer stärker nach unten gezogen werden, wird ein Prolaps wahrscheinlicher.

Viszerale Spasmen

Hohl- oder röhrenförmige Organe enthalten in ihren Wänden längs und ringförmig angeordnete Muskelfasern. Diese Fasern können sich längere Zeit verkrampfen, wenn sie gereizt werden. Ein geläufiges Beispiel ist die Reizblase durch chronische Kontraktion der Blasenwand. Dadurch wird der Flüssigkeitstransport gestört, die Mobilität eingeschränkt und die Motilität fast verschwunden sein. Viszerale Spasmen können direkt oder indirekt verursacht sein:

- direkt bei lokaler Reizung durch fibrotisches Narbengewebe, Tumoren, Fremdkörper, Infektionen, lokale Nebenwirkung einer Hormonstörung
- indirekt als Reaktion auf eine Knochengelenkrestriktion, über Läsionsketten, infolge einer peripheren oder zentralen

Neuropathie, bei systemischen Erkrankungen oder zentralen Hormonstörungen.

Energetische Störungen

Desynchronisation (Rhythmusstörung)

Paradoxerweise ist Motilität eine Eigenschaft des Körpers als Ganzem, obwohl jedes Organ dabei seinen eigenen Rhythmus hat. Kein Organ bewegt sich unabhängig, sondern nur abgestimmt auf seine Umgebung. Bei Spasmen oder anderen Beeinträchtigungen verändert sich die Motilität viszeraler Organe, Rhythmus und Amplitude verringern sich. In gewissem Sinn wird das Organ isoliert. Es macht bei den Bewegungen der benachbarten Gewebe nicht mehr mit bzw. sperrt sich sogar dagegen. Um seine Funktion weiter zu erfüllen, braucht es mehr Energie, und das führt unweigerlich zu Erschöpfung und Erkrankung.

Vitale Energie und Energiezyklen

Der menschliche Körper holt sich seine Energie aus der Nahrung. Diese Energie wird entweder sofort verbraucht oder umgewandelt und gespeichert. Denn jedes Organ benötigt Energie, um richtig funktionieren zu können. Bei einem gesunden Organ ist die Menge gering. Doch in manchen Fällen braucht ein Organ zu viel Energie – und stiehlt sie möglicherweise von anderen. Motilitätsuntersuchung und lokaler Ecoute-Test helfen uns, den „Schuldigen" zu finden, selbst wenn die Symptome der Energiestörung ganz woanders auftreten. Krankheiten werden von vielen medizinischen Schulen (besonders fernöstlichen) mit Begriffen wie Erschöpfung oder Energietransfer beschreiben. Auch wenn dieser Ansatz von vielen westlichen Therapeuten nicht anerkannt wird, fanden wir ihn in vielen Fällen hilfreich.

Die Leber hat zusammen mit Hypothalamus und Hypophyse eine Schlüsselrolle für die Energieverteilung und das Energiegleichgewicht. Bekanntlich leiden Sportler mit einer Leberfunktionsstörung eher an Bänder- oder Gelenkproblemen. Frühling und Herbst sind die Jahreszeiten, in denen die Leber besonders empfindlich ist und auch Zerrungen häufiger vorkommen. Obwohl wir einen kausalen Zusammenhang nicht beweisen können, glauben wir nicht, dass unsere Befunde rein zufällig sind.

Alle Menschen scheinen innere Uhren mit unterschiedlicher Periodizität (Tages-, Monats-, Jahreszyklen) zu haben. Solche Beispiele sind uns aus der Klinik geläufig. Es gibt Patienten, bei denen peptische Ulzera ein Jahr lang rezidivieren, dann für fünf Jahre verschwinden (ohne Änderung der Lebensweise und Ernährung), wieder ein Jahr lang vorhanden sind, ehe sie wieder verschwinden usw. Schon nach wenigen Jahren praktischer Erfahrung lässt sich feststellen, dass bestimmte Krankheiten regelmäßig wiederkehren, z.B. zu Frühlings- oder Herbstbeginn (Tag-und-Nacht-Gleiche). Auch die Wirkung bestimmter Medikamente hängt davon ab, zu welcher Tageszeit sie genommen werden.

Die physiologischen oder sonstigen Zyklen des menschlichen Körpers wie der Seele bleiben ein großes Geheimnis. Es wurden religiöse, astrologische, genetische, hormonelle oder kosmische Erklärungen angeführt. Wir vertreten immer noch den Standpunkt, dass es „nur die Gewebe wissen". In der Praxis versuchen wir mit kleinen, präzisen Reizen eine Reaktion des Körpers hervorzulocken. Gelingt es so, die natürlichen Prozesse wieder in Gang zu bringen, ist die Behandlung sehr viel nachhaltiger, als wenn wir den Körper zu etwas zwingen würden. Der Tonus der Beckenmuskeln und Bänder wird bei Frauen von der Phase ihres Menstrualzyklus bzw. der Menopause, der Jahreszeit und vielen anderen Faktoren bestimmt. Eine Stressinkontinenz ist im Frühling häufiger, und ein dauerhafter Behandlungserfolg ist in dieser Jahreszeit nicht sehr wahrscheinlich.

1.4 Behandlung

Mobilität und Motilität sind nicht nur wie oben beschrieben unter diagnostischen Aspekten wichtig, sondern auch für die Behandlung von Restriktionen.

Mobilität

Um fibrosierte, sklerotisch veränderte oder verklebte Gewebe zu lösen und ihnen ihre ursprüngliche Elastizität und Spannung wiederzugeben, wenden wir direkte oder indirekte Dehnungstechniken an. Das darf aber nie gewaltsam sein oder das Gewebe neu irritieren. Auf eine zu kräftige oder zu ausgedehnte Behandlung reagiert die Patientin möglicherweise mit Schmerzen. Sie muss sich in dem Fall sofort bei Ihnen melden, damit Sie die betroffene Struktur richtig behandeln können. Oberstes Ziel der Osteopathie ist immer, dem Körper zu helfen, sich selbst zu heilen. Diesen Zweck erfüllt eine übertrieben kräftige oder unnötig lange Behandlung jedenfalls nicht.

Motilität

Für die Beurteilung eignet sich ein Motilitäts- oder Ecoute-Test. Beim Motilitätstest legen Sie Ihre Hand direkt auf das zu untersuchende Organ. Üben Sie einen Druck von ca. 20–100 g aus (etwas stärker als bei der Untersuchung des kraniosakralen Rhythmus). Stellen Sie sich die Form des Organs und seine genauen Umrisse bildlich vor. Versuchen Sie für jede Wahrnehmung offen zu sein, und nicht eine bestimmte Bewegung zu spüren. Folgen Sie der langsamen, schwachen Bewegung (7 Zyklen/min) passiv mit Ihrer Hand, vor und zurück um einen neutralen Punkt. Die meisten Menschen benötigen lange, bis sie es sich zutrauen und die Motilität tatsächlich fühlen können. Anfänger neigen dazu, eine Bewegung aktiv zu induzieren oder nehmen etwas als Motilität wahr, das ihre Projektion oder Einbildung ist.

Eine Induktionsbehandlung hilft die richtige Motilität wiederherstellen. Dabei wird die lebhaftere Bewegungsphase mit der größeren Amplitude so lange mit der Hand unterstützt, bis der normale Rhythmus zurückgekehrt ist. Oft, aber nicht immer, bemerken Sie erst einen „still point", ein Innehalten der Bewegung, bevor sie frei wird (s. *Lehrbuch Bd. 1, S. 23*).

Wir benutzen häufiger eine Technik zwischen normaler Dehnung und Induktion. Beginnen Sie, als wollten Sie das Gewebe mobilisieren, machen Sie einen lokalen Ecoute-Test und folgen Sie dann mit den Fingern sanft und rhythmisch der Bewegung, die Sie spüren. Fahren Sie fort, bis Sie eine Lockerung fühlen. Mit etwas mehr Kraftaufwand als bei der Induktionsbehandlung ist diese Technik in vielen Situationen sehr wirkungsvoll, erfordert aber große Fingerfertigkeit und Feinheit.

Gewebespannung (Tonus)

Da die Beckenligamente kontraktile Fasern enthalten, reagieren ihre Mechano- und Barorezeptoren sehr empfindlich auf Induktionstechniken. Wir haben schon das Beispiel mit dem retrovertierten Uterus erwähnt, der sich allein durch Induktion um 30° aufrichten konnte. Über den Tonus bietet sich die Möglichkeit, bei der Behandlung indirekt auf die Gefäße und Flüssigkeiten im Becken einzuwirken. Wir werden später noch erläutern, wie sich die Gewebespannung im Becken über eine Steigerung des Beckenboden- und Sphinktertonus verbessern lässt.

Behandlungszyklus

Im Allgemeinen behandeln wir unsere Patientinnen in monatlichen Abständen. Nach der dritten Sitzung sind erste Anzeichen einer Besserung zu erwarten (natürlich gibt es Ausnahmen von dieser Regel). Es hat keinen Sinn, die Behandlung fortzusetzen, wenn sich offensichtlich nichts ändert. Gibt es bis zur dritten Sitzung keine Fortschritte, empfehlen wir der Patientin eine andere Therapie. Wenn sich ein Erfolg abzeichnet, bestellen wir die Patientin nach der dritten Sitzung erst wieder in 3 bis 4 Monaten und danach in 6 Monaten für einen Termin ein. Der Körper braucht einfach Zeit, um sich anzupassen und zu erholen. Durch die Osteopathie sollen ja nicht die natürlichen Abläufe ersetzt, sondern dem Körper nur über eine schwierige Phase hinweggeholfen werden.
Es gibt aber noch einen anderen Grund. Wir konnten wiederholt beobachten, dass sich bei Behandlungserfolg die Wirkung mit der Zeit sogar noch steigerte. So war die Beweglichkeit 3 bis 4 Wochen nach der Therapie noch besser als unmittelbar danach. Bei diesem Phänomen scheint das Nervensystem eine Rolle zu spielen. Bei längerer Ruhigstellung eines Körperteils verringern sich die afferenten Impulse zu den Umschaltstationen im Rückenmark und Gehirn. Aufgrund dessen wird der fragliche Bereich vom ZNS „vergessen“, er bleibt sich selbst überlassen oder es entwickelt sich eine funktionelle Atrophie. Durch ihre lokalen Nervenreize können unsere Manipulationen dazu beitragen, die afferenten Impulse zu steigern. Mit der Zeit werden Afferenzen und Efferenzen wieder wie üblich geleitet und die Funktion normalisiert sich.

Wir vermeiden bewusst das Wort „Heilung“. Sicher können wir Besserungen erreichen, aber so etwas wie völlige Heilung gibt es nicht. Krankheit ist eine komplexe Erscheinung und kann von zahllosen Faktoren (soziale, ökonomische, genetische, psychische etc.) beeinflusst sein, die sich unserer Kontrolle entziehen. „Heilung“ entspricht einer statischen Sichtweise, doch Körper und Gesundheit verändern sich ständig.
Wir sprechen auch lieber von „behandeln“ statt „heilen“. Wer glaubt, jemand anderen heilen zu können, sieht sich selbst wie ein Gott. Es ist als würden Patienten ausschließlich über ihre Symptome definiert. Da es eine dauerhafte Heilung nur ganz selten gibt, erzeugt diese Einstellung außerdem das Gefühl, meistens zu versagen. Überschätzen Sie auch nicht Ihre eigenen Kräfte! Als Osteopathen müssen wir uns Kenntnisse über den Körper aneignen und auf dieser Grundlage die Selbstheilungskräfte des Körpers anregen. Je mehr Sie über den Patienten, seinen Hintergrund und sein Umfeld wissen, desto besser werden die Behandlungsaussichten sein.
Umstritten ist, wann nach einer Geburt wie-

der viszerale Manipulationen vorgenommen werden können. Die meisten Osteopathen empfehlen, 4–6 Wochen zu warten, damit sich das Gewebe erholen kann. Wir finden es besser, bis nach der ersten Periode post partum zu warten. Bei stillenden Müttern ist das Gewebe ziemlich schwierig zu behandeln. Natürlich kann bei Schmerzen nach einem geburtshilflichen Eingriff (z.B. Dammschnitt) schon eine frühere Behandlung erforderlich sein, doch die Wirkung hält vermutlich nicht lange an.

1.5 Kontraindikationen

Es gibt viele Situationen, in denen gynäkologische Manipulationen überhaupt nicht oder nur mit großer Vorsicht durchgeführt werden dürfen.

Absolute Kontraindikationen

Schwangerschaft: Für die meisten Frauen zählt eine Schwangerschaft zu den wichtigsten Ereignissen ihres Lebens. Es gibt zwar keinen Anhalt dafür, dass intravaginale Manipulationen schädlich für die Schwangere bzw. den Fetus sind, aber auch keinen Beweis für das Gegenteil. Aber was wäre, wenn eine Patientin kurz nach einer osteopathischen Behandlung eine Fehlgeburt erleidet, selbst wenn kein unmittelbarer Zusammenhang besteht? Uns ist es bei über 3000 Behandlungen nie passiert, doch wir kennen eine Patientin, die 48 Stunden nach der Behandlung durch einen anderen Osteopathen eine Fehlgeburt hatte. Sie ist noch immer überzeugt, dass beide Ereignisse ursächlich zusammenhingen.

Wir wenden uns auch dagegen, durch intravaginale Techniken gezielt einen Abbruch herbeizuführen, nicht einmal in der Frühphase der Schwangerschaft!

Jungfräulichkeit: Aus offensichtlichen Gründen verbietet sich bei intaktem Hymen eine intravaginale Behandlung.

Minderjährige: Behandeln Sie minderjährige Mädchen nur im Beisein eines Elternteils. Oft lassen wir sie auch von ihrem Partner begleiten.

Blutungen: Außer bei der Menstruation sind Blutungen immer verdächtig. Die Frauen müssen sich vor einer osteopathischen Behandlung zuerst gründlich vom Haus- oder Frauenarzt gynäkologisch untersuchen lassen. Häufigste Blutungsursache bei jungen Frauen ist eine Schwangerschaft. Bei jungen wie älteren Frauen können aber auch Zervix- oder Korpuskarzinome, Infektionen, Endometriose, Polypen, Ovarialtumoren oder Hormonstörungen der Grund sein. Jede noch so kleine Blutung, die unerklärlich ist, erfordert eine umfassende gynäkologische Untersuchung.

Ungewöhnlich starke, plötzliche bzw. akute Schmerzen: Wenn solche Schmerzen während der Palpation auftreten oder von der Patientin angegeben werden, besteht Anlass zur Sorge. Empfehlen Sie der Patientin eine baldige gynäkologische Abklärung (Differentialdiagnostik bei diesen Schmerzen s. Kap. 4.4).

Verhärtung oder Gewebemasse: Lateral oder posterior tastbare Verhärtungen oder Vorwölbungen im Douglas-Raum sind Warnzeichen, selbst wenn sie nicht schmerzhaft, sondern nur druckempfindlich sind. Dabei kann es sich um eine Entzündung (Salpingitis, Adnexitis), eine ektope Schwangerschaft, einen Tumor oder eine Eierstockzyste handeln. Achten Sie immer auf Veränderungen des Allgemeinzustands. Verdächtig sind Fieber, Gewichts-

verlust, geschwollene Lymphknoten, übler Geruch oder Hautläsionen. Wenn sie neu aufgetreten bzw. unerklärlich sind, sollten sie diagnostisch abgeklärt werden.
Strahlentherapie: Im Fall von Blutgerinnungsstörungen nach Bestrahlungen können intravaginale Techniken eine lokale Blutung provozieren, die, wie wir selbst erlebt haben, nur schwer zu stoppen ist.

Relative Kontraindikationen

Hierbei gelten weniger strenge Regeln. Gynäkologische Manipulationen sind nicht grundsätzlich verboten, sollten unter diesen Umständen aber modifiziert werden.
Erklärbare leichte Blutung: Das beste Beispiel ist eine Endometriose. Da die Uterusschleimhaut chronisch blutet, sollte man auf direkte oder kräftigere Behandlungstechniken lieber verzichten, weil sie die Blutung verstärken könnten. Andererseits ist eine funktionelle Behandlung im Sinne des Ecoute-Tests empfehlenswert, weil sie lokale Verspannungen lösen und den venösen Blut- und Lymphfluss lokal verbessern kann.
Infektionen: Wenn die übliche medizinische Behandlung versagt hat, gelingt es in manchen Fällen noch, durch gezielte Manipulationen die Abwehrkräfte zu steigern. Mit Osteopathie allein lässt sich aber keine Infektion heilen! Vergewissern Sie sich erst, ob die medizinische Standardtherapie (z.B. Antibotika) durchgeführt worden ist. Beckenentzündungen können langwierige Folgen für Eierstöcke bzw. Eileiter haben und müssen daher sofort behandelt werden.
Wichtige Anzeichen für eine Beckenentzündung sind:

- geschwollene Leistenlymphknoten,
- lokale Druck- oder Schmerzempfindlichkeit,
- Juckreiz,
- Hautveränderungen,
- übler Scheidengeruch,
- Blutschlieren auf dem Untersuchungshandschuh.

Das Blut lässt sich entweder durch eine gereizte, empfindliche Schleimhaut erklären oder hat eine ernstere Ursache, z.B. ein Zervixkarzinom. Unsere Manipulationen rufen jedenfalls normalerweise keine Blutung hervor.
Intrauterinpessar („Spirale“): Uns ist das zwar nie passiert, aber es ist denkbar, dass ein ungeübter Untersucher beim Untersuchen der Zervix von vaginal oder rektal versehentlich die „Spirale“ verschiebt. Was wäre, wenn die Patientin trotz Spirale kurze Zeit nach einer solchen Manipulation schwanger würde?
Empfindlichkeit oder leichte Schmerzen bei der Palpation: Ungewöhnlich starke Schmerzen sind unter den absoluten Kontraindikationen genannt. Bei leichteren Schmerzen können wir zunächst sehr vorsichtig und zurückhaltend weiter behandeln. Nimmt aber die Empfindlichkeit zu bzw. werden die Schmerzen stärker, müssen wir die intravaginalen Techniken aufgeben oder unsere Behandlungsweise noch einmal überdenken. Oft liegt es daran, dass die Manipulationen nachlässig oder falsch durchgeführt wurden. Auch eine Endometriose oder genitale Atrophie kommt in Betracht. Richtig angewandt wirken die gynäkologischen Manipulationen im Allgemeinen schnell schmerzlindernd. Daher sind zunehmende Schmerzen sicher nicht normal.
Schmerzen bei der vaginalen Untersuchung können verschiedene Ursachen haben, je nachdem, wie tief sie lokalisiert sind. Gewöhnlich kommt es aus denselben Gründen auch zu Schmerzen beim Geschlechtsverkehr (Dyspareunie). Gleich beim

Einführen des Fingers auftretende Schmerzen könnten auf Vaginismus, einem Dammriss oder einer Urethritis beruhen. Weiter innen (halbe Fingerlänge) lokalisierte Schmerzen könnten für einen teilweisen Levator-Einriss, eine Blasenentzündung oder eine vaginale Dystrophie sprechen. Tief in der Vagina (ganz eingeführter Finger) gelegene Schmerzen könnten auf eine Zerrung oder Einriss eines uterosakralen Ligaments (selten lokal, häufig mit Ausstrahlung in den Bauch- oder Nierenbereich), eine Endometriose (besonders während und direkt nach der Menstruation) oder gut- bzw. bösartige Zervixveränderungen hinweisen.

1.6 Läsionsketten

Osteopathen dürfen sich nicht damit begnügen, die akuten Symptome zu untersuchen und zu behandeln. Sie sollten stets eine vollständige Anamnese erheben und Ihre Patientinnen gründlich untersuchen, auch wenn sie nur über Stressinkontinenz, Dyspareunie oder eine uterine Störung klagt. Denn je besser Sie Bescheid wissen, desto wahrscheinlicher werden Sie sie erfolgreich behandeln können.

Im Prinzip müssten Osteopathen von allen unwichtigen Symptomen absehen und nach der eigentlichen Krankheitsursache forschen. In Wirklichkeit reicht es aber oft schon, sich etwas weniger mit Nebensächlichkeiten zu befassen. Die Läsionskette herauszufinden bedeutet, tief in die Krankengeschichte der Patientin einzudringen. Trotzdem bleiben immer einige Fragen offen. Ein krankmachendes Ereignis wirkt oft harmlos, wird gar nicht bemerkt oder rasch wieder vergessen. Manches ist vielleicht nur im genetischen „Gedächtnis" aufgezeichnet. Die Suche nach dem „Ur-Grund" ist wie die Suche nach dem Stein der Weisen – ein letztlich unerreichbares Ziel, wie wir alle wissen. Doch wir sollten uns dadurch nicht entmutigen lassen, sondern nach vorn blicken. „Bewegungslehre" bzw. „-wissenschaft" kann die Osteopathie nur sein, wenn auch wir Therapeuten beweglich und flexibel sind.

Bei gynäkologischen Beschwerden muss man alle Körperbereiche untersuchen, in denen ein ursächlicher Zusammenhang mit Restriktionen denkbar ist. „Verdächtig" sind unserer Erfahrung nach besonders:

- Schädel: Da das Urogenitalsystem unter direktem Einfluss der Hypothalamus-Hypophysen-Achse steht, gehen urogenitale Störungen häufig mit Restriktionen im Bereich der Schädelbasis bzw. von Schädelnähten (Sutura sphenoparietalis oder Sutura occipitomastoidea) einher.
- Halswirbelsäule, Schlüsselbein, erster Brustwirbel (Th1) und erste Rippe: Im Rahmen von urogenitalen Störungen finden sich auch hier häufig Restriktionen. Dies ist der Einflussbereich von Ganglion stellatum und Schilddrüse – und damit für wichtige Hormone.
- Brustwirbelsäule: Neben Th1 ist das Urogenitalsystem über Nerven besonders eng mit Th7 und Th11 verbunden. Bei Nierenproblemen wie z. B. einer Nephritis ist gewöhnlich die Beweglichkeit von Th7 eingeschränkt.
- Lendenwirbelsäule, Kreuz- und Steißbein: Lumbosakrale Bewegungseinschränkungen sind typisch für urogenitale Störungen.
- Beine: Fast jede urogenitale Störung spiegelt sich im Bereich der Beine bzw. Füße wider. Am häufigsten sind die untere Schienbein-Wadenbein-Verbindung (Syndesmosis tibiofibularis), das Os naviculare und der 5. Mittelfußknochen

(Metatarsale V) betroffen. Um diesen Zusammenhang zu unterstreichen, lassen wir bei der Behandlung von urogenitalen Störungen unsere Studenten häufig mit Manipulationen am Fuß beginnen.

Bei Röntgendurchleuchtungen war zu sehen, dass sich die Blase nur bewegt, wenn das Os naviculare, nicht aber das Os cuboideum von unten gedrückt wird. Fuß- oder Knöchelverstauchungen führen oft zu urogenitalen Störungen; umgekehrt kann eine urogenitale Störung Fuß oder Bein anfälliger für Verletzungen machen. Interessanterweise finden sich vergleichbare Beziehungen zwischen Unterarm bzw. Hand und funktionellen Störungen in anderen Körperbereichen nur ganz selten. Entweder gibt es sie tatsächlich seltener, oder es liegt daran, dass die obere Extremität noch immer ein weißer Fleck für uns ist.

Fallbeispiel

Um die Entstehung einer typischen Läsionskette zu verdeutlichen, möchten wir einen Fall aus unserer Praxis vorstellen. Das soll natürlich nicht heißen, dass wir in allen Fällen so zufriedenstellende Ergebnisse erzielen wie bei dieser Patientin.

Frau X. war 48 Jahre alt und litt an chronischen Schmerzen im rechten Kniegelenk. Sie hat drei Kinder, bei dem ersten war die Geburt anstrengend und schwierig. Ihr Allgemeinzustand war gut, bis auf eine leichte Dyspareunie und gelegentliche Stressinkontinenz. Anamnese und Röntgenuntersuchung waren unauffällig. Da sie wegen der Knieschmerzen gekommen war, überraschte es sie, dass wir sie zu urogenitalen Problemen befragten. Bei der osteopathischen Untersuchung ergaben sich folgende Befunde:

- eine pathologische Spannung der hinteren Faserzüge des rechten Lig. iliolumbale;
- eine schmerzhafte Bewegungseinschränkung der Articulatio sacrococcygea, wenn sie sich nach vorn beugte (Diese Steißbeinschmerzen verblüfften Frau X., denn sie hatte sie bisher nie gekannt und konnte sich in dem Zusammenhang auch an keinen Sturz erinnern. Wir mussten den Test mehrmals wiederholen, um sie zu überzeugen, dass die Schmerzen nicht durch den ohnehin nur leichten Druck unserer Finger bedingt waren.);
- ein fast unbewegliches Os naviculare (hier konnte sie sich an eine unbehandelte Knöchelverstauchung erinnern, die 15 Jahre zurücklag und nie richtig verheilte);
- Blase und Uterus waren anteflektiert;
- Druckempfindlichkeit des rechten Knie im medialen Oberschenkelbereich, mit Rötung und leichter Schwellung an der Hautprojektionsstelle des Lig. collaterale mediale;
- ein stark bewegungseingeschränktes Kniegelenk.

Behandlung

In der ersten Sitzung behandelten wir das Sakrokokzygealgelenk. Mit der Lockerung dieses Gelenks lösten sich auch die Restriktionen des rechten Lig. iliolumbale und des Os naviculare. In der darauffolgenden Sitzung (einen Monat später) machten wir mit Hilfe von direkten und Induktionstechniken alle vorderen Aufhängungsbänder der Blase wieder frei beweglich (Lig. umbilicale mediale und medianum, Lig. pubovesicale). Zwei Wochen danach ließen die Knieschmerzen etwas nach. In der dritten Sitzung (wieder einen Monat später) dehnten wir Leiste und Trochanter, die sich kompensatorisch leicht

verspannt hatten, als die anderen Restriktionen gelöst wurden. Danach verschwanden die Knieschmerzen sofort und mit leichter Verzögerung auch die Dyspareunie und die Inkontinenz.
In der Folgezeit blieb die gesundheitliche Verfassung von Frau X. gut (inzwischen mehr als zehn Jahre). Es gibt zwar röntgenologische Anzeichen einer Arthritis im rechten Knie, aber keine Schmerzen oder Behinderung. Wir vermuten eine thorakale Störung als Ursache.

Interpretation

Möglicherweise fragen Sie sich an dieser Stelle, wie man Knieschmerzen auf dem Umweg über Blase und Steißbein behandeln kann, ohne jemals das Knie selbst zu berühren. Wir wunderten uns selbst darüber und suchten – ziemlich fruchtlos – in der Literatur nach einer Erklärung. Bis uns eines Tages in unserer „Bibel", dem Lehrbuch der topografischen Anatomie von Testut und Jacob (1927), auffiel, dass

- der N. genitofemoralis nach seiner Passage durch den Leistenkanal einen Ast zum medialen Teil der Kniekapsel abgibt, genau dorthin, wo unsere Patientin die Schmerzen spürte,
- das Lig. teres uteri ebenfalls durch den Leistenkanal zieht. Weil das Band infolge der anterioren Fixierung von Blase und Uterus fibrosiert war, könnte der N. genitofemoralis mechanisch gereizt worden sein.

Wir schlossen daraus, dass es durch die mechanische Reizung zu einer Neuritis und über sie zu einer Kapselentzündung des Knies gekommen war. Zweifellos sind auch andere Erklärungen denkbar, doch für uns ist die mit der Läsionskette am überzeugendsten.

Zusammenfassung

Der menschliche Körper ist beträchtlichen Druck- und Zugkräften ausgesetzt. Wenn aber eine Struktur ihre Elastizität und Dehnbarkeit verliert, droht sie aus der unaufhörlichen Bewegung der umgebenden Gewebe herauszufallen. Die Bewegungen der Gewebe beruhen auf der Zwerchfellbewegung bei der Atmung, der Motorik, der Herzaktion, dem kraniosakralen Rhythmus und der Peristaltik. Wir glauben, dass keine Fibrosierung folgenlos bleibt. Schon die kleinste Störung eines Gewebes bringt das ausgewogene Kräfte- und Spannungsverhältnis aller Körperweichteile aus dem Gleichgewicht. Es ist genauso wie mit einem Kartenhaus, das einstürzt, wenn nur das kleinste Teil fehlt.
Trotz vielfältiger, sich millionenfach wiederholender Belastung kann die betreffende Struktur anfangs unauffällig bleiben. Doch dann zeigen sich die ersten kleinen Symptome und entwickeln sich weiter zur Krankheit. „Gestern war sie/er noch ganz gesund", ist der übliche Kommentar dazu.
Als Osteopathen sehen wir oft nur das Endergebnis einer Läsionskette, deren Beginn weit in die Vergangenheit zurückreicht. Manchmal gelingt es uns trotzdem, wie bei Frau X., noch ein gutes Behandlungsergebnis zu erzielen. In anderen Fällen haben wir weniger Glück. Ideal wäre es, wenn wir gleich zu Beginn eingreifen könnten, bevor sich eine Läsionskette bildet. Eine osteopathische Behandlung sollte nicht erst erfolgen, wenn schon alles zu spät ist oder andere Therapien versagt haben. Osteopathie kann und sollte als Präventivmedizin angesehen werden.

2 Harnblase

Im Umgang mit Stressinkontinenz können sich besondere Schwierigkeiten ergeben. Manche Erkrankungen werden von den Patienten heldenhaft oder stoisch ertragen, doch eine Inkontinenz empfinden sie oft eher als Regression und schämen sich, dass sie sich wie ein Kind „schmutzig" machen. Eine Frau mit Inkontinenz fühlt sich vielleicht allein mit ihrem Problem und versucht, es niemand merken zu lassen. Einige unserer Patientinnen konnten es selbst vor ihren Partnern mehr als zehn Jahre geheim halten. Sie benutzen Puder und Deodorants, spezielle Höschen oder Duschen – meist umsonst. Die genauen Zahlen sind schwer zu ermitteln, aber wir schätzen, dass rund 40% der Frauen in unterschiedlichem Maße an Inkontinenz leiden. Gelegentlich handelt es sich einfach um eine Hormonstörung, die leicht zu behandeln ist oder von selbst wieder verschwindet. Aber es gibt auch sehr schwierige Fälle.

Wie alle Therapeuten hatten wir anfangs manchmal Erfolg, ohne genau zu wissen warum. Doch die Leiden der Patientinnen veranlassten uns mehr darüber herauszufinden, um ihnen gezielter helfen zu können. Das war auch mit ein Grund, dieses Buch zu schreiben.

Wir erinnern uns an den Fall einer professionellen Tennisspielerin, die bei jedem Aufschlag etwas Urin verlor. Ihre eigene Lösung bestand darin, möglichst wenig zu trinken und sich von anderen fernzuhalten. Natürlich isolierte sie sich dadurch immer mehr. Schließlich hörte sie auf zu trainieren und nahm an keinem Turnier mehr teil. Als sie uns das erste Mal aufsuchte, war sie gezeichnet von Austrocknung, Depression und einer Anhäufung toxischer Stoffwechselprodukte im ganzen Körper und sollte sich einer Zystourethropexie nach Marshall-Marchetti-Krantz unterziehen. Zum Glück half die osteopathische Behandlung, so dass sie ohne den geplanten chirurgischen Eingriff wieder zum Profi-Tennis zurückkehren konnte.

Es wäre zu wünschen, dass wir Osteopathen nicht immer nur als „letzte Rettung", sondern als erste Anlaufstelle gesehen würden. Unnötige Eingriffe sollte man unserer Meinung nach unbedingt vermeiden. Gerade bei Stressinkontinenz kann zuerst eine osteopathische Behandlung in Erwägung gezogen werden.

In diesem Kapitel geht es hauptsächlich um Inkontinenz und in geringerem Umfang um Zystitiden und wiederholte Zystalgien („Blasenneurose"). Es sind verbreitete und seelisch belastende Störungen, überwiegend bei Frauen nach Schwangerschaft und Geburt. Wir kennen hunderte Fälle dieser Art. Die wenigen Männer, die sich an uns wenden, kommen eher zu einem neurologischen (Blasen-)Training als zu einer osteopathischen Behandlung.

Auch wenn wir uns hier auf die Blase und ihre Umgebungsstrukturen konzentrieren, möchten wir Sie daran erinnern, immer den Körper als Ganzes im Auge zu behalten und nicht die Blase isoliert zu behandeln.

2.1 Anatomie

Wir beschreiben hier zunächst kurz die Anatomie der Harnblase und ihrer Umgebungsstrukturen, da gute anatomische Kenntnisse eine Grundvoraussetzung für das (patho)physiologische Verständnis sind. Eine detailliertere Darstellung finden Sie in den Standardwerken.

Lagebeziehungen

Blasenbereich

Der eigentliche Blasenbereich (im Französischen als „Blasenloge" bezeichnet) wird von der Beckenwand, verschiedenen Muskeln, Bändern und Nachbarorganen begrenzt (s. Abb. 2.1). Im Einzelnen sind das

- superior: die Fossa supravesicalis, der Dünndarm und lageabhängig manchmal der Fundus uteri;
- anterior: Os pubis (mit Ligamenten und Muskelansätzen) und Peritoneum;
- posterior: Cervix bzw. Isthmus uteri und Vagina;
- inferior: Urethra, Vagina, subperitoneales Füllgewebe, M. obturatorius internus, M. piriformis und andere Beckenbodenstrukturen;
- lateral: Die seitlichen Ränder des Peritoneums sind eingeschlagen und bilden eine Art Hängematte für die Blase. Diese Bindegewebsplatte (Centrum tendineum perinei), das manchmal auch als „echtes Ligamentum laterale der Blase" bezeichnet wird, strahlt beidseits in die vordere Schicht des Lig. latum ein.

Angrenzende Strukturen

Position und Lagebeziehungen dieser Strukturen sind bei jedem Menschen anders. Daher sind unsere Angaben nur als „Mittelwerte" zu verstehen (s. Abb. 2.2) und Sie sollten sich nicht über Abweichungen wundern.

Das **Peritoneum** haftet ziemlich fest am Blasenscheitel (Apex vesicae). Obwohl ihm keine tragende Rolle zugeschrieben wird, wissen wir aus Erfahrung, dass peritoneale Adhäsionen negative Auswirkungen auf die

Abb. 2.1: Lagebeziehungen der Blase

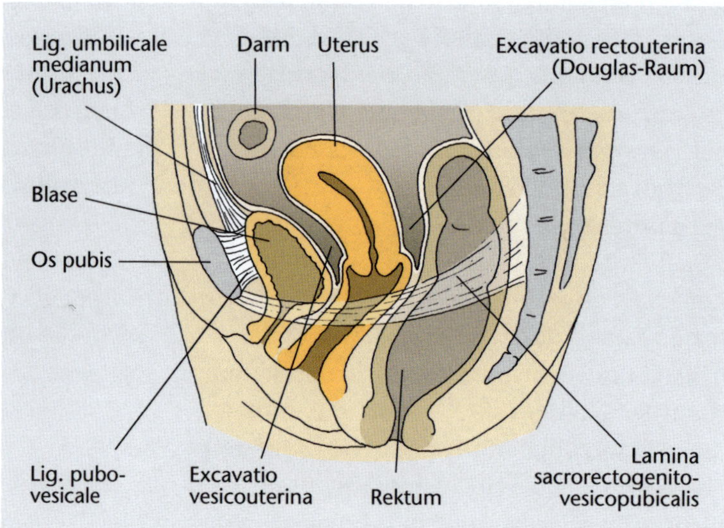

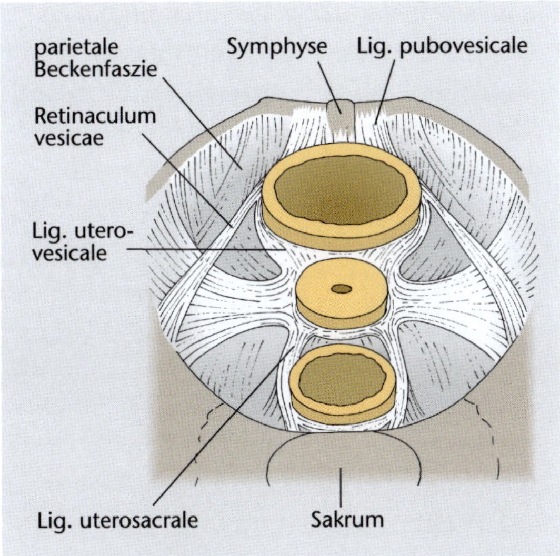

Abb. 2.2: Verbindungsstrukturen im Blasenbereich

Beweglichkeit der Blase und die Anziehungskraft des Zwerchfells haben können.
Das **mediane** und die beiden **medialen umbilikalen Ligamente** wirken wie eine Faszie, die Blase und Nabel verbindet, sich im Lig. falciforme der Leber fortsetzt und die Blase im Scheitelbereich aufhängt. Es sind wichtige Strukturen, wenn man die Blase bewegen möchte. Allerdings konnten wir bisher nicht nachweisen, ob ihre Dehnung sich tatsächlich auf die Blase auswirkt. Das Lig. umbilicale medianum, ein Rest des Urachus, verläuft direkt unter der Haut auf dem Peritoneum parietale vom Nabel zum Apex vesicae und wird von der Aponeurosis umbilicoprevesicalis bedeckt. Seitlich von ihm ziehen das rechte und linke Lig. umbilicale mediale schräg zum Nabel.
Hauptsächlich auf der Bauchseite befinden sich die **Blasenfaszie** und das **Centrum tendineum perinei** als Verstärkung der Beckenfaszie. Sie reichen vom Nabel bis zu den pubovesikalen Ligamenten, zum parietalen Blatt der Beckenfaszie und letztlich bis zu den uterovesikalen Ligamenten bzw. den inneren Blasenpfeilern.

Die **pubovesikalen und pubourethralen Ligamente** in ihrer Fortsetzung bestehen zum Teil aus Muskelfasern der äußeren Detrusorschicht (Blasenwandmuskel). Sie ziehen von der Rückseite der Symphyse zur Blase, zum Blasenhals und zur Urethra und verbinden sich mit der Fascia vesicovaginalis. Sie müssen kräftig sein und trotzdem Blasenbewegungen nach inferior und posterior zulassen. Die pubovesikalen Ligamente setzen posterior am oberen und mittleren Teil der Symphyse an und an der Vorderseite der Blase (Hals und z. T. Körper) an. Die pubourethralen Ligamente verbinden den posterioren unteren Teil der Symphyse mit den Labien.
Die **hintere Aufhängung der Blase** ist eine von den Parametrien (dem festen unteren Teil der Ligg. lata) und den seitlichen Vaginalbereichen gebildete Falte. Ihre oberen bzw. uterovesikalen Anteile enthalten auch Fasern des Detrusor-Muskels und bilden die Blasenpfeiler. Die unteren Faserzüge entsprechen der Fascia vesicovaginalis.
Der **Blasengrund** gibt der Blase festen Halt. Im Zervix-Trigonum-Bereich ist sie durch zahlreiche Fasern im Beckenboden verankert und wird durch das subperitoneale Füllgewebe und die Ligg. sacrotuberalia, die sie mit Uterus, Rektum und Sakrum verbinden, gestützt. Die Blase liegt der vorderen Wand der Vagina an, mit der sie über das vesikovaginale Septum verbunden ist, und wird vom Beckenboden gestützt, der aus den Mm. levator ani, ischiococcygeus, sphincter ani externus, transversus perinei profundus, transversus perinei superficialis, sphincter urethrae, ischiocavernosus, bulbospongoisus mit ihren Faszien besteht. Jede Läsion in diesem Bereich kann die Beweglichkeit der Blase einschränken. Beachten Sie, dass alle wichtigen Strukturen um das Foramen obturatum angeordnet sind.
Der **Apex vesicae** befindet sich hinter der

Symphyse. Je voller die Blase, desto höher steht ihr Scheitel über dem Symphysenrand.
Blasenhals und **Trigonum** liegen etwa 2,5 cm hinter dem Os pubis in Höhe des unteren Schambeindrittels.
Posteroinferior des Trigonums befindet sich die **Cervix uteri**.
Die **Vagina** ist 7–8 cm lang. Von ihrem pelvinen Abschnitt (obere zwei Drittel) aus kann man mit dem Finger ca. 1,5 cm außerhalb die Urethra und die Parametrien tasten.
In Dammnähe berührt der Finger intravaginal von oben nach unten Faserzüge des M. levator ani, der Becken- und mittleren Dammfaszie, des M. transversus profundus, des Vulvaschnürmuskels und den Bulbus vestibuli. Das Scheidenseptum ist 6–8 mm dick.
Das rechte und linke **Lig. teres uteri** sind 10–12 cm lang bei einem Durchmesser von 3–6 mm. Beide Bänder sind dehnbar und kontraktil.
Wenn man den Bereich zwischen Vulva und Vagina nach oben drückt, ist ein Gebilde aus fibrösem Bindegewebe zu spüren, das **Centrum tendineum perinei**.

Zusammenfassend lässt sich sagen, dass die Aufhängung der Blase viele gemeinsame Fasern mit dem Detrusor (über die pubovesikalen und pubourethralen Ligamente), der uterovesikalen Faszie und den Blasenpfeilern aufweist. Das würde zumindest teilweise erklären, warum die Blase auf das Dehnen dieser Bänder reagiert. Man kann sich auch eine Muskel-Faszien-Kette vorstellen, die die Blase oben mit der Leber und unten mit dem Sakrum verbindet und aus dem Lig. falciforme, dem Lig. umbilicale medianum, der prävesikalen Faszie, Detrusorfasern, den inneren Blasenpfeilern und den sagittalen Peritoneumfalten besteht. Wegen dieser Kette ist es möglich, auf die Blase einzuwirken, indem man die Leber behandelt, und umgekehrt. Da die pubovesikalen und pubourethralen Ligamente in den M. levator ani und den M. obturatorius inserieren, ist noch eine andere Läsionskette denkbar.

Gleitflächen

Wir müssen uns auch mit den Kontakt- bzw. Gleitflächen der Blase auskennen. Um Fibrosierungen manuell zu lösen, sollten wir uns auf die Bereiche konzentrieren, in denen die Blase verschieblich ist bzw. auf anderen Organen gleiten kann. Auch wenn sie selbst extraperitoneal liegt, bestehen doch enge nachbarschaftliche Beziehungen zum Peritoneum. Im Einzelnen hat die Blase folgende Kontakte:

- oben zum Peritoneum, dem Anatomen und Chirurgen keine besondere Haltefunktion zuschreiben (außer bei Zystopexie!). Durch peritoneale Adhäsionen kann sich aber die Bewegungsachse verschieben und die physiologische Beweglichkeit der Blase deutlich eingeschränkt sein. Über das Peritoneum steht die Blase mit Dünn- und Dickdarm in Verbindung.
- anterior zum Uterus (lageabhängig) und den beiden Ligg. lata;
- posterior (Fundus und Trigonum) zu Cervix bzw. Isthmus uteri (über das Septum vesicovaginale) sowie weiter unten zur Vagina (über die vesikovaginale Faszie);
- hinten-seitlich zur Blasenfaszie, dem unteren Teil der Ligg. lata, Parametrien, Dammmuskeln und Urethra.

2.2 Physiologie

Der distale Abschnitt des Harntrakts ist so gestaltet, dass sich die Blase langsam füllen, eine bestimmte Harnmenge halten und sich periodisch entleeren kann. Situationsabhängig wird der Druck in der Urethra mal höher, mal niedriger als in der Blase sein. Niedriger ist er, sobald sich die Ostien der Harnröhre (Ostium urethrae internum und externum) entspannen und sich der Detrusor zusammenzieht, um eine willkürliche Entleerung (Miktion) zu ermöglichen. Dieser Vorgang wird über die komplexe autonome und sympathische Innervation gesteuert.
Der Druck in der Blase bleibt immer niedrig, auch wenn sie gefüllt ist (je nach Tonus 10–25 cm H_2O). So kann der Harn leichter aus den Harnleitern herausfließen und in der Urethra ein relativ höherer Druck aufrechterhalten werden. Durch die Streckung der Kollagenfasern ab einer Harnmenge von etwa 350 ml werden Propriozeptoren in der Blasenwand stimuliert und über autonome spinale Reflexe die Aufhebung der Detrusorhemmung eingeleitet. Vom Sympathikus gesteuert zieht sich der Detrusor dann so stark zusammen, dass der Druck in der Blase kurzzeitig auf 50–100 cm H_2O ansteigt. Dadurch öffnen sich die Ostien und der Urin wird ausgeschieden.

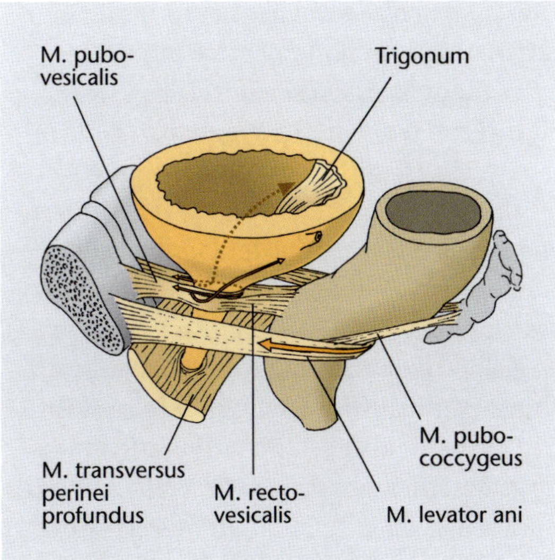

Abb. 2.3: Verschluss des Blasenhalses

Verschlussmechanismus am Blasenhals

Für den Verschluss sorgt eine doppelte „Umschnürung" am Blasenhals, die sich aus der Anordnung der äußeren Detrusorfasern ergibt (s. Abb. 2.3). Die hintere „Umschnürung" stimmt mit Hutchs „Grundplatte" überein, während die darunter liegende anterolaterale „Umschnürung" den Detrusor-Schlingen um das Ostium urethrae internum entspricht (Hutch 1967). Unterstützt wird der Verschluss dieses inneren Sphinkters von hinten durch den M. pubovesicalis. Ein verzweigtes Venennetz in der Submukosa der Urethra versorgt die Muskeln und scheint auch bei der Kontinenz eine Rolle zu spielen.
Das schwellkörperartige, sehr dehnbare, periurethrale Gewebe wirkt wie ein Polster für die Beckenbodenmuskeln. Das könnte auch erklären, warum sich oft wenige Monate nach der Menopause eine Inkontinenz entwickelt. Wenn sich die Blase füllt, bewirken Betarezeptoren die Relaxation des Detrusors, während sich die Fasern um das Ostium vermittelt über Alpharezeptoren kontrahieren. Spannt sich die „Grundplatte" (die hintere Umschnürung) an, wird die Spitze des Trigonums und damit die Rückseite des Blasenhalses nach vorn gezogen. Bei Kontraktion des Detrusors wird die Vorderseite des Blasenhalses durch die andere Umschnürung nach hinten gezogen.

Dieser Verschlussmechanismus bildet eine Ergänzung zum hohen Druck in der Urethra, der von der Weite und Länge der Harnröhre und von der Wandspannung abhängt. Druck und Spannungsrezeptoren beeinflussen sich gegenseitig, daher können wir sie durch Dehnung der Urethra noch steigern.
Welche Rolle der willkürlich steuerbare äußere Sphinkter (Ostium urethrae externum) spielt, ist umstritten. Sein Beitrag zur Kontinenz scheint unter Ruhebedingungen vernachlässigbar gering zu sein. Vielleicht ist er bei körperlichen Anstrengungen (Husten und Niesen) wichtig.

Harnröhrendruck

Der Druck in der Harnröhre ist kurz nach ihrem Abgang von der Blase (Ostium urethrae internum) niedrig, im mittleren Drittel am höchsten und zum Ostium urethrae externum hin nimmt er wieder ab. Er wird hauptsächlich von den glatten Muskelzellen gesteuert, doch auch der Venenplexus in der Submukosa könnte eine Rolle spielen. Nach Raz (1972) verringerte sich der Druck in der Harnröhre nach dem Abklemmen der Aa. iliacae internae um fast 30%. Wichtig für den Druck in der Harnröhre sind nachweislich folgende Faktoren:

- Bei leerer Blase ist der Druck in der Harnröhre niedrig.
- Im Stehen nimmt der Druck beträchtlich zu.
- Durch Langziehen der Urethra erhöht sich der Druck um bis zu 40%. Das machen wir uns zunutze, um fibrosiertes periurethrales Gewebe zu dehnen.
- Beckenbodenkontraktionen steigern den Druck in der Harnröhre, ohne sich auf den Druck in der Blase bzw. im kleinen Becken auszuwirken. Der Druckanstieg kommt durch aktiven Verschluss des äußeren Sphinkters und Längsdehnung der Urethra zustande. Laut Susset (1976) lässt sich die Urethra um 0,5–1 cm in die Länge ziehen.

Unserer Erfahrung nach wird es schwieriger, den Druck in der Harnröhre durch Längsdehnung der Urethra zu erhöhen, wenn die Elastizität des Beckenbodens abgenommen hat; möglicherweise kommt es sogar zu Inkontinenz.
Um Inkontinenz bei Druckanstiegen in der Bauch- oder Beckenhöhle zu verhindern, muss sich der Blasenhals fester verschließen. Erhöhter Druck überträgt sich auf die proximale Urethra, die sich oberhalb des Beckenbodens befindet. Daraufhin verschließt sich zuerst das äußere, danach das innere Ostium. Mit starker Anspannung kontrahieren sich gleichzeitig mit den beiden Ostien alle Muskeln des Beckenbodens.
Beim Husten und Niesen steigt außer dem Druck in der Bauch- bzw. Beckenhöhle auch der Druck in der Blase und der Urethra an. Das hängt vor allem mit der direkten Druckübertragung auf die proximale Urethra zusammen. Green (1975) vermutet, dass für eine optimale Druckverteilung neben dem periurethralen Gewebe auch der Blasen-Urethra-Winkel wichtig ist. Wir bemühen uns außerdem immer, periurethrale Fibrosierungen zu lösen. Zug an den pubourethralen Ligamenten hilft, die Auswirkung von Belastungen abzuschwächen. Man könnte sie also doch als Aufhängung der Urethra bezeichnen.
Bei Beckenbodenschwäche wird ein erhöhter intraabdomineller Druck stärker auf die Blase als auf die Urethra übertragen. Das bedeutet, dass nur der Druck in der Blase, nicht aber in der Urethra ansteigt und der Verschlussmechanismus am Blasenhals

nicht mehr richtig funktioniert. Denn die Mm. pubovesicalis, rectovesicalis, levator ani und transversus perinei profundus haben nur noch eine geringer „abdichtende" Wirkung.

Miktion

Solange in der Harnröhre ein höherer Druck herrscht als in der Blase, wird der Urin zurückgehalten. Erst wenn sich die Blase ausdehnt, tritt Harndrang auf. Dann fällt wenige Sekunden, bevor sich der Detrusor kontrahiert und sich der Blasengrund senkt, der Druck in der Harnröhre ab. Dieser Druckabfall betrifft nur die proximale und mittlere Urethra, da die distale Urethra stärker vom Beckenboden beeinflusst wird. Der innere (autonome) Sphinkter der Urethra wird von Muskelfasern des Detrusors gebildet. Wenn sie sich kontrahieren, entsteht im Blasenfundus eine Furche. Verstärkend wirkt posterior der M. pubovesicalis, in den der Blasenfundus übergeht. Der äußere (willkürlich steuerbare) Sphinkter besteht aus Fasern der Dammmuskeln.

Rolle des Nervensystems

Die Rolle, die das Nervensystem bei der Miktion spielt, ist so komplex, dass es den Rahmen dieses Buches sprengen würde, wenn man sie detailliert beschreiben wollte. Wir Osteopathen sollten aber immer daran denken, wie Nervensystem, Strukturen und Funktionen ineinander greifen. Nachfolgend sind einige wichtige Funktionskreise aufgelistet, auch um Sie zu ermutigen, sich stärker mit diesen faszinierenden Zusammenhängen zu befassen:

- Stirnhirn-Pons-Mesenzephalon-Funktionskreis: Um ihn zu untersuchen, fragen Sie die Patientin z.B., ob sie die Detrusorkontraktionen gezielt unterbrechen kann.
- Hirnstamm-Funktionskreis: Er erstreckt sich vom Hirnstamm zum Sakrum und bezieht Blase und Urethra mit ein.
- Detrusor-Funktionskreis: Dazu gehört der motorische Kern des N. pudendus mit seiner Wirkung auf die gestreiften Muskelfasern dieses Sphinkters.
- Kortex-Funktionskreis: Es gibt über den motorischen Kern des N. pudendus eine Verbindung zwischen Großhirnrinde und Detrusor.

Gegenwärtig bestehen noch viele Unklarheiten über die an der Miktion beteiligten Reflexe. Es ist ein Thema, das die Physiologen weiterhin entzweit. Wir sollten uns aber der unterschiedlichen Einflüsse bewusst sein, weil es bei manchen Patienten hilfreich für die Behandlung sein kann.

Zusammenfassung

Der Verschlussmechanismus des Blasenhalses wird vom Spannungszustand und der Position der Blase sowie verschiedenen Strukturen an ihrem Grund geregelt. Der Druck in der Harnröhre hängt davon ab, dass glatte und gestreifte Muskeln, Druckausgleich und die Gefäßversorgung gut funktionieren. Schon bei kleinsten Restriktionen, wenn die Beweglichkeit des Blasenhalses nur um 1–2 mm einschränkt ist, kann es zu Stressinkontinenz kommen. Unter Ruhebedingungen liegt der Druck in der Urethra weit unter seinem Höchstwert; durch diese „Reservekapazität" kann er beträchtliche Druckanstiege in der Blase abfangen. Wie der Druck in Blase und Harn-

röhre sowie ihre Position durch verschiedene physikalische und neuronale Faktoren beeinflusst werden, ist noch nicht ganz geklärt. Normalerweise kann der (durch autonome Reflexe verursachte) Harndrang willentlich unterdrückt werden.
Wir haben herausgefunden, dass Verwachsungen oder eine Bindegewebsschwäche der Blasen-/Beckenboden-Region unerwünschte Folgen haben können:

- Die Urethra ist nur noch eingeschränkt längs dehnbar.
- Das Perineum kann einwirkende Kräfte weniger gut auffangen bzw. die Urethra verstärken.
- Das schwammartige periurethrale Gewebe verliert seine Funktionsfähigkeit.
- Die Sphinkter erfüllen nicht mehr länger ihre Verschlussfunktion.

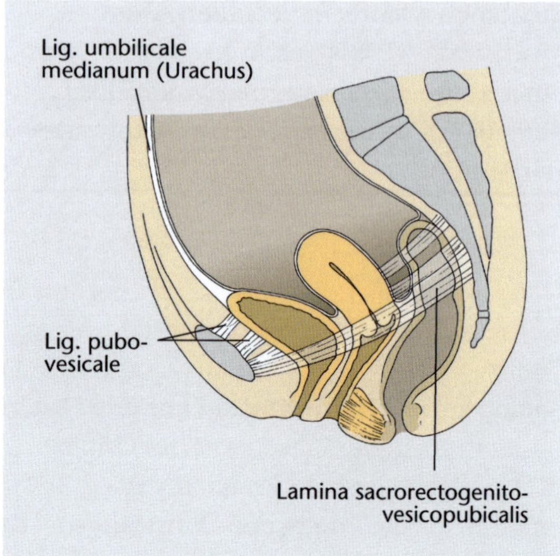

Abb. 2.4: Verankerung der Blase

2.3 Stressinkontinenz

Die Verankerung der Blase besteht aus zwei unterschiedlichen Komponenten (s. Abb. 2.4). Anterior geben ihr innere Muskelfasern des M. levator ani und das Muskel-/Bindegewebe der unteren Vaginahälfte einen aktiv-beweglichen, elastischen Halt. Posterolateral sorgen die Parametrien und uterosakralen Bänder eher für einen festeren, passiven Halt.

Viszerale Bewegungen im kleinen Becken

Huguier et al. (1968) haben vaginal und zystografisch die Bewegungen der Blase bei willkürlicher Entleerung (Schiebebewegung) und absichtlichem Zurückhalten des Urins (Retentionsbewegung) untersucht. In eigenen Studien haben wir darüber hinaus untersucht, wie sich die Blase bei starker Zwerchfellanspannung, beim Husten, im Liegen, Stehen, bei Kontraktion des Beckenbodens und beim Anspannen der Adduktoren, Abduktoren und Rotatoren verhält. Auf diese Weise konnten wir unsere Behandlungstechniken auf ihre Wirkung überprüfen und verbessern.
Bei Retentionsbewegungen der Blase spannen sich nur die vorderen, nicht die posterolateralen Verankerungsstrukturen an. Dadurch vergrößert sich sowohl der urethrale (zwischen Blase und Harnröhre) als auch der vaginale Winkel (zwischen Uterus und Vagina). Außerdem gibt es noch einen rektalen Winkel. Alle drei haben ihren Scheitelpunkt anterior.
Wenn sich die Blase beim Pressen vorschiebt und sich die vordere Blasenverankerung entspannt, verschwinden der urethrale und der vaginale Winkel. Weil sich Blasengrund und Cervix bzw. Isthmus uteri etwas nach hinten verlagern und tiefer treten, drücken sie gegen den oberen Vaginal-

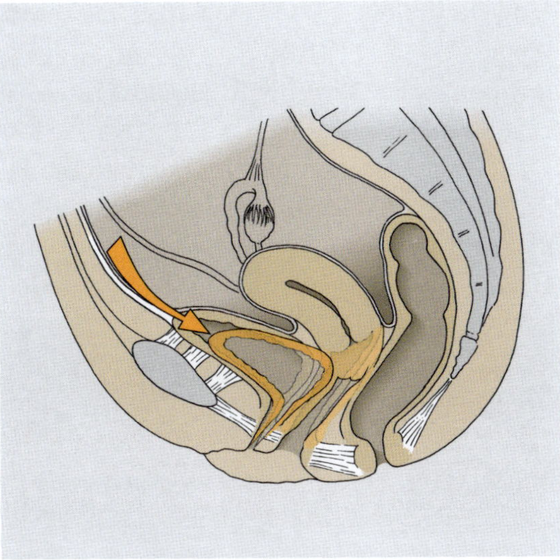

Abb. 2.5: Schiebebewegung der Blase

bereich und schieben die Vagina auf das Rektum. Dabei schließt sich der Douglas-Raum. Gleichzeitig wird der untere Vaginalbereich von Fasern des Levators nach vorn gezogen (s. Abb. 2.5). Der rektale Winkel bleibt unverändert, weil sich die Ampulla recti dem Druck widersetzt.

Dieser Ablauf trifft bei Anteflexio/Anteversio des Uterus zu. Denn eigentlich überträgt sich der Druck vom Uterus auf die Blasenrückseite und von der Blase dann auf die Vorderseite der Vagina. Bei Retroversio uteri oder bei Bewegungseinschränkung einer Aufhängungs- bzw. Haltestruktur können Druckübertragung und Kräftegleichgewicht gestört sein.

Einteilung und Krankheitsbild

Der hintere urethrale Winkel beträgt normalerweise 30° zur Vertikalen. In manchen Fällen von Inkontinenz kann er beim Entleeren der Blase (Schiebebewegung) größer als 45° werden. Wenn der hintere vaginale Winkel verschwunden ist, kann eine Schwäche des Blasenhalses und unzureichende Unterstützung durch die Levatormuskeln der Grund sein.

Normalerweise bleibt der Blasenhals durch den inneren Sphinkter fest verschlossen und bewegt sich unten nicht über die Ebene des unteren Symphysenrands hinaus. Ein dauernd geöffneter Blasenhals spricht für eine Schwäche des inneren Sphinkters.

Bei Stressinkontinenz lassen sich anatomisch drei Formen unterscheiden: Typ A (von anterior), Typ P (von posterior) und eine gemischte Form. Typ P ist am häufigsten.

Typ A

Bei Typ-A-Inkontinenz (s. Abb. 2.6) sind Blasenvorderwand und Urethra durch Adhäsion oder Sklerose so stark fixiert, dass die Blase selbst bei Anstrengung gegen das Schambein gepresst bleibt. Wegen der mangelnden Elastizität des Gewebes weicht der

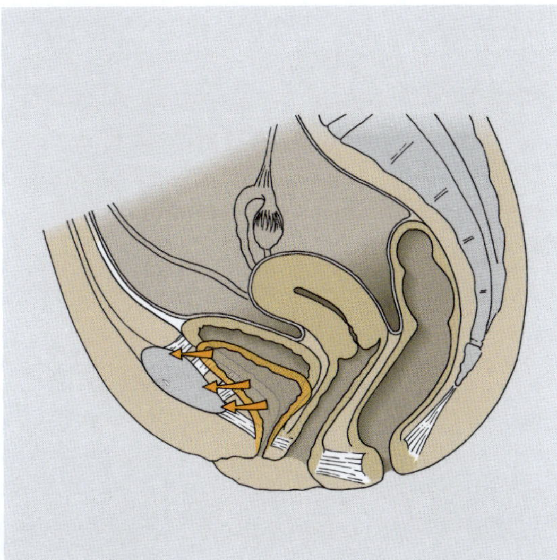

Abb. 2.6: Typ-A-Inkontinenz

Blasenhals im Übergangsbereich von Blase und Urethra an zwei Seiten auseinander. Diese Störung ist entweder durch schlechte Unterstützung des Blasenhalses von hinten oder seine Fixierung nach vorne bedingt.

Typ P

Bei Typ-P-Inkontinenz (s. Abb. 2.7) ist die posterolaterale Verankerung der Blase (Parametrien und uterosakrale Bänder) erschlafft. Die Blase fällt in sich zusammen und infolgedessen gerät der Blasenhals bzw. der Urethra-Übergangsbereich aus dem Kraftfeld des intraabdominellen Drucks heraus (s.u.). Aus diesem Grund findet keine richtige oder überhaupt keine Druckübertragung auf die proximale Urethra mehr statt.
Zystografisch erscheint die Blase hypermobil, und bei Belastungen bewegt sich der Fundus nach hinten-unten. Befindet sich der Blasenhals außerhalb des intraabdominellen Druck-/Kraftfelds, übersteigt der

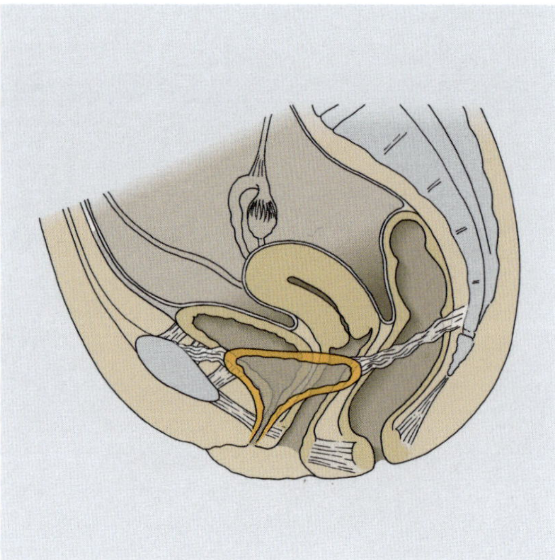

Abb. 2.7: Typ-P-Inkontinenz

Druck in der Blase den Verschlussdruck und es kommt es zur Kontinenzstörung.
Bei Schwäche der hinteren Blasenverankerung flacht sich die Vagina ab, und da sie lateral (über die Blasenpfeiler) mit dem Blasengrund in Verbindung steht, zieht sie die Blase mit sich. Vagina und Zervix sind im Grunde als ein Organ aufzufassen, das von der sehnigen Verstärkung der Beckenfaszie, den Parametrien und den uterosakralen Ligamenten hochgehalten wird. Wenn diese Haltestrukturen überdehnt sind oder einreißen, wird ein Blasenprolaps begünstigt.

Gemischte Form

Die Mischung aus Typ A und Typ P ist die schwerste, glücklicherweise aber auch seltenste Form der Stressinkontinenz.

Wir sollten daran denken, dass diese Einteilung rein lageabhängig erfolgt. Anders als in der Chirurgie sind aber in der Osteopathie Bewegungen wichtiger als die Position, so dass uns solche Unterscheidungen nicht viel weiterhelfen.

Krankheitsbild

Aufschluss über die Position der Blase gewinnt man im Allgemeinen durch Zystografie. Doch man sollte sie zurückhaltend interpretieren, da sich manchmal auch bei völlig kontinenten Patienten auffällige Befunde ergeben. Wenn die Blase nicht mehr ausreichend gehalten oder gestützt wird, verändert sich die Faseranordnung des inneren Sphinkters und beeinträchtigt seine Verschlussfunktion. Pathogen wirkt aber vor allem eine falsche Druckübertragung.

Paradoxerweise ist bei manchen Frauen die Miktion trotz Stressinkontinenz erschwert. Bei bestimmten Prolapsformen verhindert ein Abknicken der Harnröhre die normale Blasenentleerung. Einige Patientinnen sind nicht durch den Blasenprolaps, sondern erst durch eine Zystopexie inkontinent geworden. Haben sich vorgefallene viszerale Strukturen unter den Blasen-Urethra-Übergang bzw. die Urethra geschoben, wird beim Entleeren der Blase vermehrt Druck auf die proximale Urethra ausgeübt. Wenn aufgrund einer Zystozele in die Harnröhre (Urethrozele) der Miktionsdruck schwächer und der Widerstand in der Harnröhre größer wird, dauert es länger, bis die Blase entleert ist. Unterstützend muss meist zusätzlicher Druck („Bauchpresse") aufgewendet werden.

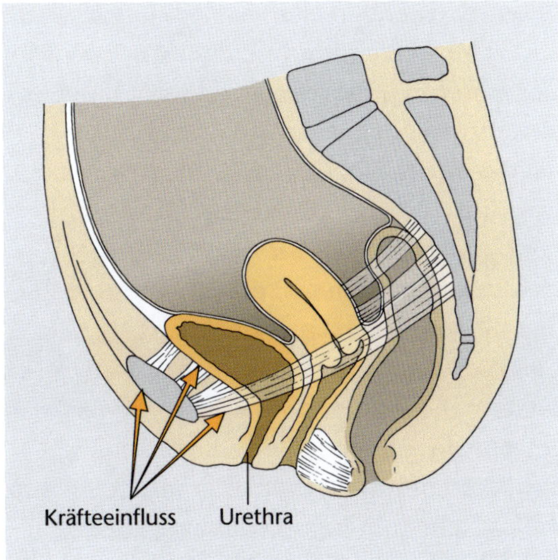

Abb. 2.8: Einflussbereich (Kraftfeld) des intraabdominellen Drucks

Kraftfeld des intraabdominellen Drucks

Enhörning (1961) zufolge ist eine belastungsinduzierte Inkontinenz nur zu erwarten, wenn die proximale Urethra nicht mehr im Kraftfeld des intraabdominellen Drucks liegt (s. Abb. 2.8). In dieser Situation wirkt sich ein intraabdomineller Druckanstieg nicht mehr (richtig) auf die Harnröhre aus. Als zusätzlicher Faktor kommt unserer Meinung hinzu, dass fibrosiertes oder sklerosiertes Gewebe in der Umgebung von Blase und Urethra (z.B. Reizzustand nach einer Geburt oder einer Operation) nicht mehr so dehnbar ist und den Druck nicht länger in geeigneter Weise verteilen kann.
Andere Autoren betonen eher, dass der ständig geöffnete Blasenhals bzw. die Schwäche des inneren Sphinkters eine normale Druckübertragung verhindere und dass sich die Zuständigkeit für die Verschlussfunktion damit ganz auf den äußeren Sphinkter und den Beckenboden verlagere. Dass es so weit kommt, wird durch Geburten, im Alter und mit der Menopause zunehmend wahrscheinlicher.
Kontinenz setzt demnach voraus, dass:

- der intraabdominelle Druck sich normal auf die Urethra überträgt,
- der Sphinkter sich ausreichend schließen kann,
- der Beckenboden elastisch und straff ist (einen guten Tonus aufweist),
- die Lagebeziehungen der Organe normal sind,
- alle Gewebe im kleinen Becken normal beweglich und elastisch sind.

Pathogenese der Inkontinenz

Beck (1965) zufolge leiden 50% der Frauen in ihrer ersten Schwangerschaft an Stressinkontinenz. Oft verschwindet die Störung ohne irgendeine Behandlung wieder von

selbst. Schwangerschaft ist der Hauptrisikofaktor für Stressinkontinenz.
Bei weiteren Geburten (und besonders Entbindungen mit Zange oder Saugglocke) werden die Muskeln und Bänder im Becken über ihre physiologische Belastbarkeit hinaus gedehnt. Nach Faserrissen können sich Tonus und Elastizität nicht mehr völlig regenerieren. Nach gelegentlich unvermeidlichen größeren Dammschnitten ersetzt unelastisches, unbewegliches Narbengewebe das normale Gewebe. Zu einer Typ-A-Inkontinenz kann es kommen, wenn die vordere Aufhängung des Urethra-Blasen-Übergangs aufgrund der Schwangerschaft ihre Elastizität verliert. Fetale Bewegungen wirken sich stärker auf den hinteren Bereich des Blasenhalses aus, da er vorn an der Symphyse befestigt ist. Die hintere Blasenhals-Aufhängung verliert durch die schwangerschaftsbedingte Erschlaffung des M. levator ani (besonders des pubischen Abschnitts hinter dem Urethra-Blasen-Übergang) ihre Spannung.
Inkontinenz kann durch folgende Läsionen verursacht sein:

- Verletzung des M. levator ani,
- Riss des Centrum tendineum perinei,
- Überdehnung oder Riss des Septum vesicovaginale,
- Überdehnung oder Fibrosierung der pubovesikalen und pubourethralen Ligamente,
- sakrokokzygeale Restriktion (traumatisch oder durch fetale Bewegungen),
- minimale Restriktionen im Bereich von Blasentrigonum, Blasenhals oder proximaler Urethra,
- Reizblase,
- Blasenentzündung bzw. Urethritis durch unterschiedliche Erreger,
- postpartale Depression,
- Sklerosierung oder Fibrosierung nach einem chirurgischen Eingriff,
- Ptose oder Prolaps eines Beckenorgans,
- verringerte Mobilität eines Beckenorgans,
- selten: Verletzung bestimmter Nerven (z.B. Ramus anterior des N. pudendus),
- lumbale/pelvine Gelenkrestriktionen.

Eigentlich haben alle lumbosakralen Läsionen bzw. Restriktionen einen negativen Einfluss auf die Gewebespannung im Becken und auf die Sphinkterfunktion. In einigen Fällen hatten wir mit einfachen Wirbelsäulenbehandlungen Erfolg. Doch wegen der komplexen Innervation des Urogenitalsystems ist es kein Wunder, dass sich nicht alle therapeutischen Wirkungen genau erklären lassen.
Viele Urologen bestreiten, dass es zwischen Inkontinenz und Prolaps einen Zusammenhang geben könnte. Vielleicht trifft es wirklich nicht immer zu, doch nach unserer Erfahrung leiden überwiegend Frauen mit Ptosen an einer Inkontinenz. „Prolaps" bedeutet, dass ein Organ den Anschluss an seine üblichen Nachbarstrukturen verliert. Bevor es so weit kommt, senkt sich das Organ möglicherweise erst unterschiedlich tief (Ptose). In den meisten Fällen von Inkontinenz ist sie durch eine Ptose entstanden, mag sie auch noch so gering sein.
Einige Frauen sehen es gar nicht als Inkontinenz an, wenn bei ihnen regelmäßig kleinere Urinmengen abgehen. Gerade so kleine Urinverluste sind typisch für Ptosen.
Zu Inkontinenz prädisponieren (neben Läsion bzw. Trauma) auch:

- Alter (abnehmender Muskeltonus, verringerte Elastizität des Gewebes, Gefäßprobleme, Kyphose etc.),
- Adipositas, Schwangerschaft, Tumor, jeder Druckanstieg in Bauch oder Becken,
- chronische Bronchitis, Asthma oder andere Lungenprobleme (wegen des Hustens bzw. seiner Wirkung auf die Beckenstrukturen),
- berufsbedingte Fehlhaltungen/Bewegun-

gen, die zu Inkontinenz führen oder sie verschlimmern können,
- hormonelle Einflüsse,
- Medikamente: Viele Anxiolytika und Antidepressiva können, besonders bei Männern, die Kontrolle über die Blasenfunktion beeinträchtigen.
- Inkontinenz ist oft auch narkosebedingt.

Die Kontinenz wird auch von der Zyklusphase beeinflusst. Prämenstruell ist das Risiko einer Inkontinenz durch das größere Gewicht des Uterus, die veränderten Lagebeziehungen der Genitalorgane und den verringerten Widerstand in der Urethra (vermutlich unter Progesteroneinfluss) besonders hoch.

In der Menopause bzw. durch die damit einhergehenden Veränderungen nimmt die Inkontinenz noch zu (Häufigkeit oder Grad). Mit dem niedrigen Östrogenspiegel nach der Menopause werden auch folgende Symptome in Verbindung gebracht (ursächlicher Zusammenhang teilweise nicht klar):
- abnehmende Dichte des Bindegewebes (v. a. der elastischen Fasern),
- geringerer Wassergehalt der Gewebe
- schwächerer Sphinktertonus,
- schwächerer Zusammenhalt der Beckenorgane untereinander,
- abnehmender Druck im Herz-Kreislauf-System,
- allgemein nachlassende Spannkraft,
- Abnutzungserscheinungen an lumbalen/pelvinen Gelenken,
- Überempfindlichkeit der muskulären Mechanorezeptoren.

Überempfindlichkeit der Blase

Manchmal führt übermäßige Stimulierung von Volumen- oder Barorezeptoren zu einer Inkontinenz. Pathologische Reize stellen z.B. auch Entzündungen wie Zystitis oder Urethritis dar. Sie lösen aber eher verstärkten Harndrang als Inkontinenz aus. Möglicherweise kommt es durch eine Blasen- zu einer Harnröhrenerkrankung.

Lokale strukturelle Veränderungen

Verspannungen von Muskeln oder Bändern können Schmerzen und häufigen Harndrang hervorrufen (Pollakisurie). Die besonders empfindliche Trigonumregion kann sowohl durch eine Zystozele als auch durch Kompression (bei Ptose bzw. Prolaps) gereizt werden. Ähnliche Probleme treten auf, wenn Blase oder Vagina sklerosiert sind bzw. wenn sich z.B. nach Trauma, Geburt, chirurgischem Eingriff oder Strahlentherapie Adhäsionen gebildet haben.

Hormonstörungen

Das Trigonum vesicae und die Vagina haben einen gemeinsamen embryologischen Ursprung und die gleiche Wanderung hinter sich. Beide sind stark hormonabhängig. Wie bereits erwähnt, kann die Inkontinenz in manchen Fällen prämenstruell zunehmen und sich mit Einsetzen der Menstruation schlagartig bessern. Das könnte am Progesteronmangel und/oder Östrogenüberschuss liegen. Während einer Schwangerschaft sind häufiger Harndrang und Nykturie nicht selten. Dass sie hormonell bedingt sind, zeigt ihr frühes Auftreten; in diesem Stadium ist der Fetus noch zu klein, um Druck auf die Blase ausüben zu können. Auch die Venenplexus im Blasenbereich unterliegen hormonellen Einflüssen. Gerade die Plexus am Blasenhals-Urethra-

Übergang sind wichtig für die Aufrechterhaltung der Kontinenz.

Blasenspastik

Bei auffällig starker Anspannung der Blasenwand reagieren die Volumen- und Barorezeptoren überempfindlich. Harndrang tritt dann schon bei einer Blasenfüllung unter 150 ml und einem Druck von 80 cm H_2O auf. Als Ursachen kommen eine vorausgegangene Blasenkatheterisierung, eine Detrusor-Fibrosierung und direkte oder indirekte Kompressionserscheinungen (durch Tumor oder Retroversio uteri) infrage. Patienten mit Reizblase leiden oft auch an Enuresis. Das ist möglicherweise Ausdruck einer relativen Unreife des Nervensystems oder einer psychischen Störung (meist bei familiären Schwierigkeiten). Die häufig zu beobachtenden starken psychischen Auswirkungen einer Reizblase unterstreichen deutlich die Mitbeteiligung des Nervensystems an dieser Störung.

Kreuzschmerzen

Über efferente Impulse auf Rückenmarksebene können starke und chronische Rückenschmerzen zu einer Überempfindlichkeit der Harnblase bzw. zu einer Verschlimmerung bis hin zur Spastik führen. Bei vielen Patienten scheint sich eine Stressinkontinenz nach einer Laminektomie zur totalen Inkontinenz weiterzuentwickeln. Das lässt sich zumindest teilweise durch die – nach solchen Eingriffen häufige – subdurale Fibrosierung erklären. Nach lumbalen Operationen kann es auch zu Impotenz kommen. Ähnlich schädlich könnten Spinalblockaden für die Meningen sein, deshalb hüten wir uns davor.

Neurologische Erkrankungen

Stressinkontinenz tritt nur unter außergewöhnlicher Belastung auf, sonst sind die Patienten kontinent. Bei einer neurologischen Inkontinenz wird die Blasenfunktion nur noch autonom gesteuert, d.h. die Blasenentleerung lässt sich nicht mehr bewusst kontrollieren. Das ist z.B. bei multipler Sklerose, Hirntumor, Atheromen, Spina bifida oder fortgeschrittener Parkinson-Krankheit der Fall. Auch bei diabetischer Neuropathie, chronischer Anämie oder Thyreotoxikose kann die Kontrolle über die Blasenfunktion gestört sein.

Zusammenfassung

Vor dem Beginn der Behandlung ist eine differenzialdiagnostische Abklärung unverzichtbar. Denn es ist nicht dasselbe, ob man eine Reizblase oder eine Blasenrestriktion infolge einer Fibrosierung zu behandeln hat. Uns geht es in erster Linie darum, Verwachsungen zu lösen und den Tonus der Gewebe zu verbessern, um so die viszerale Mobilität im Becken und – wie immer – auch die Gelenkbeweglichkeit wiederherzustellen.

2.4 Indikationen

Stressinkontinenz ist die mit Abstand häufigste Blasenerkrankung. Bei fast allen funktionellen Blasenstörungen ist eine osteopathische Behandlung indiziert. Am besten helfen viszerale Manipulationen bei folgenden Zuständen (beachten Sie, dass einige mit Inkontinenz einhergehen).

Postpartale Blasenstörung

Wir haben bereits erwähnt, dass mindestens 40% der Frauen zu irgendeinem Zeitpunkt in ihrem Leben an Stressinkontinenz leiden und dass Geburten oft dazu beitragen. Blasenfunktionsstörungen nach einer Geburt können unterschiedliche Ursachen haben:

- mechanische: z.B. starke Überdehnung bzw. Verkürzung von Muskel- oder Bindegewebsfasern im Stützgewebe von Blase und Urethra;
- hormonelle: Bei Flüssigkeitseinlagerung dehnt sich das Gewebe stärker aus. Die hormonellen Veränderungen (Östrogen- und Progesteronspiegel) nach einer Geburt dürften sich auch auf die Muskeln und Bänder im Beckenraum auswirken; allerdings ist der Zusammenhang nicht ganz geklärt;
- reflektorische: Neuronale bzw. hormonelle Regelkreise auf zentraler (Hypothalamus-Hypophysen-Achse) oder lokaler Ebene (ausgehend von Beckenorganen oder Sakroiliakalgelenken) könnten ebenfalls beteiligt sein.

Blasenprolaps

Ein Blasenprolaps ist bei Frauen nach der Menopause ziemlich häufig und beruht auf der allgemein nachlassenden Gewebespannung (Bindegewebsschwäche, „Hypotonie") in den ersten zwei Jahren der Menopause. Dass die Trigonum- und Blasenhalsregion sehr hormonempfindlich sind, könnte zumindest teilweise erklären, weshalb eine zeitweilige Inkontinenz ohne ersichtlichen Grund wieder verschwindet. Die volle Blase sollte geschmeidig sein oder, genauer gesagt, sich nicht auf ihre Haltestrukturen legen. Bei Bindegewebsschwäche und Blasenprolaps kann die normale Harnwegsfunktion gelegentlich durch kleine Falten gestört sein. Dabei scheint es sich um Reizerscheinungen zwischen Blasenschleimhaut und Wandschichten zu handeln, die zu Kompression und Restharnbildung führen können.

Viszerale Adhäsionen und Fixierungen

Die Blase kann mit jedem Gewebe bzw. Organ in ihrer Umgebung verwachsen sein. Durch solche Adhäsionen verändert sich unter Umständen die Blasenstellung (Drehung oder Seitwärtsneigung), wodurch es zu einem gestörten Kräftegleichgewicht oder zu Inkontinenz kommen kann. Oberflächliche Adhäsionen sind meist eine Folge von

- Operationen im Bauch- oder Beckenraum,
- Infektionen wie Peritonitis, Appendizitis, Beckenentzündungen,
- Geburt oder Abtreibung,
- einem Trauma im Lumbosakralbereich,
- genitalen oder analen Infektionen (vor allem sexuell übertragenen),
- peritonealen Mikroinfektionen, die zu klein sind, um sie als Peritonitis zu bezeichnen, aber für Adhäsionen der Peritoneumblätter ausreichen bzw. die Druckverteilung zu stören.

Auch wenn es Mediziner meist nicht wahrhaben wollen, gibt es kaum ein Abdomen ohne kleinere Adhäsionen. Man braucht aber ein gutes Tastvermögen, um sie zu finden. Aus osteopathischer Sicht sind sie jedenfalls diagnostisch wegweisend.

Blasensteine

Wenn Blasensteine Beschwerden verursachen, müssen sie chirurgisch entfernt werden. Sollten Sie den kühnen Wunsch verspüren, den Stein über die Urethra zu entfernen, um Patienten eine Operation zu ersparen, möchten wir Sie warnen. Diese Prozedur ist äußerst schmerzhaft, weil die Harnröhre sehr eng ist. Testut (1889) beschreibt, wie er die Urethra einmal mit dem Finger um wenige Zentimeter weiten konnte. Wir haben es ebenfalls versucht und es in zwei Fällen geschafft, Blasensteine über die Harnröhre zu entfernen. Bei den Patienten wäre sonst wegen einer schweren Blasen- und Nierenentzündung eine Operation unvermeidlich gewesen. Wir wissen nicht, ob unsere Behandlung auch die Steinbildung verhindern kann.

Weitere Syndrome

Zystitis und Zystalgie: Die beiden Begriffe sind ähnlich vage wie die Bezeichnung Harnwegsinfektion und decken ein breites Spektrum von Krankheitsbildern ab. Es reicht von unspezifischen Blasenentzündungen bis hin zu schweren rekurrierenden Infekten. Reizzustände der Blase können psychische, hormonelle, bakterielle, virale oder mechanische Ursachen haben. Wir versuchen immer herauszufinden, ob die Zystitis von Bewegungseinschränkungen bestimmter Strukturen ausgehen könnte. In diesem Fall erweist sich eine osteopathische Behandlung als sehr hilfreich.

Dyspareunie und Anorgasmie: Zu diesen Störungen kann es aufgrund von Fibrosierungen in der Blasenhalsregion, der vesikovaginalen oder der unteren uterovesikalen Faszie kommen. Immer findet sich retropubisch eine schmerzhafte Vorwölbung in die vordere Vagina. Durch ihre Berührung werden Schmerzen und Harndrang ausgelöst. Solche Störungen treten meist nach einer medizinisch „gut begleiteten“ Entbindung auf. Beim Koitus sind die Schmerzen am stärksten, wenn der Penis (in Bauchlage der Frau) gegen die vesikovaginalen Bänder drückt.

Sphinkterschwäche: Manipulationen im Blasenbereich haben zweifellos nicht nur eine lokale, sondern auch eine reflektorische Wirkung. Durch Dehnungsreize werden unterschiedliche Rezeptoren in der Blasenwand stimuliert, die sie zum Detrusor und zu den beiden Harnröhrenostien weiterleiten. Diese Behandlung kann bei vesikoureteralem Reflux und Sphinkterschwäche sinnvoll sein.

Restharn: Bei Blasenschwäche bleibt immer eine Restmenge Harn in der Blase zurück, selbst unmittelbar nach der Miktion. Das beinhaltet ein gewisses Infektionsrisiko.

Blasenrestriktionen und Fehlstellungen des Uterus: Blase und Uterus sind eng miteinander verbunden. Deshalb müssen immer beide Organe zusammen behandelt werden. Wenn der Uterus antevertiert und anteflektiert oder seine Faszien nur eingeschränkt beweglich sind, hat das Folgen für alle urogenitalen Funktionen.

Enuresis bei Kindern: Sie ist oft psychisch beeinflusst. Trotzdem konnten wir in einigen Fällen allein durch die Behandlung von

Wirbelrestriktionen ausgezeichnete Ergebnisse erzielen. Es scheint, als wären Manipulationen der klassisch mit Harnwegsproblemen in Verbindung gebrachten Segmente (Th7, L1, L2, Sakrum und Coccyx) wirkungsvoller als eine Behandlung der Blase selbst.

Prämenstruelles Syndrom (PMS): Die verwirrende Vielfalt der Ursachen und Symptome hat dazu geführt, dass jede medizinische Richtung es anders sieht. Obwohl wir viele Patientinnen mit PMS behandelt haben, können wir keine allgemein gültigen Regeln aufstellen, da jeder Fall anders gelagert ist. Lokale Manipulationen (Lendenwirbelsäule, knöchernes Becken und Beckenorgane) scheinen besser geeignet zu sein als eine Behandlung entfernterer Stellen. Gut sind die Erfolge besonders, wenn die Frauen kein intaktes Hymen mehr haben und deshalb auch mit intravaginalen Techniken behandelt werden können.

2.5 Diagnostik

Anamnese

Erheben Sie die Anamnese gründlich und ausführlich, rücksichtsvoll gegenüber der Patientin, aber ohne Peinlichkeit bzw. Verklemmtheit. Da der Urogenitalbereich ein bevorzugter Tumorsitz ist, sollten Sie sorgfältig auf Warnzeichen achten.

Typisch für Stressinkontinenz ist, dass nur bei außergewöhnlichen Belastungen (wie Husten, Niesen, Muskelanspannung, Druckanstieg in der Blase oder im Sphinkterbereich) Urin abgeht. *Jeder Harnverlust, der nicht mit derartigen Belastungen erklärt werden kann, ist verdächtig!* Suchen Sie nach der Ursache, z.B. einem Tumor, einer neurologischen oder hormonellen Störung. Versuchen Sie herauszufinden, wann oder wodurch das Problem aufgetreten sein könnte, z.B. durch Geburt, Muskelarbeit, resistente Kreuzschmerzen, ein Becken- oder Steißbeintrauma. Manchmal gibt es keinen offensichtlichen Grund. Hämaturie oder auffälliger Uringeruch machen weitergehende Untersuchungen erforderlich: Urinanalyse, Blutbild, Ultraschall, i. v. Urografie, Zystografie usw. Scheuen Sie sich auch nicht, Patienten zum Urologen zu überweisen. Niemand ist allwissend und manche Störungen lassen sich nicht mit Osteopathie behandeln.

Verhalten bei Inkontinenz und Zystalgie

Patientinnen mit Inkontinenz versuchen bestimmte Muskeln anzuspannen, in erster Linie die Beckenboden- bzw. die Oberschenkel-Gesäßmuskeln, um den Tonus der Blase und der Stützgewebe zu verbessern oder auszugleichen. Steht die Blase unter starker Spannung, kontrahieren sie aktiv die Außenrotatoren. Bei schwächerer Spannung nehmen die Patientinnen eher eine leichte Innenrotationshaltung ein. Dadurch wird der vordere Dammbereich angespannt, der Hiatus genitalis verengt, Mm. ischiococcygeus und levator ani kontrahieren sich und das Steißbein bewegt sich auf die Symphyse zu. Bei willkürlicher Kontraktion des Beckenbodens kommt es nur zu einem Druckanstieg in der Urethra, während sich der Druck in der Blase oder im Becken nicht verändert.

Patientinnen mit Zystalgie verhalten sich genau umgekehrt. Sie versuchen nicht, die Muskeln im Blasenbereich stärker anzuspannen, sondern im Gegenteil die Spannung zu verringern, sobald sie Schmerzen spüren. Aus diesem Grund sind bei ihnen die Oberschenkel nach innen rotiert und das Schambein nach hinten gekippt.

Differentialdiagnosen

Fragen Sie sich immer, ob eine osteopathische Behandlung der Patientin auch wirklich hilft. Ungeeignete oder sinnlose Behandlungsmethoden sind ein schwerer Kunstfehler. Was bringen Blasen-Manipulationen bei einer akuten Harnwegsinfektion? Bei Entzündungen durch Chlamydien oder Trichomonaden droht die Gefahr einer Infertilität. Es liegt auf der Hand, dass die beste Behandlung bei bakterieller Infektion in einer Antibiotikatherapie besteht. Sie sollten folgende Erkrankungen sicher erkennen bzw. ausschließen können:

- Harnwegsinfektion,
- Polypen im Blasenhalsbereich,
- Blasensteine,
- chronischer Harnverhalt,
- Reizblase,
- Fehlbildungen des Rückenmarks (z.B. Spina bifida),
- Neuropathien (z.B. Tabes dorsalis),
- systemische Erkrankungen (z.B. Diabetes),
- zerebrale Erkrankungen (z.B. multiple Sklerose),
- urogenitale oder intestinale Tumoren,
- psychische Störungen.

Diese Aufzählung erhebt natürlich keinen Anspruch auf Vollständigkeit, sondern soll Ihnen nur Anhaltspunkte geben. Jede Hämaturie muss abgeklärt werden. Wichtig ist auch daran zu denken, dass eine Blasenstörung Frühsymptom einer multiplen Sklerose sein könnte.

2.6 Palpation und Mobilitätstests

Anmerkung: Im Folgenden verwenden wir die Bezeichnungen „superior", „nach oben" oder „aufwärts" immer im Sinn von „zum Kopf gerichtet", unabhängig von der Position der Patientin. Entsprechend heißt „inferior", „nach unten" oder „abwärts" immer „vom Kopf weg gerichtet".

Untersuchung von außen (abdominal)

Wegen ihrer Beweglichkeit und Dehnbarkeit können Dünndarm und Omentum majus leicht in das Becken eindringen. Bei leerer Blase fallen Darmschlingen häufiger einmal in die Excavatio vesicouterina. Manchmal findet sich sogar eine Darmschlinge im Douglas-Raum (Kolpozele). Diese Bereiche sollten auf mögliche Ptosen oder Restriktionen hin untersucht werden. Denn ein vorgefallener bzw. in seiner Beweglichkeit eingeschränkter Darmteil hat erhebliche Auswirkungen auf die Stabilität und die Mobilität der Blase (s. Abb. 2.9).
Die Untersuchung erfolgt am besten in Rückenlage der Patientin (s. Abb. 2.10), mit angewinkelten Beinen, oder im Sitzen. Um den Dünndarm nach oben (auf den Nabel zu) zu bewegen, beschreiben Sie einen imaginären Kreis zwischen Zäkum und Colon ascendens, Colon descendens und Sigma. Streichen Sie Dünndarm und Omentum majus zum Nabel hin, als würden Ihre Finger die Speichen eines Rades nachfahren. Stellen mit Verwachsungen sind schmerzhaft, und Sie werden dort kräftiger ziehen müssen. Paradoxerweise besteht der erste diagnostische Test der Blase also in einer Untersuchung des Dünndarms und Omentums.

Berücksichtigen Sie auch das Zäkum, weil sich eine Appendektomie indirekt auf die Blase auswirken kann.

Umbilikalligamente

Untersuchung in Rückenlage

Achten Sie auf Anzeichen für Muskel- oder Bindegewebsfaserrisse. Kleinere Risse an den Umbilikalligamenten sind oft belastungsinduziert. Obwohl weder das mediane noch die beiden medialen Ligamente wichtig für den Halt der Blase sind, können ihre Narben, Verwachsungen oder Faserrisse die Mobilität und Motilität der Blase beeinträchtigen, weil sie die normale Druckverteilung behindern.

Ziehen Sie entlang einer Linie vom Nabel zum suprapubischen Bereich an unterschiedlichen Stellen Haut, Unterhautfettgewebe und M. rectus abdominis zu sich hoch. Dabei liegen Ihre Finger entweder auf die Linea alba zwischen beiden Rektusmuskeln oder Sie arbeiten sich von den Seitenrändern der Rektusmuskeln zur Mitte hin vor. Manchmal weichen die Rektusscheiden während der Schwangerschaft auseinander (Rektusdiastase). Davon können Sie profitieren und bei diesen Patientinnen sofort an den Innenrändern der Rektusmuskeln anfangen. Wiederholen Sie den Test, bis Sie sicher unterscheiden können, ob die Spannung des Lig. umbilicale medianum normal ist. Bei einer Restriktion ist das Gewebe stark gespannt und schlecht verschiebbar.

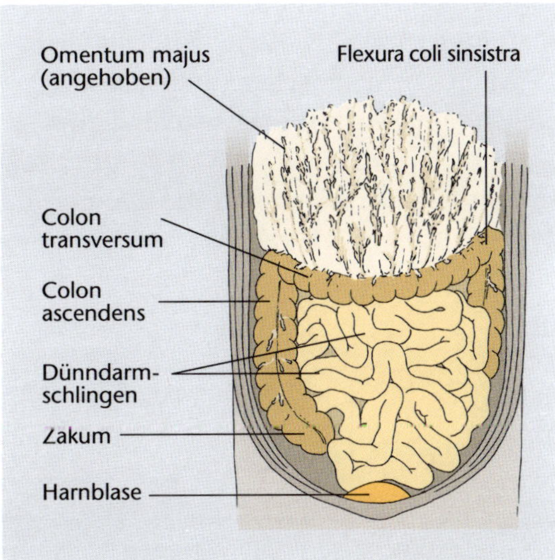

Abb. 2.9: Lagebeziehungen von Blase und Darmtrakt

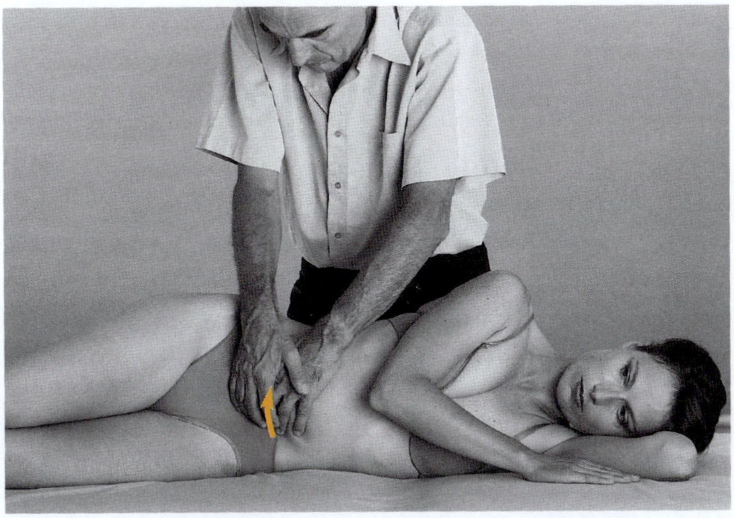

Abb. 2.10: Mobilitätstest von Dünndarm und Omentum majus (zur Veranschaulichung in Seitenlage)

Manche Patientinnen empfinden diese Untersuchung als wohltuend.

Untersuchung im Sitzen

Wir bevorzugen diese Position (s. Abb. 2.11), weil die Schwerkraft besser zur Wirkung kommt. Die Finger liegen auf der Mittellinie zwischen Nabel und Symphyse. Sie dürfen sie aber erst nach oben schieben, wenn die Patientin leicht vornüber gebeugt sitzt (Kyphosehaltung), um so die Bauchdeckenspannung zu verringern. Je weiter sie sich vorbeugt, desto einfacher können Sie die Finger behutsam in den Bauch hineindrücken. Sie müssen nicht sehr tief eindringen, weil die Umbilikalligamente dicht hinter den Rektusmuskeln liegen.

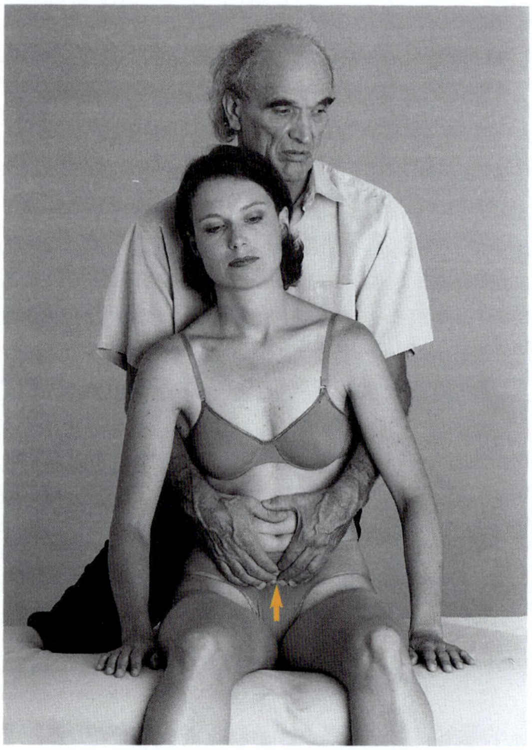

Abb. 2.11: Untersuchung des Lig. umbilicale medianum (Urachus)

Die Untersuchung der medialen Ligamente wird um eine Drehbewegung ergänzt. Bewegen Sie Ihre Finger oberhalb der Symphyse und etwa zwei Fingerbreit neben der Mittellinie nach superior, posterior und nach rechts bzw. links (je nachdem, welches Ligament palpiert werden soll). Falls eine Restriktion vorhanden ist, müssen Sie stärker an dem Band ziehen und können es weniger gut drehen.

Symphysis pubica

Bewegungseinschränkungen der Symphyse können – über die pubovesikalen Ligamente – auch die physiologische Blasenbewegung nach vorn und hinten behindern. Wir wollen eine Methode beschreiben, mit der sich die Beweglichkeit der Symphyse wiederherstellen lässt. Bei den meisten anderen Untersuchungen konzentriert man sich eher auf die Position bzw. Ausrichtung der Symphyse.

Die Patientin liegt auf dem Rücken und hat das Bein auf der Untersuchungsseite gebeugt. Um das Bewegungsspiel der Symphyse passiv zu kontrollieren, legen Sie den Daumen auf einen Schambeinast und seine Spitze mitten auf die Symphyse. Führen Sie dann kombinierte Hüftbewegungen durch. Bei Adduktion und Innenrotation nähert sich der Schambeinast dem Untersuchungstisch und es kommt Ihnen so vor, als würden sich Ihre Finger abwärts bewegen. Bei Abduktion und Außenrotation bewegt sich der Schambeinast nach oben und drückt gegen Ihre Finger (s. Abb. 2.12). Nur die Position der Symphyse zu untersuchen kann oft irreführend sein, weil die Schambeinäste unterschiedlich stark entwickelt sein können oder das gebeugte Bein länger ist.

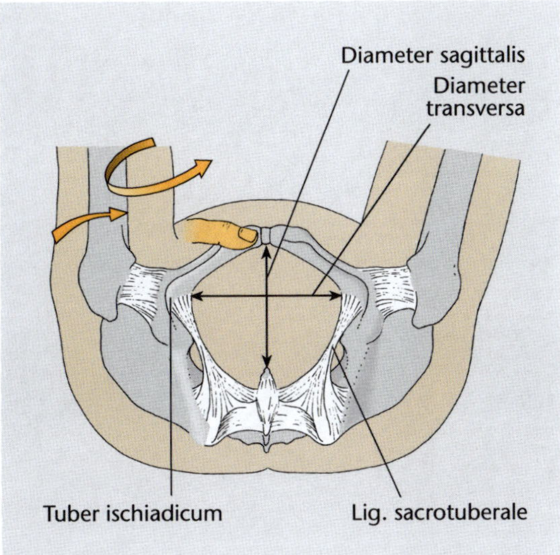

Abb. 2.12: Untersuchung der Symphysis pubica

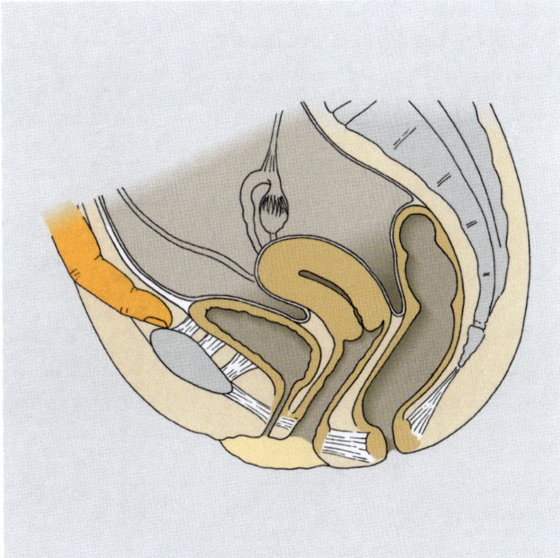

Abb. 2.13: Lig. pubovesicale – Untersuchung im Sitzen

Pubovesikale Ligamente

Untersuchung im Sitzen

Diese Bänder werden zusammen mit der vorderen Blasenfaszie untersucht. Schieben Sie die Finger beidseits etwa 2 cm neben der Linea alba am unteren lateralen Rand der Rektusmuskeln entlang. Damit die Aufhängungen im unteren Abdomen nicht zu straff sind, sollte sich die Patientin nach vorn beugen. Im medialen Teil des äußeren Leistenrings (Anulus inguinalis superficialis, Crus mediale) drücken Sie die Finger nach hinten und lassen dann los. Fahren Sie mit diesen kleinen rhythmischen Bewegungen fort auf der Suche nach Verwachsungen, Vernarbungen oder schlechter beweglichen Stellen (s. Abb. 2.13). Anfängern fällt es schwer, Restriktionen in diesem Bereich zu erkennen. Die beidseitige Untersuchung ermöglicht einen Seitenvergleich.

Untersuchung in Rückenlage

Die Patientin hat die Beine angewinkelt. Während Sie mit einer Hand den Bereich hinter der Symphyse untersuchen, bewegen Sie mit der anderen Hand die Oberschenkel der Patientin so weit es geht näher zum Bauch hin. Ihre Finger bewegen sich auf dem medialen Teil des äußeren Leistenrings von lateral nach medial, von vorn nach hinten und von oben nach unten (s. Abb. 2.14).

Untersuchung in Seitenlage

Sie stehen hinter der Patientin und untersuchen mit einer Hand den Bereich hinter der Symphyse, während Sie mit der anderen Hand die gebeugten Oberschenkel näher an den Körper heranführen. Je stärker die Beine im Hüftgelenk gebeugt sind, desto tiefer können Sie Finger tasten. Dies ist die bequemste Position für Patientin und Therapeut, deshalb bevorzugen wir sie auch meist.

Untersuchung in Knie-Ellbogen-Position

In dieser Position können Sie das Gewicht der Beckenorgane besser spüren, weil sich die Anziehung durch das Zwerchfell weni-

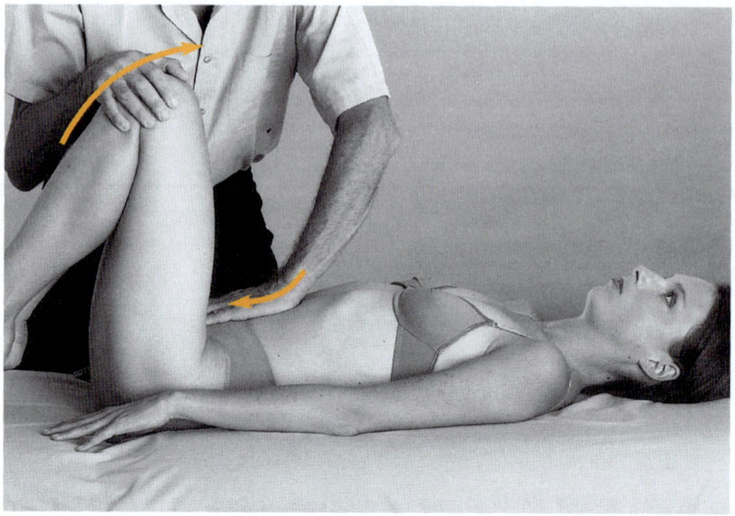

Abb. 2.14:
Lig. pubovesicale – Untersuchung in Rückenlage

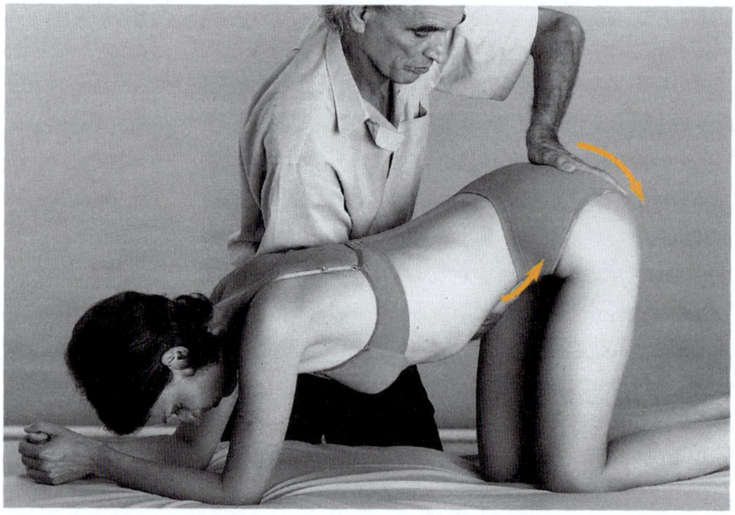

Abb. 2.15:
Lig. pubovesicale – Untersuchung in Knie-Ellbogen-Position

ger bemerkbar macht. Bis auf den M. transversus abdominis sind die Bauchmuskeln nicht besonders stark angespannt und bieten daher nur wenig Widerstand bei der Untersuchung (s. Abb. 2.15). Auch für Blasen-Manipulationen ist diese Position gut geeignet.

Untersuchung im Stehen

Die Patientin steht vornüber gebeugt, stützt sich mit den Unterarmen auf dem Untersuchungstisch ab und legt ihren Kopf darauf. Zupfen Sie mit den Fingern zuerst am Lig. umbilicale medianum und danach an den beiden medialen Bändern, um ihre Elastizität einschätzen zu können (s. Abb. 2.16). In dieser Position lassen sich auch die tieferen supravesikalen Aufhängungen gut untersuchen.

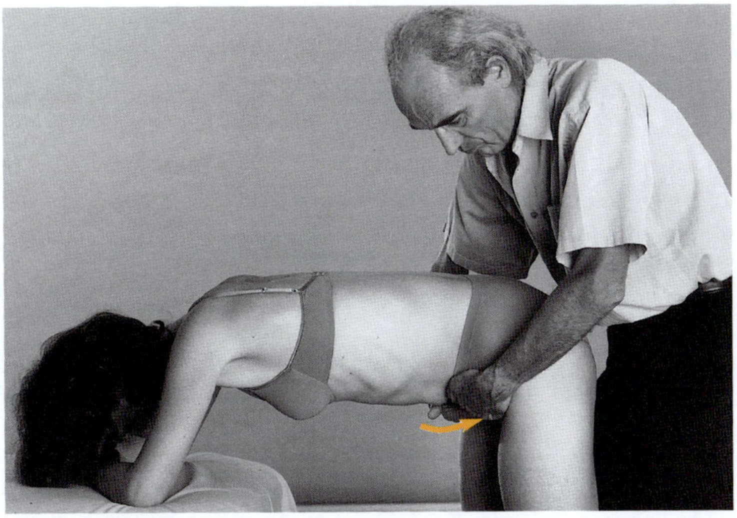

Abb. 2.16:
Lig. pubovesicale – Untersuchung im Stehen

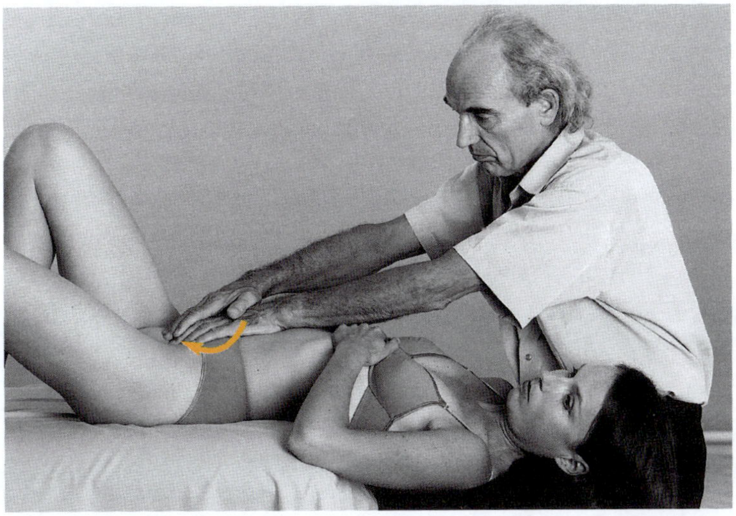

Abb. 2.17:
Lig. pubovesicale – Untersuchung in modifizierter Trendelenburg-Lage

Untersuchung in modifizierter Trendelenburg-Lage[1]

Die Patientin berührt nur noch mit Sakrum und Füßen den Untersuchungstisch, während Sie hinter ihr sitzen und Kopf und Oberkörper mit Ihren Oberschenkeln stützen (s. Abb. 2.17). Mit einem höhenverstellbaren Tisch lässt sich der Steilheitsgrad variieren. Sie können den Bereich hinter der Symphyse entweder beidhändig abtasten oder nur mit einer Hand und gleichzeitig mit der anderen Hand die Hüftbeugung verstärken, um tiefer einzudringen. Oder die Patientin legt ihren Fuß auf das andere Knie. Diese Position eignet sich sehr gut zur Lockerung des Gewebes, auch wenn sie der Patientin etwas seltsam vorkommen mag.

[1] *Die Modifikation dieser ursprünglich bei Operationen verwendeten Lagerung (Steinschnittlage mit tiefer gelegtem Oberkörper) geht auf Pierre Mercier zurück. Die Patientin liegt nur noch mit dem Becken auf dem Behandlungstisch („Merciers umgekehrte Steillage").*

Alternativ kann die Patientin auch auf einem Stuhl liegen, die Sitzfläche unter dem Becken, die Beine gegen die Rückenlehne gedrückt und die Schultern auf dem Boden. Die Untersuchung läuft dann genauso ab. Wir bevorzugen die zuerst beschriebene Methode, aber mit dem Stuhl kann sich die Patientin zu Hause selbst behandeln.

Centrum tendineum perinei

Bei der Untersuchung der Blase sollten Sie auch auf den Damm achten. Das Centrum tendineum perinei zwischen Vulva und Anus ist das Kerngebiet. Drücken Sie es in Rückenlage der Patientin nach oben (s. Abb. 2.18). Wenn es sich zu leicht bewegen lässt oder flach und wenig abgrenzbar erscheint, ist das ein Anzeichen für eine Beckenbodenschwäche. In diesem Bereich sind Muskelfasern des M. levator ani, des M. transversus perinei superficialis und profundus, des äußeren Analsphinkters und des M. bulbocavernosus miteinander verflochten. Wie man ihn von rektal oder intravaginal untersuchen kann, beschreiben wir später.

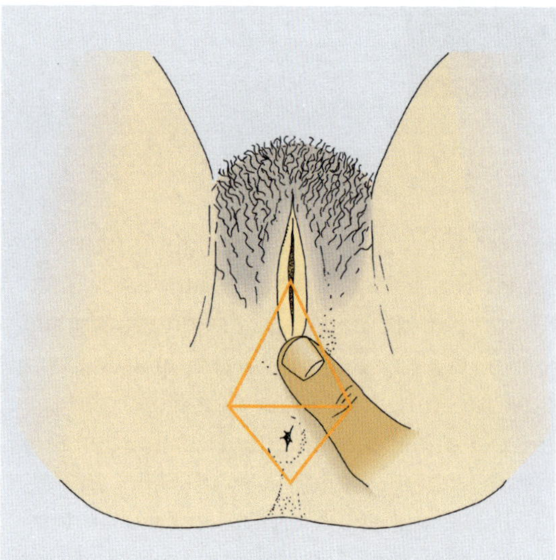

Abb. 2.18: Untersuchung des Damms (Centrum tendineum perinei)

Foramen obturatum

Die beiden Foramina obturata sind eng mit der Blase verbunden. Die breite Aponeurose, die sich vom Nabel bis zur Blasenvorderseite erstreckt, liegt dem Lig. umbilicale medianum an, die Ligg. umbilicale mediale dem anterioren parietalen Peritoneum. Als prävesikale Faszie setzt sich die Aponeurose vorn und seitlich auf der Blase fort. Über die pubovesikalen Ligamente gelangt sie zur Beckenfaszie und zieht mit ihr bis zu den Tubercula obturatoria. Dadurch kommt sie mit M. obturator internus, M. levator ani und vor allem mit deren Faszien in Berührung. Besonders nach bakteriellen Infektionen findet man häufiger fibrosiertes Gewebe im Bereich des Foramen obturatum als Grund für Blasenstörungen.
Untersucht werden die Foramina in Rückenlage der Patientin. Dabei hat sie ein Bein gestreckt und das Bein auf der Untersuchungsseite angewinkelt. Schieben Sie bei geöffneter Hand den Daumen auf den Oberschenkeladduktoren bis zum Ansatz der Mm. adductor magnus und pectineus (s. Abb. 2.19), ohne an den Schambeinästen stecken zu bleiben. Falls das doch passiert, bewegen Sie den Daumen seitlich und hinten daran vorbei in das Foramen obturatum. Es ist leichter, durch das Foramen obturatum zu greifen, weil dort mehr Platz ist und Muskeln und Sehnen sehr viel weniger Widerstand bieten. Wir haben die Technik mit Röntgendurchleuchtung überprüft. Bei einer durchschnittlich großen und normalgewichtigen Patientin kann der Daumen etwa 1 cm und bei einer sehr schlanken so-

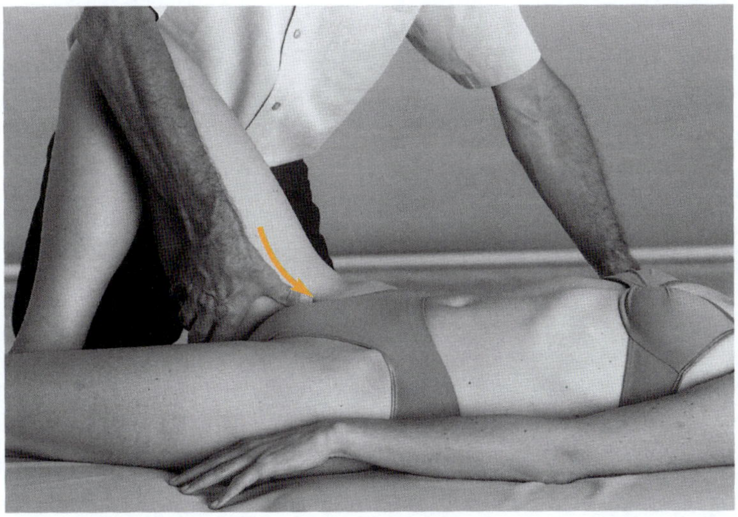

Abb. 2.19: Untersuchung des Foramen obturatum

gar noch tiefer in das Foramen gesteckt werden.
Untersuchen Sie dann das umliegende Gewebe, während die Patientin tief ein- und ausatmet oder hustet. Mit etwas Übung spüren Sie eine Membran, die sich atemsynchron anspannt und entspannt. Gelegentlich ist der stärkste Gegendruck seltsamerweise beim Ausatmen zu spüren. Es könnte sein, dass die Patientin an einer unerkannten Atemstörung leidet und dass sich durch das Anspannen der Bauchmuskeln am Ende der Ausatmung der Druck in der Beckenhöhle erhöht.
Bei einer Restriktion wird Ihr Daumen auf größeren Widerstand stoßen und bei einer Ptose leichter eindringen können. Beides ist nicht normal. Sie sollten immer einen Seitenvergleich machen, da oft nur eine Seite betroffen ist. Der Widerstand müsste auf beiden Seiten gleich groß sein. Während der Untersuchung können Sie mit den Fingern die ischiorektale Region abtasten. Der Test lässt sich auch im Stehen durchführen, wenn es die Patientin nicht stört.
Um den ischiorektalen und anokokzygealen Bereich zu untersuchen, führen Sie die Hand in Rückenlage der Patientin vom medialen Rand des Os ischii über den Damm zum Anus. Dehnen Sie das Gewebe erst zum Anus hin und dann zum Os ischii zurück.

Aggravationstechnik

Mit den oben beschriebenen Untersuchungstechniken sind die Ergebnisse manchmal nicht eindeutig. Bei einem unklaren Befund können Sie die betreffende Blasenaufhängung auch nach unten drücken statt nach oben dehnen. Falls eine Restriktion vorliegt, wird die Patientin mit vorübergehender Inkontinenz oder lokalen Schmerzen darauf reagieren. Wenn Ihnen z.B. rechts oben auf der Blasenvorderseite eine starke Verspannung aufgefallen ist, sollten Sie diese Stelle mit sanftem Druck nach unten schieben (s. Abb. 2.20). Ist der Bereich frei beweglich, wird die Patientin weder ein Druckgefühl noch Harndrang dabei empfinden. Lassen Sie die Patientin auch husten. Im Fall einer Restriktion wird sie den Druck Ihrer Finger genau an der Stelle kaum ertragen können und Sie bitten aufzuhören.

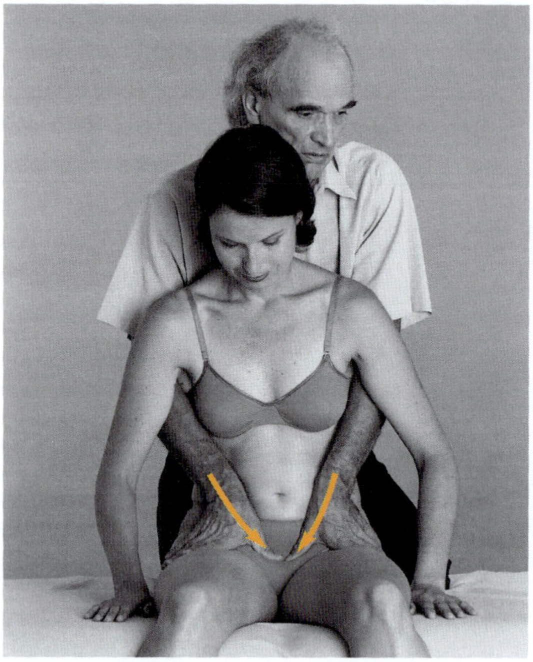

Abb. 2.20: Aggravationstechnik

Indirekte Untersuchungstechnik über die Beine

Die enge Verbindung der Blase zu Faszien, Membranen und Muskeln über das Foramen obturatum haben wir schon erwähnt. Kommt es infolge einer Restriktion in diesem Bereich zu einer Fibrosierung der Oberschenkelmuskulatur, verringert sich der Bewegungsumfang im Hüftgelenk. Betroffen sind meist der M. obturator internus und der M. piriformis, doch das wirkt sich auch auf den M. quadratus femoris und den M. obturator externus aus. Spürt die Patientin während der Beinbewegung einen genau lokalisierbaren Schmerz im Hüftgelenk, spricht das für eine mechanische Blasenstörung. Das liegt am „Pfannenband" (Lig. transversum acetabuli), das vom Hüftgelenk zur Faszie des M. obturator internus und zur Blase verläuft. Bei einer degenerativen Hüfterkrankung kann die Blase durch dieses Band seitwärts verzogen sein. Dann bereitet jede laterale Hüftbewegung Blasenbeschwerden.

Der am Rand des Foramen obturatum entspringende M. obturator internus setzt am Trochanter major des Femurs (Fossa trochanterica) an und bewirkt die Außenrotation und Abduktion des Oberschenkels. Bei Innenrotation und Adduktion spannt sich sein Ansatz am Foramen obturatum und darüber werden auch die mit ihm zusammenhängenden viszeralen Strukturen gedehnt (s. Abb. 2.21). Im Fall einer Restriktion wird die Blase empfindlich und mit Harndrang reagieren.

Abb. 2.21: Dehnung des M. obturator internus

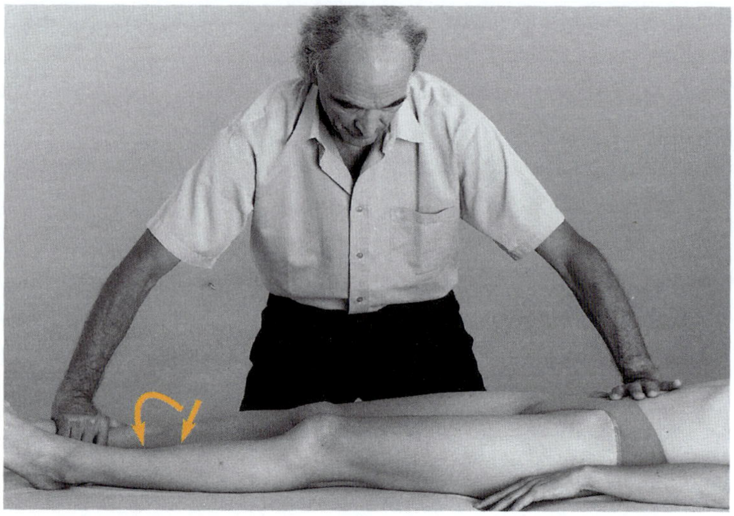

Untersuchung von innen (rektal oder intravaginal)

Da die pubovesikalen Ligamente zum Teil Muskelfasern aus der äußeren Schicht des Detrusors enthalten, geben sie der Harnblase elastischen Halt, so dass sich der Blasenhals nach hinten-unten (posteroinferior) bewegen kann. Der Trigonum-Blasenhalsbereich liegt der Vagina von vorn an und ist fest mit dem Beckenboden verbunden. Wie schon erwähnt, ist der Halt für die Blase vorn eher aktiv-beweglich und hinten bzw. seitlich eher passiv-unelastisch (s. Abb. 2.4). Weil diese beiden Verankerungen bei Blasenstörungen überprüft werden müssen, beschreiben wir hier, wie man sie untersuchen kann.

Trigonum-Blasenhalsbereich

Für die Untersuchung befindet sich die Patientin in Rückenlage mit leicht geöffneten Beinen. Diese Position ist auch für die Untersuchung von Zervix und Uterus geeignet (s. Kap. 3). Wenn der Uterus gesenkt, retro- oder anteflektiert ist, hat das auch Einfluss auf die Behandlung der Harnblase. Denn eine stärkere Restriktion im Bereich der Zervix müssten Sie zuerst behandeln. Drücken Sie mit der Zeigefingerspitze die Vorderwand der Vagina in Richtung des unteren Symphysenrandes (s. Abb. 2.22). Der Trigonum-Blasenhalsbereich fühlt sich dicker und etwas härter als die Umgebung an, etwa wie ein feuchtes Taschentuch. Er sollte nicht gleich auf Anhieb zu fühlen sein, sonst steht er zu tief. Prüfen Sie, ob er sich nach hinten vorwölbt, gesenkt ist oder sich leicht bewegen lässt. Ein Blasenprolaps könnte der Grund für eine Zystozele (Hernia vaginalis) sein.

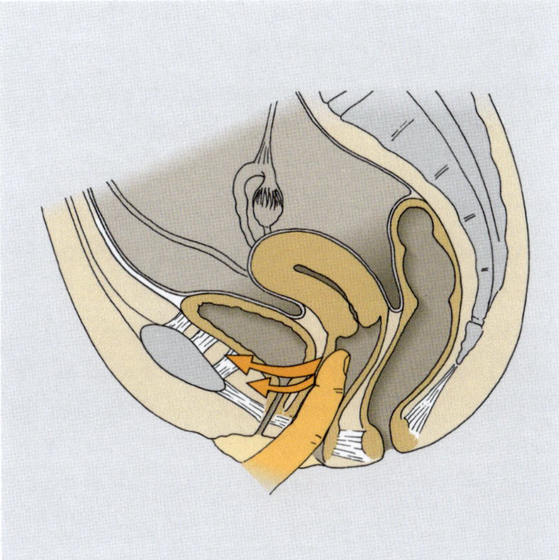

Abb. 2.22: Untersuchung des Trigonum-Blasenhalsbereichs

Wenn eine stärkere Restriktion vorhanden ist, wird die Patientin die Untersuchung als schmerzhaft empfinden und mit Harndrang oder sogar einer leichten Inkontinenz reagieren. Oft ist eine Entzündung bzw. Infektion des Trigonum/Blasenhalses der Grund für die Schmerzen. Hat sich die Blase infolge einer schwachen vorderen Verankerung nur gesenkt (ohne Hernia vaginalis), ist eine knospenartige Schwellung zu spüren. Sie ist bei manchen Frauen Ursache einer Dyspareunie und häufiger nach Geburten anzutreffen. Durch Trigonum/Blasenhals kann es zu einer chronischen Reizung der vesikovaginalen Faszie, einer erogenen Zone, kommen.
Sind Trigonum/Blasenhals fixiert oder nach hinten gesunken, sollte die Patientin mehrmals die Muskeln an- und entspannen, damit Sie sich ein genaueres Bild machen können. Bei *Retentionsbewegungen* (bewusster Verschluss) wird die vordere Blasenaufhängung kontrahiert. Da sich die hintere Aufhängung nicht mit verändert, verschiebt sich der urethrale Winkel nach vorn und ist

normalerweise intravaginal nicht mehr zu tasten. Sind Trigonum/Blasenhals trotzdem weiter zu spüren, ist entweder die vordere Aufhängung zu schlaff bzw. eingerissen oder die hintere Aufhängung zu straff. Durch die Entspannung der vorderen Aufhängung bei *Schiebebewegungen* (bewusstes Loslassen) verschwindet der urethrale Winkel, so dass sich Trigonum/Blasenhals nach hinten verschieben und gegen den Finger drücken. Passiert das nicht, ist vermutlich die vordere Aufhängung fixiert. Für eine teilweise Restriktion der hinteren Aufhängung spricht es, wenn Trigonum/Blasenhals nur mit Schwierigkeiten wieder zur Ausgangsposition zurückkehren.
Zusammengefasst bedeutet das:

- Wenn Sie Trigonum/Blasenhals die ganze Zeit spüren können, liegt eine Restriktion der hinteren Blasenaufhängung und eine Erschlaffung der vorderen Aufhängung vor.
- Wenn Trigonum/Blasenhals auch beim Pressen (Schiebebewegung) nicht fühlbar sind, ist die vordere Aufhängung fixiert. In dem Fall sind die Erfolgsaussichten besser, wie wir noch sehen werden.

Blasenkörper (Corpus vesicae)

Bei der üblichen bimanuellen Untersuchungstechnik wird die Blase mit einer Hand von abdominal abgetastet und mobilisiert. Indem Sie von intravaginal (gewöhnlich mit zwei Fingern) dagegen drücken, können Sie die Gewebe gegeneinander verschieben (s. Abb. 2.23). Die Blase lässt sich in drei Ebenen untersuchen:

- Vertikale Ebene: Die intravaginal z.B. zum Retzius-Raum gerichteten Finger können als Druckunterlage dienen, während Sie mit der abdominalen Hand das Gewebe auf und ab (von oben nach unten) bewegen.
- Transversalebene: Mit der abdominalen Hand wird das Gewebe über den intravaginalen Fingerspitzen seitlich hin und her geschoben.
- Frontalebene: Durch kreisende Bewegungen, im und gegen den Uhrzeigersinn, wird das Gewebe mit der abdominalen Hand über den intravaginalen Fingern gedehnt.

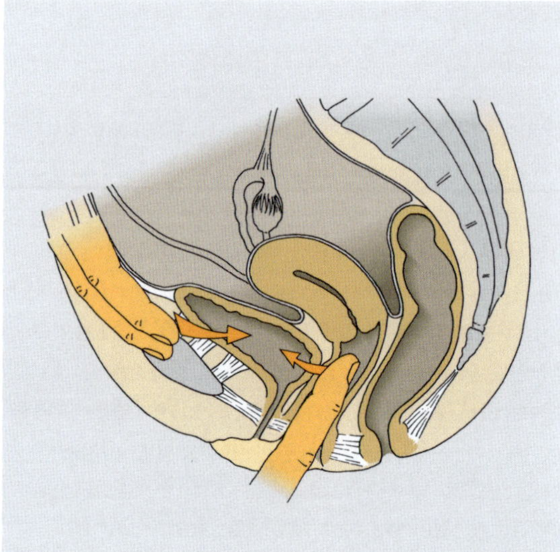

Abb. 2.23: Untersuchung des Blasenkörpers (Corpus vesicae)

Auf diese Weise lassen sich Falten, Narben, Adhäsionen, Fibrosen und eine zu geringe bzw. zu große Verschieblichkeit des Gewebes feststellen. Sie sollten sehr konzentriert vorgehen, da eine Adhäsion manchmal nur in einer Ebene wahrzunehmen ist und deshalb leicht übersehen wird.

Längsdehnung der Urethra

Der Druck in der Harnröhre wird durch glatte und quergestreifte Muskeln, die elastische Blasenhalsaufhängung und submuköse Venenplexus geregelt. Bei gezielten Längsdehnungen kann sich der Druck in der Harnröhre nach Angaben von Renaud (1980) um bis zu 40% erhöhen. Sie müssen jedoch wissen, ob die Urethra überhaupt gestreckt werden darf. Manchmal ist sie nach einer Infektion oder mechanischen Störung mit dem Blasenhals, der Vagina oder einem pubourethralen Ligament verwachsen. Die Längsdehnung der Urethra erfolgt bimanuell. Intravaginal wird sie mit einem Finger gegen das Os pubis gedrückt, um sie nach anterosuperior zu strecken (s. Abb. 2.24). Gleichzeitig dehnt man suprapubisch mit der abdominalen Hand die Harnröhre und das periurethrale Gewebe ebenfalls nach oben. Als positives Testergebnis gilt, dass sich die Strukturen nicht dehnen lassen, empfindlich sind oder wenn an einer Stelle der Urethra ein kleiner Höcker (Fibrosezeichen) zu spüren ist.

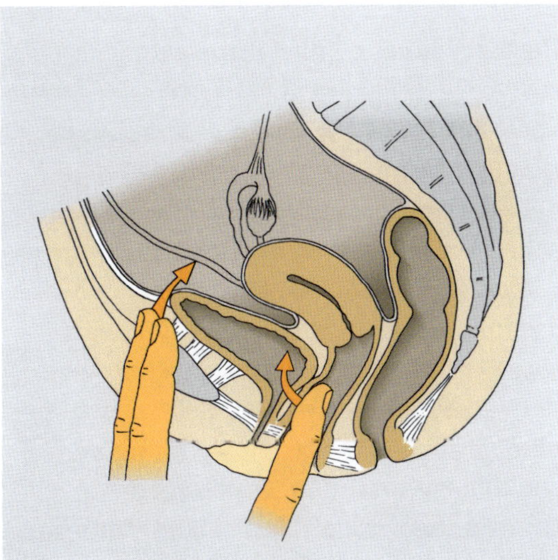

Abb. 2.24: Dehnung der Urethra

M. levator ani

Der Analsphinkter wird intravaginal mit zwei Fingern palpiert. Man drückt die leicht gespreizten Finger beidseits in Richtung der Fossa ischiorectalis (s. Abb. 2.25). Spannt die Patientin die Muskulatur bei Retentionsbewegungen bewusst an, sind die Muskelbündel als zwei straff gespannte Stränge zu fühlen. Achten Sie auf den Tonus. Bei älteren Patientinnen oder Gewebe-

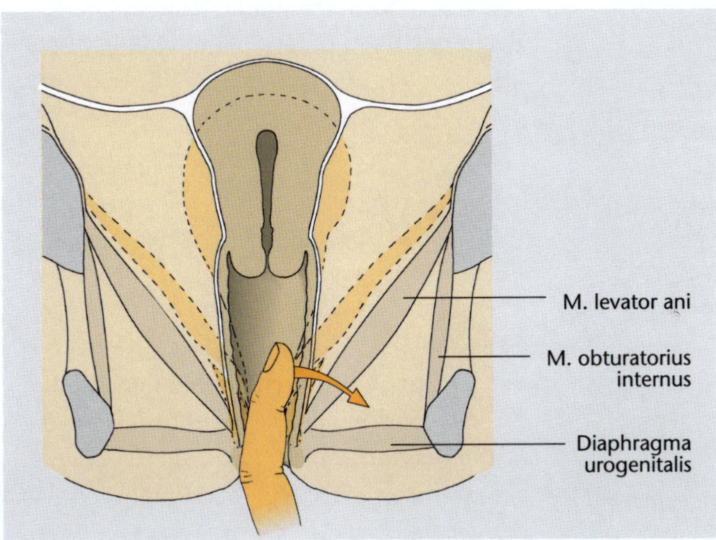

Abb. 2.25: Untersuchung des Analsphinkters

schwäche sollten Sie die Stränge einzeln untersuchen.
Um die Muskelfasern im vorderen Dammbereich unmittelbar über der Vulva beurteilen zu können, lassen Sie die Patientin durch aktive Beinadduktion so kräftig wie möglich gegen Ihre Arme drücken, während Sie dagegenhalten. In welcher Höhe Sie den Druck spüren, hängt von Ihrer Armlänge und der Beinlänge der Patientin ab. Achten Sie auf übermäßige Festigkeit oder Schlaffheit der Muskelfasern.

Ligg. sacrouterina und Parametrien

Drücken Sie zwei Finger intravaginal seitlich gegen die Zervix (s. Abb. 2.26). Reagiert sie darauf mit Schmerzen, könnten Einrisse eines Lig. sacrouterinum der Grund sein. Durch das verkürzte und fibrosierte Gewebe ist die Zervix zur betreffenden Seite verzogen. Bei einem kompletten Riss ist sie aufgrund des Tonusverlusts auf die Gegenseite verlagert. Wenn beide Ligamente komplett gerissen sind, kippt die Zervix nach vorn und der Uterus nach hinten. Das in Kapitel 3 beschriebene Masters-Allen-Syndrom ist meist auf einen Riss der Ligg. sacrouterina unter der (schwierigen) Geburt zurückzuführen.

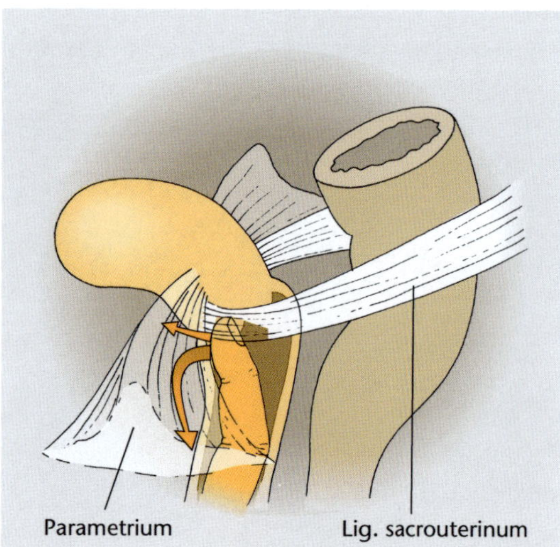

Abb. 2.26: Untersuchung der Ligg. sacrouterina und der Parametrien

Rektovaginale Untersuchung

Hierbei wird ein Finger intravaginal und ein zweiter rektal eingeführt. Die Methode eignet sich z.B. zur Dicken- und Konsistenzbeurteilung des Centrum tendineum perinei oder des Septum rectovaginale. Die Zervix sollte weder zu leicht noch zu schwer verschieblich sein. Fühlen Sie dabei etwas, das Ihnen wie ein Stück Omentum oder eine Darmschlinge vorkommt, könnte es sich um eine Kolpozele handeln. Diese Methode findet nur selten Anwendung, weil sie von den Patientinnen als unangenehm empfunden wird und kaum mehr Informationen als die übliche vaginale Untersuchung liefert.
Einen rektalen oder vaginalen Zugang sollten Sie nie routinemäßig wählen, sondern erst wenn die abdominale Untersuchung einen positiven Befund ergeben hat. Aufschlussreich kann sie aber z.B. bei Inkontinenz oder Dyspareunie sein.

Steißbeinuntersuchungen

Wie schon erwähnt, wirken sich Restriktionen im Steißbeinbereich erheblich auf die Blasenfunktion aus. *Tatsächlich halten wir Blasenbehandlungen für wenig Erfolg versprechend, solange eine kokzygeale Fixierung weiterbesteht.* Wie man das Steißbein

untersucht, ist vielen nicht bekannt oder in Vergessenheit geraten. Es empfiehlt sich aber, sich (wieder) mit den Techniken vertraut zu machen.
Restriktionen im Steißbeinbereich können direkt vom Sakrokokzygealgelenk ausgehen (Verkürzung der vorderen oder hinteren Bänder) oder indirekt durch Störungen des posterolateralen Halteapparats verursacht werden. Das betrifft z.B. die Ligg. sacrouterina, die Parametrien, den M. coccygeus, Muskelfasern der Mm. piriformis und obturator internus, kleine und große Ligg. sacrotuberalia oder das Corpus anococcygeum. Da solche Restriktionen oft nur einseitig bestehen, setzt die richtige Diagnose eine gute Kenntnis von Untersuchungstechniken mit Seitneigung voraus.
Als Ausgangsposition bei den nachfolgend beschriebenen Untersuchungen sitzt die Patientin mit leicht geöffneten und herabhängenden Beinen auf dem Tisch. Während sie das Gewicht auf einen Sitzbeinhöcker verlagert, legen Sie Zeige- und Mittelfinger auf das Steißbein. Anfänger machen oft den Fehler, dass sie die Finger nicht weit genug vorschieben, sondern nur bis zum Sakrum. Besser ist es, sie möglichst tief nach unten zu führen und notfalls wieder etwas zurückzuziehen. Danach sollte die Patientin ihr Gewicht auf die andere Seite verlagern und sich leicht nach vorn beugen. Die Sitzbeinhöcker weichen auseinander, und dadurch spannen sich die an ihnen ansetzenden Bänder.

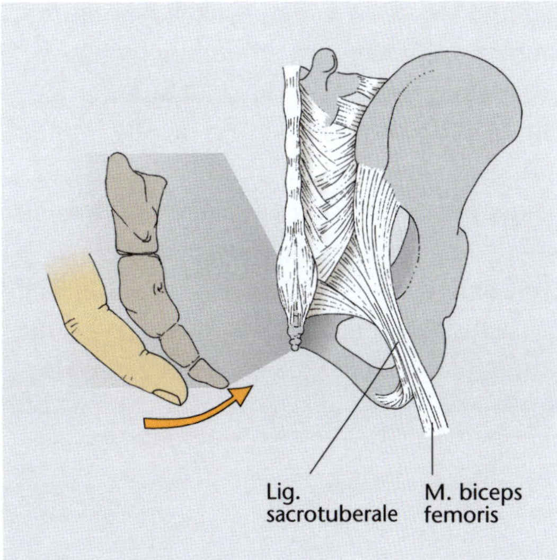

Abb. 2.27: Untersuchung der anterior-posterioren Beweglichkeit des Steißbeins

Anterior-posteriore Beweglichkeit

Schieben Sie das Steißbein erst nach oben und leicht nach vorn (s. Abb. 2.27), und anschließend nach unten und leicht nach hinten. Wenn eine Restriktion vorhanden ist, wird die Bewegung für die Patientin sehr schmerzhaft bis unerträglich sein. Anteriore Restriktionen sind häufiger und meist unmittelbare Folge eines Traumas (z.B. Sturz), während man posteriore Restriktionen häufiger nach schwierigen Geburten findet.

Seitbeugung

Berühren Sie mit einem Finger das Os coccygis, während Sie mit der anderen Hand die Patientin an den Schultern führen und abwechselnd nach links und rechts hinüber beugen. Normalerweise bewegt sich dabei das Steißbein seitengleich mit. Ist es nur zu einer Seite hin beweglich und in der anderen Richtung fest mit dem Sitzbein verbunden, spricht das für eine Restriktion.
Sie können aber auch mit einer Hand das Os ischii halten und mit der anderen Hand Coccyx und Sakrum von ihm weg bewegen. Achten Sie dabei auf die Elastizität der Ligg. sacrotuberalia und sacrospinalia, die wich-

tiger ist als die Bewegung selbst. Manchmal kann es hilfreich sein, den Bereich erst zu komprimieren und dann zu dehnen.
Die Ligg. sacrotuberalia sind im Sitzen immer gespannt. Bei manchen Patientinnen ist der Befund eindeutiger, wenn man sie in Rückenlage untersucht. Schieben Sie das Steißbein mit einem Finger seitlich hin und her. Ist die Spannung auf einer Seite größer, könnte das auf eine gleichseitige Beckenorganstörung hinweisen.

Kniebeugetest

Die Patientin stützt sich im Stehen mit beiden Händen an der Wand ab und zieht auf der Seite mit der Störung das Knie hoch. Nehmen wir eine sakrokokzygeale Restriktion auf der linken Seite als Beispiel. Legen Sie Ihre Daumen rechts unter das Sakrokokzygealgelenk und links auf das Os ischii, während die Patientin das linke Bein anwinkelt und streckt. Beim Beugen des Knies bewegt sich das linke Sitzbein in anterosuperiorer Richtung (s. Abb. 2.28). Kann es sich wegen einer Restriktion des Lig. sacrospinale oder sacrotuberale nur sehr wenig bewegen, kommt es kompensatorisch zu einer Seitwärtsneigung des Sakrums.
Wenn die Patientin Sie durch aktive Außenrotation und Abduktion der linken Hüfte unterstützt, können Sie gleichzeitig die Muskelbewegungen (Mm. piriformis, obturator internus und externus) beurteilen. Bei den hinteren Muskeln finden wir es besser, wenn die Bewegung von den vorderen Muskelgruppen ausgeht und wenn zur Dehnung noch eine Adduktion hinzukommt. Machen Sie auch immer einen Seitenvergleich.
Einen bestimmten Muskel bzw. ein einzelnes Ligament als „Hauptverursacher" einer Störung anzugeben, dürfte schwierig sein.

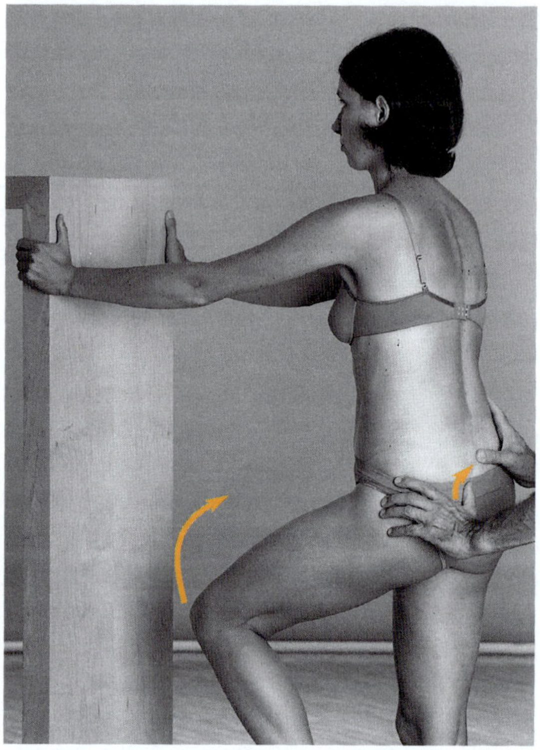

Abb. 2.28: Untersuchung der sakrokokzygealen Ligamente beim Kniebeugetest

Nehmen wir z.B. den M. coccygeus. Er setzt sich sozusagen unter dem M. piriformis fort, inseriert am Os coccygis und an der Spina ischiadica und strahlt in die Innenseite des Lig. sacrospinale bzw. zum Teil auch in die Faszie des M. obturator ein.
Muskuläre (ischiokokzygeale) Restriktionen lassen sich daher nur schwer von sakrokokzygealen Bänderrestriktionen abgrenzen.
Trotzdem sollten Sie immer versuchen, Bewegungseinschränkungen oder Elastizitätsverluste möglichst genau zuzuordnen, um sie richtig behandeln zu können.

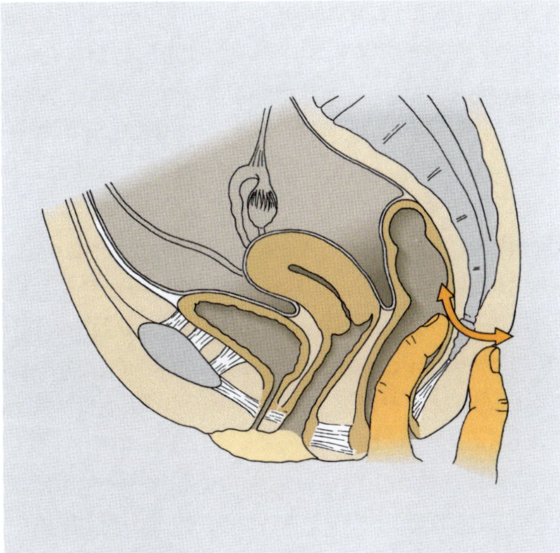

Abb. 2.29: Rektale Untersuchung des Sakrokokzygealbereichs

Rektale Untersuchung

Der Zeigefinger wird rektal so tief eingeführt, dass er mit der Fingerkuppe das Sakrum berührt und dem Steißbein innen anliegt, wobei der Daumen es außen berührt. Drücken Sie mit der anderen Hand auf das Sakrum und bewegen Sie das Steißbein mit beiden Fingern (anterior-posterior) vor und zurück (s. Abb. 2.29). Normalerweise kann man es um etwa 30° bewegen. Doch es gibt zwei Restriktionsarten:

- Bei Läsion des Lig. sacrococcygeum anterius (meist nach einem Trauma) ist das Os coccygis vorn fixiert, d.h. es kann gebeugt (flektiert), aber nur mit Schwierigkeiten oder gar nicht gestreckt (extendiert) werden.
- Bei Läsion des Lig. sacrococcygeum posterius (meist infolge einer schwierigen Geburt) kann das Steißbein unterschiedlich stark extendiert, aber nicht flektiert werden.

Empfehlungen zum Vorgehen

Die hier vorgeschlagenen Funktions- und Mobilitätstests sind, so weit es möglich war, klinisch erprobt und mit Röntgen- oder Ultraschalluntersuchungen überprüft worden. Natürlich müssen nicht alle durchgeführt werden, sondern Sie sollten eine abgestufte Reihenfolge einhalten. Fällt ein einfacher Test positiv aus, folgt als Nächstes ein erweiterter usw. Wir möchten noch einmal auf eine ganzheitliche Sichtweise und die Einheit der verschiedenen Körperbereiche hinweisen. Krampfadern in den Beinen zeigen z.B. eine Insuffizienz des venösen Rückflusses zum Becken an. Und wenn Blase und Uterus zu schwer sind, kommt es durch Überlastung ihrer Bänder zur Fibrosierung.

Neben den manuellen Untersuchungen sollten Sie die Patientin zu ihrem Lebensstil und Ernährungsgewohnheiten befragen. Denn es hat Einfluss auf die Beckenfunktion, wie sie die meiste Zeit des Tages verbringt. Wer viel im Stehen arbeitet, neigt zu venösen Stauungen und Restriktionen im vorderen Beckenbereich (das betrifft z.B. die pubovesikalen oder umbilikalen Ligamente, das Trigonum usw.). Bei überwiegender Schreibtätigkeit dagegen sind Störungen eher im hinteren Beckenbereich lokalisiert (Ligg. sacrouterina, sacrococcygea etc.). Patientinnen, die viel sitzen müssen, sollten zu Hause ihre Beine eine Zeit lang hoch legen.

Ein umfassendes Thema ist wie immer die Ernährung. Doch es gibt zwei Grundregeln für Patientinnen mit Blasenstörungen: Sie sollten häufig, aber nicht zu viel auf einmal trinken (um die Blase nicht zu überlasten) und auf Nahrungsmittel wie Spargel, Radieschen oder Kohl verzichten, weil sie die Blase reizen oder den Uringeruch (bei Inkontinenz) verschlechtern könnten.

2.7 Motilität

Untersuchung der sakropelvinen Motilität

Dass Blase und Uterus dieselben Bewegungen (Motilität) machen, hängt vermutlich mit ihrer gemeinsamen embryologischen Herkunft zusammen. In der Expir-Phase der Motilität bewegt sich die Blase vor und zurück (anterior-posterior). Hinzu kommt eine leicht aufwärts (superior) gerichtete Komponente. Um die sakropelvine Motilität zu untersuchen, legen Sie eine Hand flach auf den suprapubischen Bereich, so dass die Fingerspitzen zum Nabel zeigen. Während der Expir-Phase müssten Sie eine posterosuperiore Bewegung der Handfläche in Richtung des Nabels spüren (s. Abb. 2.30). Am besten untersuchen Sie die Patientin bimanuell in Rückenlage, eine Hand suprapubisch und die andere unter dem Sakrum. Dabei sollte sich die Handfläche in Höhe von S2/S3 befinden und die Finger L5/S1 berühren. Normalerweise bewegt sich die Hand auf dem Sakrum während der Expir-Phase in anteroinferiorer Richtung und die Hand suprapubisch in posterosuperiorer Richtung. Jede Richtungsabweichung ist als pathologisch anzusehen. Sie dürfen die sakropelvine Motilität aber nicht mit dem kraniosakralen Rhythmus verwechseln. Manche Therapeuten zwingen dem Sakrum auch den Bewegungsrhythmus der Blase auf.

Bei Patientinnen mit einer Blasenstörung kann ein kombinierter Motilitäts- und lokaler Ecoute-Test hilfreich sein. Im Fall einer hoch sitzenden uterovesikalen Restriktion z.B. würde sich Ihre abdominale Hand beim Mobilitätstest in der Expir-Phase nur nach oben, aber nicht nach posterior bewegen. Im lokalen Ecoute-Test zieht es Ihre Hand ebenfalls zu der betreffenden Stelle. Nachdem Sie sie inhibiert haben, müssten Sie eine vorübergehende Besserung feststellen können, wenn Sie die Motilität erneut überprüfen.

Unabhängig von der Ursache oder Lokalisation einer Restriktion wird es die Hand des Therapeuten immer dorthin ziehen. Davon konnten wir uns x-mal überzeugen, selbst wenn die Patienten bekleidet waren und wir sie nicht weiter kannten. Auf diese Weise können wir den Sitz und manchmal auch die Art einer Restriktion herausfinden. Erfahrene Osteopathen verlassen sich bei der Lokalisation von Störungen hauptsächlich

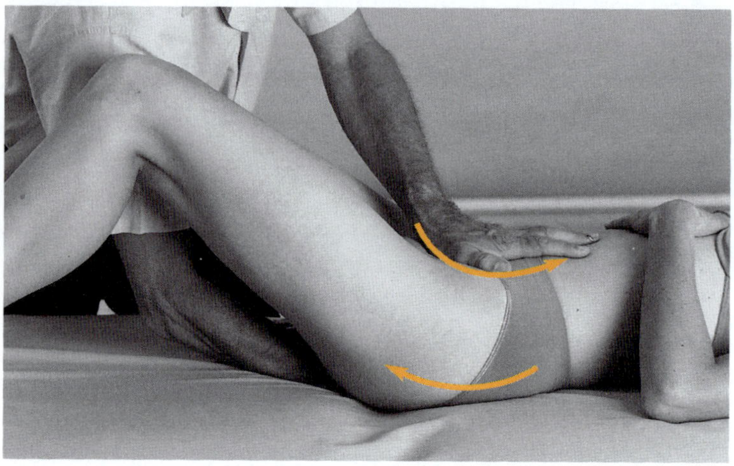

Abb. 2.30: Sakropelviner Motilitätstest in der Expir-Phase

auf die Ecoute-Techniken und führen eine intravaginale oder rektale Untersuchung nur bei Bedarf durch, um die Diagnose zu sichern.

2.8 Restriktionen

Restriktionen wirken sich auf die Dehnbarkeit, Mobilität oder Motilität eines Organs bzw. Gewebes aus und können zu Bewegungseinschränkungen bis hin zu völliger Bewegungslosigkeit führen.

Dünndarm, Omentum majus, Peritoneum

Es gibt zahlreiche Möglichkeiten für den Dünndarm oder seine Umgebungsstrukturen, die Harnblase zu beeinflussen. Sind Dünndarm und Mesenterium infolge einer Enteritis nach unten fixiert, wird die Blase zu fest gedrückt. Schon unter normalen Bedingungen hinterlässt der Dünndarm kleinere Eindrücke auf der Blase. Doch solange er beweglich bleibt, macht er die Zwerchfellbewegungen mit und leitet sie weiter. Erst wenn er zu stark auf der Blase lastet, kommt es zu einer mechanischen Funktionsbehinderung.
Septische Erkrankungen führen meist zu Adhäsionen des Peritoneums am Dünndarm. Infolgedessen können sich Darm und Blase nicht mehr so gut an Körperbewegungen (wie z.B. Atmung, Gehen, Laufen) anpassen. Weil das Peritoneum nicht mehr richtig als Bindeglied zwischen Zwerchfell und Bauch- bzw. Beckenorganen funktioniert, wird auch die Anziehung durch das Zwerchfell schwächer oder lässt ganz nach. Kommt dann noch eine chronische Druckbelastung durch den Dünndarm hinzu, steigt das Risiko einer Inkontinenz. Die Blase kann sich nur noch begrenzt vor- und zurückbewegen oder ist in einer postero-inferioren Position fixiert.

Os pubis

Restriktionen im Schambereich sind meist durch Bänderverletzungen bedingt, besonders wenn Knochenverbindungen (interossäre Ligamente) oder ein Lig. pubicum anterius unter der Geburt oder durch indirekte Einwirkung über die Beine geschädigt werden. Die häufigste Ursache ist eine plötzliche Kraftübertragung auf die Schambeinäste durch unerwartete Bewegungen, z.B. wenn man sich neben den Stuhl setzt.

Umbilikalligamente

Das Lig. umbilicale medianum und die beiden medialen Ligamente werden vor allem bei abdominalen oder Unterleibsoperationen verletzt, etwa durch einen medianen Bauchschnitt. Wundnaht und Narbenbildung führen dann zur Schrumpfung und Tonusänderung des Gewebes. Die Umbilikalligamente wirken mit „Zugspannung" auf die Blase, d.h. wenn sie beschädigt sind, kann sich die Blase nicht mehr normal von vorn nach hinten bzw. nach hinten-unten bewegen, sondern bleibt stattdessen oben „hängen". Deshalb zieht es die Hand im lokalen Ecoute-Test nach oben und etwas nach vorn. Eine geeignete Umgebung, wie sie Viszeralorgane brauchen, setzt auch eine ausgeglichene Spannung der Membranen und Faszien voraus. Schon kleinste Veränderungen können das gesamte Gleichgewicht stören und weitreichende Auswirkungen haben.

Pubovesikale und pubourethrale Ligamente

Sie können bei geburtshilflichen Eingriffen, durch eine chronische Zystitis oder Urethritis und durch Vernarbungen geschädigt werden. Das führt oft zu einer Typ-A-Stressinkontinenz (s. Kap. 2.3), bei der sich der Blasenhals wegen nachlassender Elastizität des Blasen-Urethra-Übergangs nicht mehr richtig verschließen kann. Bei Anstrengungen bleibt der vordere Blasenwinkel gegen das Os pubis gedrückt und kann sich nicht fortbewegen, während der hintere Blasenwinkel nach posteroinferior ausweicht. Deshalb öffnet sich der Blasenhals und Urin läuft aus. Durch gezielte Lockerung dieser Bänder lässt sich die Kontinenz jedoch dauerhaft bessern.

Halteapparat der Blase

Normalerweise bewegt sich die Blase bei der Miktion nach hinten-unten und legt sich kurz auf Zervix und Vagina. Ihr Halteapparat kann aber durch Fibrosierung geschädigt oder in sich zusammengebrochen sein. Letzteres kommt leider ziemlich häufig vor und ist sehr schwierig zu behandeln. Muskel- oder Bandverletzungen im Beckenbodenbereich können sich auf den M. levator ani, die Ligg. sacrouterina oder die Mm. coccygei, obturatorii, piriformes und transversi perinei superficiales auswirken. Meist sind geburtshilfliche Eingriffe, Dammrisse, große Episiotomien oder misslungene Dammnähte die Ursache für Gewebeschäden.

- Wenn ihr Halt zu schwach ist, fällt die Blase auf Zervix und Vagina herunter und bringt sie ebenfalls zum Kollabieren. Bei Fixierung der Blase in dieser Position (wie bei den schiebenden Bewegungen zur Entleerung) kann es zu Inkontinenz kommen.
- Wenn der Halteapparat verhärtet und fibrosiert ist, kann sich die Blase nicht mehr nach hinten-unten bewegen, sondern bleibt in einer Position (wie bei Retentionsbewegungen zum Zurückhalten des Urins) fixiert, die eine Restharnbildung begünstigt.

Bei Fibrosen und mangelnder Elastizität konnten wir bessere Behandlungsergebnisse erzielen als bei Rissen oder einer ausgeprägten Bindegewebsschwäche.

Uterus

Blase, Uterus und Rektum sind durch ihre Lagebeziehung und funktionell miteinander verbunden. Inkontinenz, Zystitis und Zystalgie hängen oft mit Fehlstellungen des Uterus zusammen. Es gibt drei Arten:

- Anteversio und Anteflexio uteri: Wenn die Gebärmutter und in geringerem Maße auch die Zervix zu stark gegen die Blase drücken, kommt es intravesikal zu einem Druckanstieg auf Kosten des Sphinkterdrucks.
- Retroversio und Anteflexio uteri: kann eine ständige Reizung für Trigonum/Blasenhals darstellen und die Kontinenz beeinträchtigen.
- Uterusprolaps: kann einen Prolaps der Blasenhalsregion nach sich ziehen.

Schon wenn sich der Uterus einfach nur aufrichtet, verändern sich Blasendruck und

Mobilität. Auf pathogene Einflüsse zwischen Uterus und Blase gehen wir – mit Schwerpunkt auf der Zervix – im 3. Kapitel noch näher ein.

2.9 Behandlung

Behandlungsziele

Wenn Strukturen teilweise oder komplett in ihrer Beweglichkeit eingeschränkt sind, richtet sich unsere Behandlung immer zuerst auf ihre Mobilität. Sobald die Blase sich wieder normal bewegt, kann sie in die Gesamtbewegung des Körpers integriert und ihre Bewegung harmonisch auf die Bewegung der anderen Organe abgestimmt werden. In der Osteopathie geht man stets vom Speziellen zum Allgemeinen, vom Einzelnen zum Ganzen vor: von der Zelle zum Gewebe, vom Gewebe zum Organ, vom Organ zur Funktion und von Einzelfunktionen zur Homöostase des Organismus. Nach dieser Philosophie sind isolierte Manipulationen als Behandlung sinnlos.
Viszerale Manipulationen im Urogenitalbereich dienen in erster Linie dazu,

- Restriktionen zu beseitigen,
- physiologische Vorgänge zu normalisieren,
- Kreislauf und Flüssigkeitsaustausch zu verbessern (arterielles und venöses Blut, Lymphe, interstitielle Flüssigkeit),
- Entzündungen und Schmerzen zu lindern,
- die Bauchmuskulatur zu kräftigen,
- die Verschlussfunktion der Sphinkter zu stärken,
- neurologische Funktionen (ZNS- und lokale Einflüsse) zu sichern,
- die Druckübertragung und Verteilung im Bauch- und Beckenraum zu verbessern,
- den Abgang von Blasensteinen zu fördern,
- die geistige und körperliche Energie zu steigern und für Wohlbefinden zu sorgen.

Kontraindikationen

Da man bei den direkten Behandlungsmethoden unterschiedliche Gewebe gegeneinander bewegt, bergen sie ein gewisses Risiko (Reizung, Entzündung, kleinere Blutungen) in sich. Selbst wenn sie (wie es eigentlich immer sein sollte) sehr behutsam durchgeführt werden, erhöht sich die Verletzungsgefahr durch osteopathische Manipulationen bei vorhandenen Fremdkörpern. Daher sind Schwangerschaft, Intrauterinpessar, Tumoren und Steine die wichtigsten Kontraindikationen.
Unserer Erfahrung nach sind jedoch Techniken, die sich nur auf die Motilität richten, weder in der Schwangerschaft noch sonst kontraindiziert.

Schwangerschaft

Absolut kontraindiziert sind in der Schwangerschaft innere Behandlungen. Auch bei einer direkten Behandlung der Blase bewegen sich Gebärmutter und umgebende Strukturen immer mit. Um nicht zu riskieren, etwas so Empfindliches und Wertvolles wie den Fetus zu verletzen, sollte man deshalb bis nach der Geburt warten.

Intrauterinpessar („Spirale")

Intravaginale oder rektale Techniken dürfen bei „Spirale"-Trägerinnen nur von sehr er-

fahrenen Osteopathen angewandt werden. Es gab mehrere Fälle, in denen sich Anfänger darüber hinwegsetzten und uterine Blutungen ausgelöst haben. Außerdem besteht die Gefahr, dass die „Spirale“ verrutscht und nicht mehr sicher wirkt.
Mit einem Ecoute-Test lässt sich übrigens selbst bei angezogenen Frauen ganz leicht feststellen, ob sie die „Spirale“ benutzen. Schließlich wird die Hand immer dahin gezogen, wo irgendetwas die Motilität stört. Und es ist sehr selten, dass eine „Spirale“, egal wie gut sie liegt, nicht die Uterusschleimhaut reizt.

Tumoren

Unabhängig davon, ob er gut- oder bösartig ist, stellt jeder blutende Tumor wegen der Blutungsgefahr eine Kontraindikation für direkte Behandlungstechniken dar. Andererseits ist eine Induktionsbehandlung fast immer geeignet. Lassen Sie Patientinnen niemals in dem Glauben, Krebs könnte durch Osteopathie „geheilt“ werden. Wenn wir, was relativ häufig vorkommt, eine Neubildung entdecken, schicken wir die Patientin sofort zu einem Spezialisten. Krebspatientinnen müssen oft herkömmlich behandelt werden (mit Chemo- oder Strahlentherapie). Würden Sie etwa einen Krebskranken aus Ihrer eigenen Familie nur mit osteopathischen Mitteln behandeln? Wir hoffen nicht. Leider gibt es gewisse „Kollegen“, die entschieden behaupten, „gute Erfolge“ bei Krebs erzielt zu haben. Wenn sie uns sagen würden, wie viele Patienten sie erfolgreich durch Osteopathie behandeln konnten (und es wäre zu wünschen, dass es mindestens ein paar hundert sind), würden wir die frohe Botschaft gern weiter verkünden. Wenn sie sich aber nur auf ein oder zwei Fälle einer vagen, zufälligen oder unerklärbaren Besserung berufen, sollten sie lieber schweigen.
Nach einer Tumorbestrahlung im Beckenbereich kann das Gewebe verhärtet oder sogar brüchig sein. Bei diesen Patientinnen dürfen mobilisierende Techniken nur mit äußerster Vorsicht oder gar nicht angewandt werden. Zur Förderung der Homöostase oder zur Kräftigung eines Organs könnte aber eine Induktionsbehandlung gut sein.

Infektionen, Steine

Große Vorsicht ist bei akuten Blaseninfektionen und besonders bei Beckenentzündungen geboten. In diesen Fällen muss erst der Krankheitserreger bestimmt und ein geeignetes Antibiotikum verschrieben werden. Durch unbehandelte Infektionen kann es leicht zu Infertilität kommen.
Manchmal ist es besser, einen Stein in der Blase zu lassen, statt ihn herauszuholen. Sonst könnte der Stein am Ende in der proximalen Öffnung der Urethra eingeklemmt werden, wenn Sie versuchen, ihn gewaltsam zu entfernen.

Abdominelle Techniken

Dünndarm, Omentum majus

Wenn Sie sich den Nabel als Radnabe vorstellen, von der die Dünndarmaufhängungen wie Speichen abgehen, können Sie sich in etwa vorstellen, wie das Mesenterium an seiner Wurzel (Radix mesenterii) vom Zäkum und zur Flexura duodenojejunalis aussieht. Der Dünndarm lässt sich am besten über die Radix mesenterii behandeln. Bewegen Sie Ihre Finger unterhalb des Nabels erst langsam nach hinten (posterior) und dann nach oben (superior), bis Sie die Radix spüren. Sie sollten, während Sie die Mesenterialwurzel rhythmisch und abgestimmt auf das Gewebe hochziehen, auf Stellen mit Restriktionen achten. Machen Sie so lange weiter, bis sich die Radix mesenterii auf ganzer Länge frei beweglich anfühlt (s. Abb. 2.31). Die Behandlung lässt sich in unterschiedlichen Positionen durchführen (Rücken-, Linksseiten- oder modifizierte Trendelenburg-Lage der Patientin). Detaillierter ist die Technik im *Lehrbuch der Viszeralen Osteopathie Bd. 1 (S. 130) und Bd. 2 (S. 161)* beschrieben.

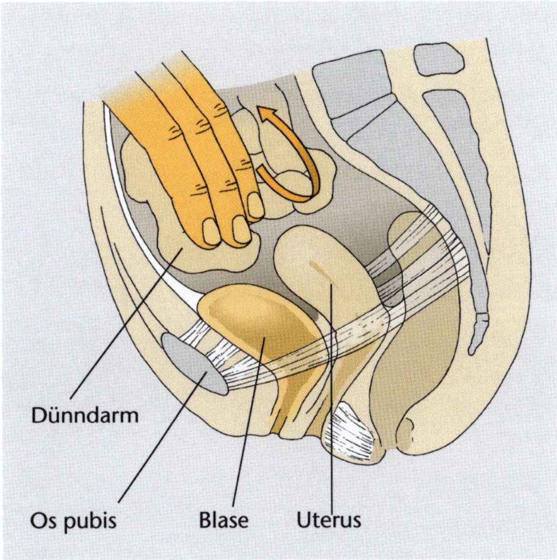

Abb. 2.31: Manipulation des Dünndarms

Symphysis pubica

Eine gängige Behandlungsmethode bei Funktionsstörungen in diesem Bereich besteht in isometrischen Kontraktionen der Adduktoren, indem die Patientin die Knie zusammenpresst. Wir fanden das nie besonders wirkungsvoll. Versuchen Sie es stattdessen mit folgender Technik: Stellen Sie in Rückenlage der Patientin vorsichtig einen Fuß (ohne Schuh) auf die Symphyse (auf der Seite gegenüber einer Restriktion). Während Sie mit beiden Händen das ausgestreckte Bein am Fuß festhalten, verändern Sie die Hüftbeugung und konzentrieren sich dabei auf die Restriktion.
Befindet sich z.B. der linke Schambeinast tiefer als der rechte, stehen Sie links von der Patientin und lassen Ihren linken Fuß an den Adduktoren entlang gleiten, bis das Metatarsophalangealgelenk des großen Zehs auf dem rechten Os pubis liegt. Wäh-

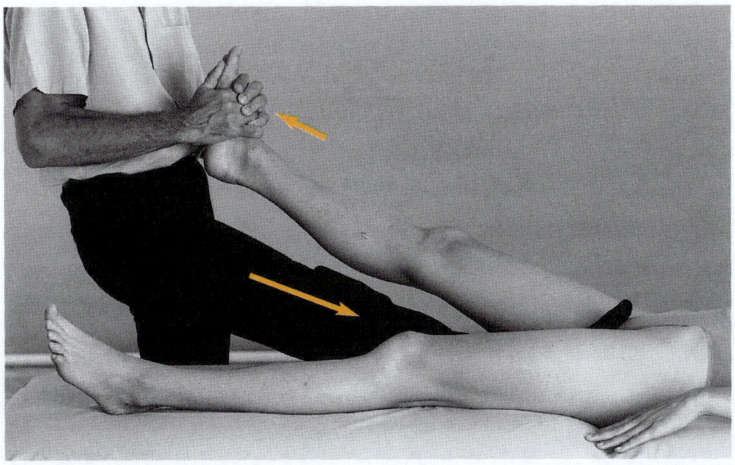

Abb. 2.32: Manipulation des Os pubis

rend Sie den Schambeinast mit Ihrem Fuß stabilisieren, suchen Sie durch Traktion und (meist) Innenrotation genau die Stelle mit der Restriktion. Dann geben Sie mit dem linken, leicht vom Tisch abgehobenen Bein behutsam einen raschen Stoß („Thrust") dorthin (s. Abb. 2.32). Es gibt unterschiedliche Varianten dieser Methode.

Umbilikalligamente

Behandlung im Sitzen

Sie stehen hinter der Patientin, die mit leicht geöffneten Beinen auf dem Behandlungstisch sitzt, und legen eine Hand in der Mittellinie (Umbilikallinie) auf den Blasenscheitel. Zu Beginn sollte sich die Patientin nach vorn beugen, damit sich die Bauchmuskeln entspannen und Ihre Finger besser eindringen können. Vorsichtig bis zum Restriktionsgebiet eingeführt bilden sie die Bewegungsachse bei der Behandlung. Dann richten Sie die Patientin mit der anderen Hand auf (posterosuperiore Bewegung zur Streckung der Wirbelsäule), um das Lig. umbilicale medianum anzuspannen. Das darf aber nicht schmerzhaft sein. Eine andere Möglichkeit zur Streckung der Wirbelsäule besteht darin, dass sich die Patientin zurücklehnt und Sie sich mit ihr nach hinten beugen, während Sie mit beiden Händen die Fasern des Lig. umbilicale medianum dehnen (s. Abb. 2.33).
Die Behandlung der beiden medialen Ligamente wird vor dem Zurücklehnen noch durch eine Drehung ergänzt, die den Dehnungsgrad zusätzlich steigert. Bei maximaler Rotation des Oberkörpers sind die Ligamente wie Saiten gespannt. Wiederholen Sie das behutsam etwa zehnmal, bis Sie eine Lockerung spüren.

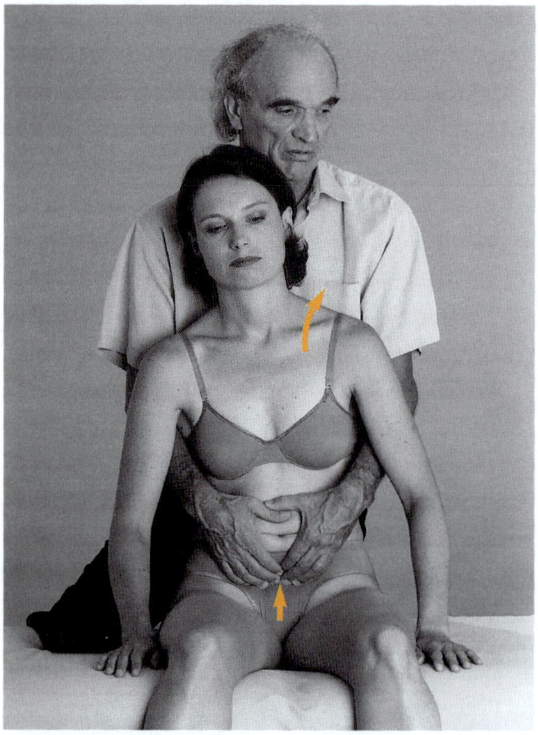

Abb. 2.33: Manipulation des Lig. umbilicale medianum (Urachus) im Sitzen

Behandlung in Rückenlage

Bei der direkten Technik beugen Sie die Beine der Patientin, während Sie die Stelle mit der Restriktion behandeln. Befindet sie sich in halber Höhe zwischen Nabel und Symphyse, wird sie mit einer Hand gehalten und mit der anderen das umliegende Gewebe gedehnt. Sie können aber auch mit einer Hand den Bereich unterhalb des Nabels bzw. die suprapubische Region fixieren und mit der anderen Hand die suprapubische Region nach inferior bzw. den Bereich unterhalb des Nabels nach superior dehnen. Die medialen Ligamente werden längs und quer gedehnt, d.h. von oben nach unten und von rechts nach links usw.
Sehr wirkungsvoll ist die Kombination mit einer Beinrotation. Während man die Stelle mit der Restriktion mit einer Hand fixiert, werden die gebeugten Beine abwechselnd

nach rechts und links bewegt. Beide Hände arbeiten harmonisch zusammen (s. Abb. 2.34). Wiederholen Sie die Drehung vier- oder fünfmal, bis Sie mit der abdominalen Hand spüren, dass sich die Restriktion gelöst hat.

Behandlung in Knie-Ellbogen-Position

In dieser Position kniet die Patientin und stützt sich auf die Unterarme. Sie eignet sich besonders gut zur Behandlung des Lig. umbilicale medianum. Sie stehen seitlich von der Patientin, eine Hand auf die Stelle mit der Restriktion gelegt, und drücken bzw. kreisen das Sakrum mit der anderen Hand (s. Abb. 2.35). Dabei spannen sich die Umbilikalligamente stark an, und vielleicht können Sie spüren, wie sich Mikroadhäsionen auflösen. Die Behandlung sollte schmerzlos sein, aber nicht mehr als drei-, viermal wiederholt werden.

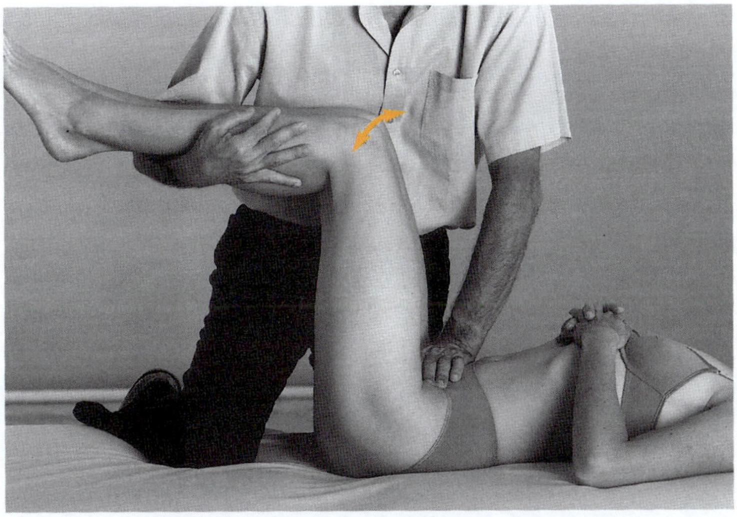

Abb. 2.34: Manipulation des Lig. umbilicale medianum (Urachus) in Rückenlage

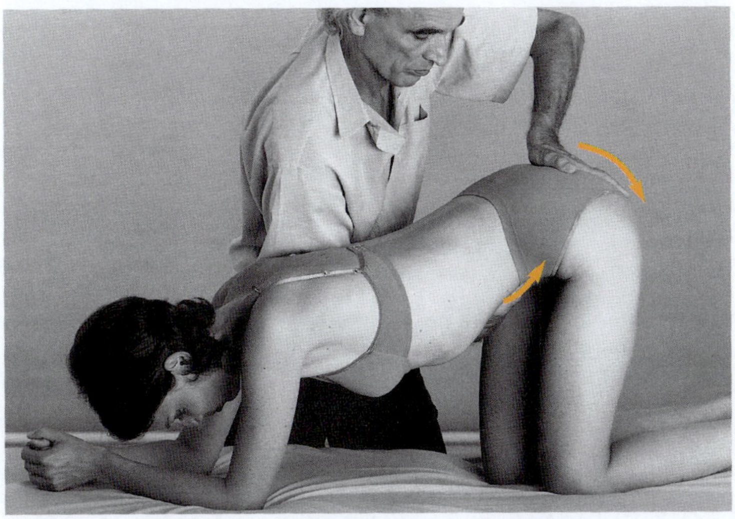

Abb. 2.35: Manipulation des Lig. umbilicale medianum (Urachus) in Knie-Ellbogen-Position

Behandlung in modifizierter Trendelenburg-Lage

Diese Position hat den Vorteil, dass Sie gut mit beiden Händen arbeiten können. Mit einem höhenverstellbaren Tisch lässt sich der Steilheitsgrad beliebig variieren. Bei lateralen Restriktionen ist es besser, wenn die Patientin einen Fuß auf den anderen Oberschenkel legt. Sie haben so einen leichteren Zugang zum Bauchraum und zu den oberen Haltebändern der Harnblase (s. Abb. 2.37).

Behandlung im Stehen

Stellen Sie sich hinter die Patientin, die sich mit den Unterarmen auf dem Tisch abstützt, um die Bauchmuskeln zu entspannen. Üben Sie mit beiden Händen hinter der Symphyse Zug nach oben aus, damit sich das fibrosierte Gewebe dehnt. Wahrscheinlich ist erst nach zwölf oder mehr Wiederholungen eine Besserung zu spüren.

Pubovesikale Ligamente und Blasenkörper

Behandlung in Rückenlage

Damit die Bauchmuskeln entspannt sind, können Sie mit einem Kissen unter den Füßen der Patientin die Hüftbeugung verstärken. Sie kann aber auch ihre Knie nah am Körper halten oder, besonders bei seitlichen Restriktionen, einen Fuß auf den anderen Oberschenkel legen. Als Nächstes schieben Sie die Finger in rhythmischen Bewegungen möglichst weit unter das Os pubis, bis die Verspannung der Bänder spürbar nachlässt (s. Abb. 2.36).

Zur Mitte hin lassen sich die Finger immer schwieriger herunterschieben. Medial sind die Ligg. pubovesicalia am straffsten, genauso wie die Bauchmuskelansätze, die

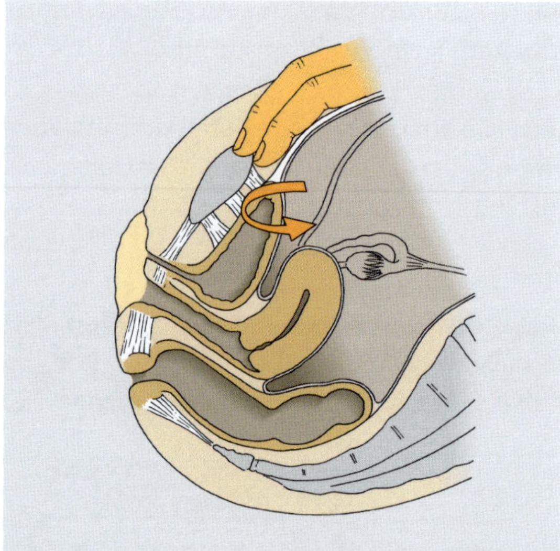

Abb. 2.36: Manipulation des Lig. pubovesicale in Rückenlage

Linea alba oder der äußere Leistenring. Um nicht dagegen „ankämpfen“ zu müssen, sollten Sie sich dem Bereich vom lateralen Rektusrand her nähern. Günstig ist auch eine Rektusdiastase. Drehen Sie die Finger so lange hin und her, bis sie genau richtig unter dem Os pubis liegen. Auf der Rückseite grenzt das Schambein an das Spatium retropubicum (Spatium prevesicale) und die Blase. Hier befinden sich die Ansatzstellen der pubovesikalen Ligamente und der sehnigen Verstärkung der Blasenwandmuskeln sowie das Geflecht der V. pudendalis. Bei Restriktionen in diesem Bereich wird die Blase gegen das Os pubis gedrückt und kann sich nicht mehr sagittal nach hinten-unten bewegen. Deshalb ist es wichtig, jede Verspannung zu lösen. Da Restriktionen oft einseitig auftreten, empfiehlt sich ein Seitenvergleich.

Obwohl wir es nicht schlüssig beweisen können, hat die Lösung von Verspannungen vermutlich auch einen günstigen Einfluss auf den Venenplexus. In einigen Fällen von Stressinkontinenz hatten wir jedenfalls mit dieser Behandlung sofort Erfolg, und das

lässt sich nicht einfach durch die zurückgewonnene Bewegungsfreiheit in der Sagittalebene erklären.
Bei stärkerer Hüftbeugung können die Finger tiefer eindringen. Wenn Sie die Knie kreisen oder seitlich hin- und herbewegen, verstärkt sich der Dehnungsgrad.

Behandlung in Knie-Ellbogen-Position
In dieser Position entfernen sich Dünndarm und Omentum majus aus der subpubischen Region und die Bauchmuskeln sind entspannt. Daher können Sie die Finger gut unter das Schambein schieben, um fibrosierte Strukturen unter Ausnutzung der Hüftbeugung zu dehnen.

Behandlung in modifizierter Trendelenburg-Lage
Die Patientin hat die Beine gebeugt. Wenn Sie sich dem subpubischen Bereich von den lateralen Rektusrändern her genähert haben, legen Sie die Finger löffelförmig auf die Blase. Unter Zugspannung können Sie die Dehnung des Blasenbereichs durch Beinbewegungen noch verstärken (s. Abb. 2.37).

Diese Behandlungstechnik eignet sich besonders gut für die seitlichen Blasenbereiche.

Behandlung im Sitzen
Schieben Sie die Finger (von den Schambeinästen aus) hinter dem Os pubis Stück für Stück weiter nach unten und innen (s. Abb. 2.38). Da die Bauchdecke in dieser Position entspannt und die Wirbelsäule gebeugt ist, müssten Sie tief genug hinter das Schambein gelangen können. Bei einseitiger Restriktion sollte die Patientin die Beine übereinander schlagen und das Knie der betroffenen Seite oben sein. Für Patientinnen mit einem Blasenvorfall ist diese Technik nicht zu empfehlen, weil sie zu Inkontinenz führen könnte.

Lig. pubicum superius

Dieses Band verbindet im vorderen Bereich die beiden Schambeinäste. Um es zu behandeln bzw. die Blasenreflexe zu stimulieren, drücken Sie drei- bis viermal den unte-

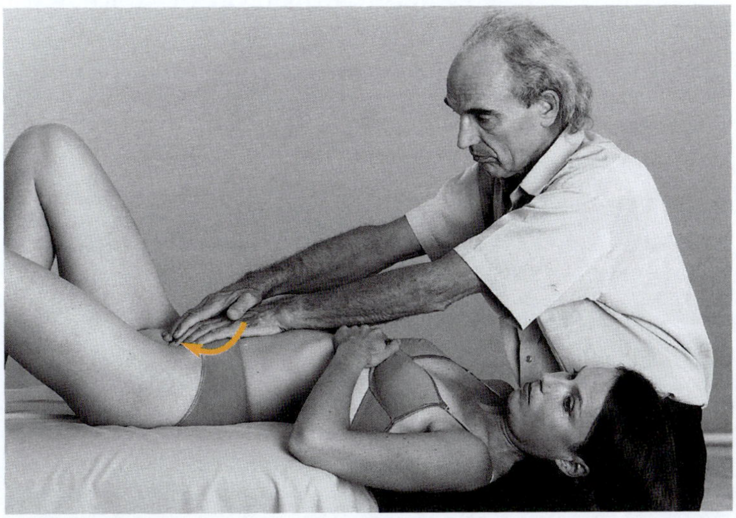

Abb. 2.37: Manipulation des Lig. pubovesicale in modifizierter Trendelenburg-Lage

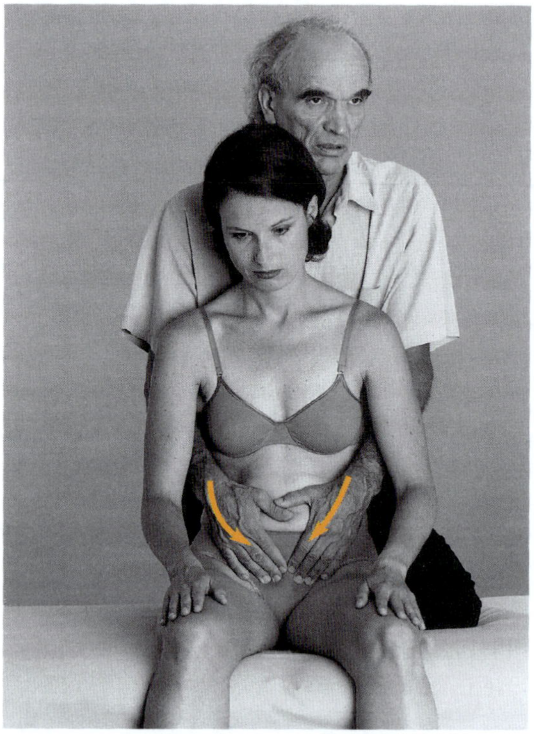

Abb. 2.38: Manipulation des Lig. pubovesicale im Sitzen

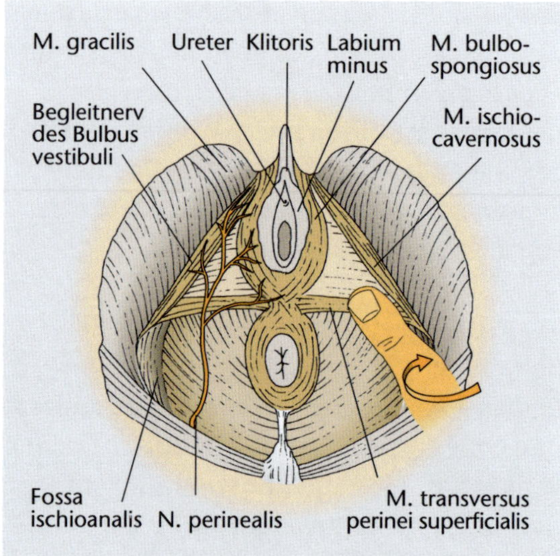

Abb. 2.39: Manipulation des vorderen Dammbereichs (Perineums)

ren Teil des Schambeins und dann oben gegen den vorderen Teil.

Vorderes Perineum

Der vordere Dammbereich hängt eng mit der Harnblase zusammen. Um Fibrosierungen in diesem Bereich (vor dem Sitzbein) zu lösen, verschließen Sie erst die vordere Vulva und die Labia majora mit zwei seitlich angelegten Fingern und führen dann mit leicht nach posterior gerichtetem Druck eine seitliche Bewegung nach unten (s. Abb. 2.39) aus. Dabei werden die oberflächliche Dammfaszie, das Diaphragma urogenitale und die Mm. bulbocavernosus, ischiocavernosus und transversus perinei superficialis gedehnt. Diese Region ist besonders nach großen Dammschnitten behandlungsbedürftig. Über die Muskeln kann man mit dieser Behandlungstechnik auch unmittelbar den N. pudendus zwischen den Labia majora und minora beeinflussen.

Pubourethrale Ligamente

Die unteren Faserzüge der pubourethralen Ligamente kann man zwar auch von außen (abdominal) behandeln, doch die intravaginale Technik wäre hier wirkungsvoller. Halten Sie vordere Vulva und große Schamlippen geschlossen und drücken Sie die Finger dann von unten gegen die Rückseite des Os pubis. Achten Sie dabei auf die Klitoris. Um die vorderen Ansatzstellen zu dehnen, ziehen Sie die Ligamente auf das Os pubis zu.

Foramen obturatum

Röntgendurchleuchtungen zeigen, dass Manipulationen am Foramen obturatum im Rahmen einer Blasenbehandlung durchaus sinnvoll sind. Durch Druck auf den M. obturatorius lässt sich eine gesenkte Blase um bis zu 2 cm anheben. Wenn man nur ein bisschen darunter auf den M. adductor magnus drückt, ist die Wirkung nicht zu beobachten. Dafür gibt es drei mögliche Erklärungen:

- Die Blase wird durch einen Druckanstieg in den perivesikalen Räumen nach oben geschoben, wenn man auf die Membrana obturatoria drückt.
- An Zwischenstationen (Mm. obturator internus bzw. externus und den levator ani) wird der Druck auf die Membrana obturatoria zur Blase umgeschaltet und bringt sie mechanisch zur Kontraktion.
- Ein neuraler Schaltkreis könnte afferente Nerven in Nähe des Obturators mit efferenten Nerven im Halteapparat der Blase verbinden.

Behandlung in Rückenlage

Auf der Behandlungsseite ist das Bein der Patientin gebeugt, abduziert und leicht außenrotiert. Umgreifen Sie es so mit der Hand, dass sie der Daumen auf den Mm. pectineus und adductor magnus und der Zeigefinger auf dem M. gracilis liegt. Unter Adduktion und Innenrotation des Beines gleiten Ihre Finger dann um die vorderen Adduktoren herum, bis der Daumen die Mm. obturatorii externus bzw. internus und die Membrana obturatoria berührt. Dazu wird er proniert und schließlich supiniert. Mit leichten Wackelbewegungen bringen Sie den Daumen dann so nah wie möglich an das Foramen obturatum und dehnen das Gewebe. Untersuchen Sie beide Foramina im Seitenvergleich. Der Daumen kann noch tiefer eindringen, wenn Mm. pectineus und adductor longus sowie das Lig. pubofemorale entspannt sind. Deshalb sollten Sie das Bein im Hüftgelenk adduzieren und innenrotieren. Durch kombinierte Flexions-, Extensions-, Ab- und Adduktionsbewegungen wird das ganze Gebiet gedehnt und gelockert. Dabei bewegen Sie den Daumen immer weiter kopfwärts (s. Abb. 2.40). Am besten können Sie die oberen Muskelansätze spüren, wenn die Patientin Sie durch isometrische Kontraktionen der Adduktoren unterstützt.

Sobald Sie die schwierige Technik einigermaßen beherrschen, können Sie auch noch die Zwerchfellatmung einbeziehen. Wenn

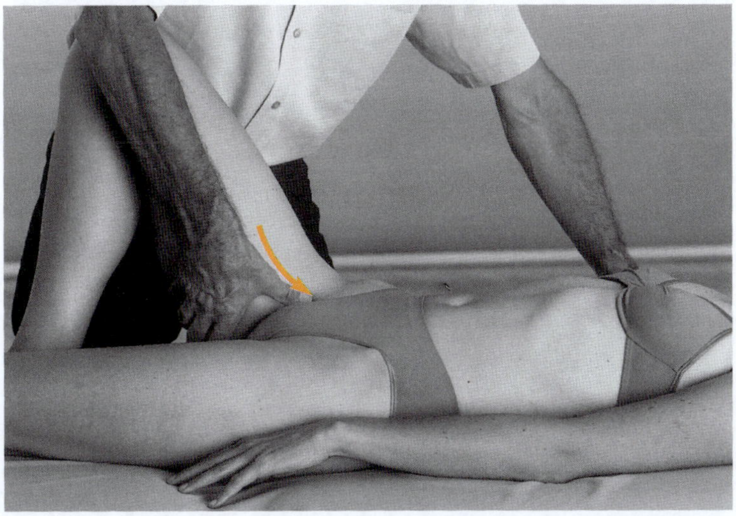

Abb. 2.40: Manipulation des Foramen obturatum

beim Ausatmen ein Obturatorgebiet stärker gespannt ist als das andere, war die Behandlung nicht ganz erfolgreich. Kontrollieren Sie die Membranspannung in beiden Foramina abschließend mit dem Daumen, während die Patientin (mit so weit wie nötig innenrotierten Beinen) Ihre Schultern zwischen den Knien hält.

Unter Umständen ist es sinnvoll, das Foramen obturatum zusammen mit den Umbilikalligamenten zu behandeln. Eine Möglichkeit wäre z.B. gegen das Foramen zu drücken und vorsichtig am Lig. umbilicale medianum zu ziehen, bis sich beide Kraftvektoren spürbar in den Restriktionsbereich der Blase richten. Die Restriktion selbst wird entweder durch behutsame Wiederholung des Ganzen oder durch „Unwinding" beseitigt.

Behandlung im Stehen

Bei stark gesenkter Blase untersuchen Sie das Foramen obturatum besser im Stehen, weil dann die Schwerkraft normal zur Wirkung kommt. Die Patientin steht mit leicht gespreizten Beinen und Sie gleiten mit der Hand wie oben beschrieben die Adduktorensehnen entlang. Sobald der Daumen richtig liegt, bitten Sie die Patientin, auszuatmen oder leicht zu husten. Eine Restriktion wird nur eine kaum merkliche Verschiebung nach unten zulassen. Bei dieser Methode muss die Patientin großes Vertrauen zu Ihnen haben.

Stimulation des N. obturatorius

Bewegen Sie die Hand im vorderen Dammbereich von der Symphyse zum Steißbein. Der N. obturatorius befindet sich etwa drei Finger breit von der Symphyse den Schambeinast hinunter (s. Abb. 2.41). Dass sich durch seine Stimulation der Tonus im gesamten Beckenbereich verbessert, kann bei Blasen- oder Sphinkterschwäche sehr hilfreich sein. Zupfen Sie den Nerv vorsichtig wie eine dünne Gitarrensaite. Bei Knieschmerzen oder Blasenhypertonie wenden Sie einfach nur eine Inhibitionstechnik an. Manchmal ist der N. obturatorius an Knieschmerzen im Rahmen einer Blasen- oder Uterusstörung beteiligt. Infolge der erhöhten Wandspannung könnte ein Nervenast, der zum M. adductor longus zieht und von dem ein Ast zur Synovialmembran des

Abb. 2.41: Stimulation des N. obturatorius

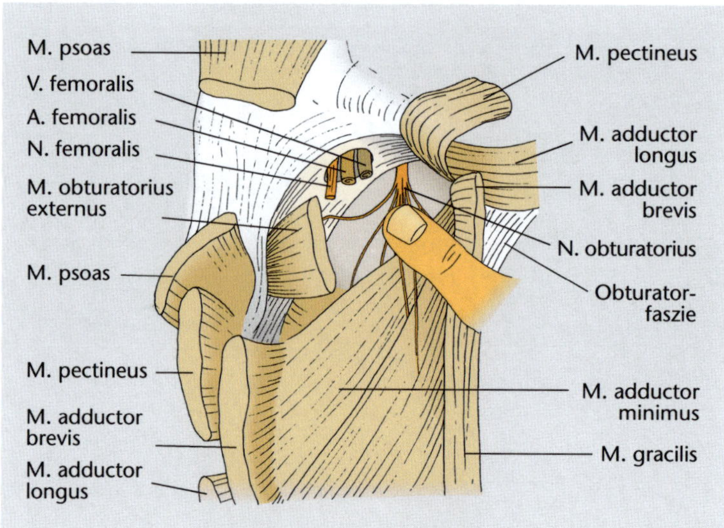

Knies abzweigt, pathologisch gereizt werden. Auf eine Reizung des Ramus posterior des N. obturatorius, der die Mm. obturator externus und adductor magnus versorgt, reagiert das betroffene Bein oft mit Adduktion und Außenrotation. Den Nerv fünf- bis sechsmal behutsam zu drücken, um ihn zu stimulieren, erwies sich in einigen Fällen mit Blasensenkung als hilfreich.

Stimulation des Grynfelt-Dreiecks

Diese Muskellücke wird oben vom M. serratus posterior inferior und der 12. Rippe, vorn vom M. obliquus internus und hinten vom M. quadratus lumborum begrenzt. Es ist eine reflexogene Zone, über die auch Blasenrestriktionen behandelt werden können. Manchmal reicht schon minimaler Fingerdruck aus, hierüber z.B. die Mobilität der Niere zu verbessern. Das linke Grynfelt-Dreieck bietet sich zur Behandlung von Magen, Dünndarm und gelegentlich der linken Niere an, während sich das rechte besonders für die Nieren und die Harnblase eignet. Vermutlich wirken die Stimulationen über den Lumbalplexus. Vom subperitonealen Gewebe gibt es direkte Nervenverbindungen zur Muskelschicht der Blase. Die Stimulation wird drei- bis viermal wiederholt und hilft besonders, wenn die Blase schon längere Zeit fixiert war.

Bimanuelle Behandlung (Kombination abdomineller und intravaginaler Techniken)

Bei der typischen bimanuellen Untersuchung wird das Gewebe zwischen der Hand auf dem Bauch und zwei intravaginal eingeführten Fingern hin und her geschoben, um Stellen mit Restriktionen und Adhäsionen zu finden (s. Abb. 2.42) bzw. zu dehnen. Die abdominale Hand bewegt man von oben nach unten, von links nach rechts bzw. rechts nach links und kreisend.

Manche Restriktionen können sich, sogar wenn man sie direkt berührt, ihrer Entdeckung entziehen. Deshalb müssen Sie das Untersuchungsgebiet in allen Richtungen sehr sorgfältig abtasten. Schieben Sie die abdominale Hand – sofern die Position der Gebärmutter es zulässt – zwischen Os pubis und Fundus uteri vor zur Symphyse. Dabei dürfen aber auf keinen Fall Eileiter oder Ovarien gereizt werden. Lassen Sie sofort mit dem Druck nach, wenn Sie ein Ovar spüren. Denn starker Druck löst eine Abwehrspannung aus und ist so schmerzhaft wie eine Hodenquetschung.

Uns hat gleich ein Anfangserfolg mit der bimanuellen Technik ermutigt, die Arbeit mit urogenitalen Manipulationen fortzusetzen. Die Patientin war bereits viermal ohne Erfolg wegen eines Blasenprolaps operiert worden und litt seit vier Jahren an Inkontinenz und wiederholten Harnwegsinfekten. Bereits nach einer einzigen bimanuellen Behandlung (zur Entfaltung der Blase) kehrten die Infektionen nicht mehr wieder,

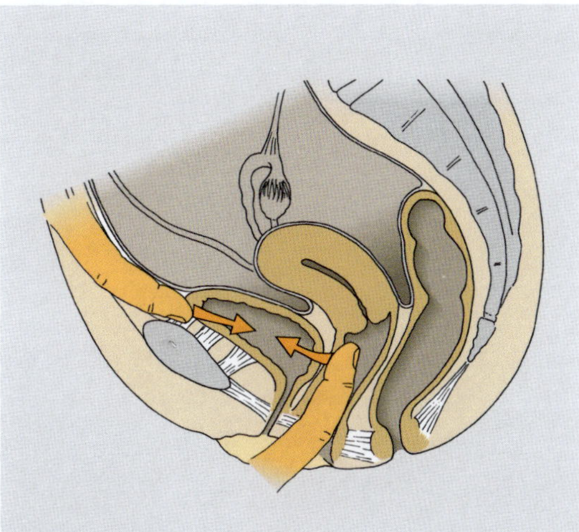

Abb. 2.42: Bimanuelle Manipulation der Blase

und die Inkontinenz besserte sich. Leider sind nicht alle unsere Behandlungsergebnisse so spektakulär. Überraschenderweise war zystografisch kein Unterschied vor und nach der Behandlung zu erkennen. Dass unsere Behandlung trotzdem erfolgreich war, zeigte sich an der Zustandsbesserung der Patientin und am Ausbleiben von Infektrezidiven. Vermutlich war die Blase nach hinten geknickt, denn es schien so, als würde sie sich während der Behandlung wieder richtig entfalten. Falten sind oft von Bakterien und anderen Krankheitskeimen besiedelt. Manchmal ist bei der Behandlung ein Knistern zu hören, wenn das Gewebe sich wieder ausdehnt.
Bei einem Blasenhalsprolaps klemmen Sie die intravaginalen Finger entweder in die vordere vaginale Tasche, falls vorhanden, oder drücken sie oben gegen die vordere Vaginalwand, und bewegen die abdominale Hand hinter der Symphyse auf sie zu. Machen Sie dann etwa vier- bis fünfmal mit beiden Händen eine leicht nach hinten gerichtete Aufwärtsbewegung (s. Abb. 2.43).

Intravaginale Techniken

Bei dieser Methode werden der Blasenhals- und pubourethrale Bereich unter Zwischenschaltung der vorderen Vaginalwand, des vesikovaginalen Septums bzw. der vesikovaginalen Faszie, der hinteren Harnröhrenwand und des Trigonumbereichs behandelt.

Blasenhals

Ob hier eine Restriktion vorliegt, wie es bei Dyspareunie oder Inkontinenz nach einer Geburt oft der Fall ist, lässt sich einfach feststellen, indem man das vaginale Septum gegen die Symphyse drückt. Eine Rückverlagerung bzw. Entzündung des Blasenhalses kann manchmal schon wirksam angegangen werden, wenn man durch Behandlung der Aufhängungen dafür sorgt, dass sich die Blase wieder normal bewegen kann. Drücken Sie den Blasenhals seitlich nach vorn

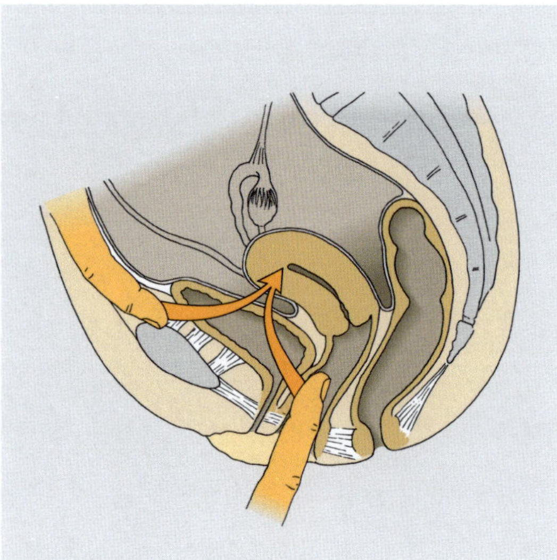

Abb. 2.43: Bimanuelle Manipulation bei Blasenhalsprolaps

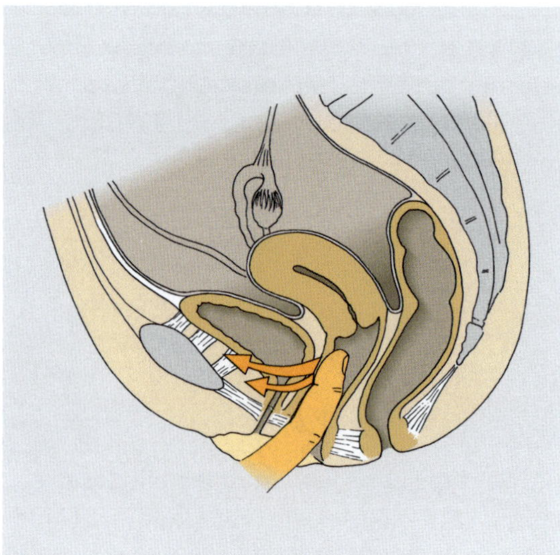

Abb. 2.44: Manipulation des Blasenhalses

(anterolateral) und lassen ihn dann von allein wieder zurückfedern. Das wird ca. 10-mal wiederholt. Danach schieben Sie die Finger direkt unter den Blasenhals und ziehen ihn nach vorn (s. Abb. 2.44). Die Wirkung beruht vermutlich auf unmittelbaren Gewebe-Effekten und/oder einer sympathischen Stimulation.
Im Fall einer stärkeren Restriktion sollte die Patientin zuerst pressen (Schiebebewegung der Blase), damit Sie einen klareren Eindruck bzw. Ihre Diagnose bestätigt bekommen, und dann anhalten (Retentionsbewegung), während Sie den Trigonum-Blasenhalsbereich nach vorne-oben schieben.

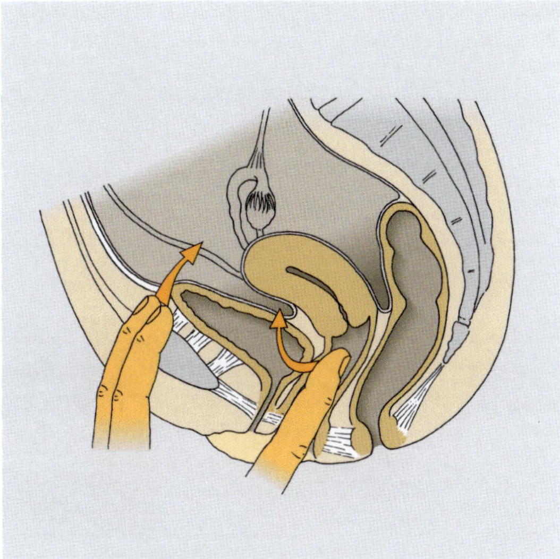

Abb. 2.45: Manipulation der Urethra

Urethra

Wie alle röhrenförmigen Hohlorgane muss die Urethra einigermaßen elastisch sein, um richtig funktionieren zu können. Außerdem sollte das periurethrale Gewebe den Druck aus dem Bauch- bzw. Beckenraum an Spannungs- und Barorezeptoren in der Umgebung der Harnröhre übertragen.
Zur Behandlung legen Sie die Finger intravaginal direkt unter das Trigonum und ziehen den Uterus auf den Blasenkörper zu, während Sie die Blase fest gegen das Os pubis drücken (s. Abb. 2.45). Dadurch können pubourethrale und urethrovaginale Adhäsionen gelöst werden. Zudem hat die Längsdehnung der Urethra auch eine tonussteigernde Wirkung mit Einfluss auf die Weite ihres Lumens. Um die systemische Wirkung noch zu verstärken, nehmen wir oft noch die Hand auf dem Bauch hinzu. Kontrollieren Sie bei der bimanuellen Methode immer auch Lage und Tonus der Zervix sowie die Parametrien.

Indirekte Techniken

Bei diesen Behandlungsmethoden spielen die Becken und Beine verbindenden Muskeln eine Rolle. Wie Röntgendurchleuchtungen zeigten, können sich Dehnungen der Beinmuskeln sowohl auf die Position als auch auf den Tonus der Harnblase auswirken. Aus der pelvitrochanteren Gruppe beeinflussen vor allem die Außenrotatoren (Mm. obturatorius internus und externus, pyramidalis, gemellus und quadratus femoris) die Kontraktionsfähigkeit der Blase. Diese Muskeln stehen über die innere Obturatorsehne, Os ischii oder Spina ischiadica direkt oder indirekt mit der Membrana obturatoria in Verbindung.

Dehnung und Tonisierung der pelvitrochanteren Muskeln

Eine Dehnungsbehandlung der Blasen-Obturator-Verbindungen erfolgt in Rückenlage der Patientin, indem das Bein auf der Be-

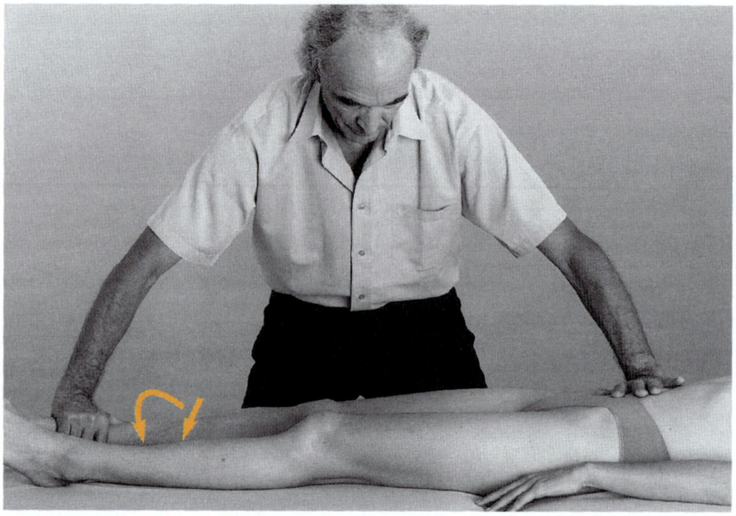

Abb. 2.46:
Dehnung der pelvitrochanteren Muskeln

handlungsseite passiv innenrotiert und adduziert über das andere bewegt wird (s. Abb. 2.46). Dies kann sinnvoll sein, wenn die Blase fixiert bzw. nur eingeschränkt beweglich ist, weil sich aus einer Blasenhypotonie öfter Entzündungen oder Adhäsionen entwickeln. Wiederholen Sie die Dehnung beidseitig etwa 15-mal. Obwohl wir es bisher mit Röntgendurchleuchtung nicht bestätigen konnten, sind wir überzeugt, dass die Dehnung eine (wenn auch nur geringe) Wirkung auf die Blase hat.
Zur Tonisierung der Muskeln eignen sich isometrische Übungen, bei denen die Patientin abwechselnd jedes Bein gegen Widerstand adduziert und allmählich die Dauer der Kontraktion steigert. In der Röntgendurchleuchtung zeigte sich, dass statische Übungen wirksamer sind als dynamische Bewegungen. Die Übung sollte zwei- bis dreimal täglich in Rückenlage oder im Stehen durchgeführt werden.

Tonisierung des Beckenbodens

Wir halten es für sinnvoll, die hier beschriebenen Techniken durch Beckenbodenübungen zu ergänzen. Während einer Beckenbodenkontraktion bewegen sich die urogenitalen Organe um 2–3 cm aufwärts. Wie sich der Beckenboden durch Kontraktionen der glutealen, pelvitrochanteren oder abdominalen Muskeln trainieren lässt, ist in vielen Lehrbüchern beschrieben. Wir finden die Methode am sinnvollsten, bei der die Patientin mit leicht geöffneten Beinen auf dem Rücken liegt, das Becken nach hinten gekippt und die Füße mit den Außenkanten gegen den Boden gedrückt hat. Mit einer bewussten Retentionsanstrengung (zum Zurückhalten des Harns) kontrahiert sie dann die Gesäßmuskeln, als wollte sie das Becken hochschieben. Das Beckenbodentraining sollte immer mit Beinübungen, etwa mit isometrischen Kontraktionen der Adduktoren, kombiniert werden. Beispielsweise könnte sich die Patientin ein Buch fest zwischen die Knie klemmen. Die Übungen werden möglichst zweimal täglich 30-mal wiederholt.

Tonisierung der Sphinkter

Um die Harnröhrensphinkter zu stimulieren und sich ihrer überhaupt bewusst zu werden, sollte die Patientin häufiger einmal die Miktion gezielt unterbrechen. Sie bekommt dadurch ein Gespür für die lokale und zentrale Steuerung des Vorgangs und trainiert gleichzeitig die Verschlussfunktion. Sie kann auch pressen, als wollte sie die Blase entleeren (Schiebebewegung), und den Urin im letzten Moment wieder anhalten. So wird der Detrusor erst stimuliert und unmittelbar danach durch Kontraktion des äußeren Sphinkters wieder entlastet.

Rektale Techniken und Steißbeinbehandlung

Sorgfältige Beachtung verdient auch das Sakrokokzygealgelenk. Es ist meist (nach einem Sturz auf das Gesäß) nach vorn fixiert, kann aber auch in seiner Beweglichkeit nach hinten (infolge einer Geburt) bzw. oben (durch eine Stauchung) eingeschränkt sein. Bei einer anterioren Restriktion erschlafft der ganze hintere uterovesikale Halteapparat und es kommt zu einer mechanischen Störung des Blasenverschlusses. Nachlassende Spannung des hinteren vesikovaginalen Haltebands führt zu einer Typ-P-Inkontinenz mit einem Kollaps der Blase. Am wirkungsvollsten sind kokzygeale Manipulationen von rektal. Dazu benötigen Sie einen Handschuh und Gleitmittel. Statt der üblichen Knie-Ellbogen-Position lassen wir die Patientin lieber mit leicht geöffneten Beinen auf dem Bauch liegen. Das ist für die Patientin angenehmer, erfordert aber größere Genauigkeit bei der Behandlung. Führen Sie den Zeigefinger (mit der Kuppe voran) in den After ein. Wenn der Widerstand zu groß ist, halten Sie kurz inne, ohne den Finger wieder herauszuziehen. Bringen Sie den Analsphinkter durch vorsichtiges Ziehen zur Kontraktion, und sobald er sich wieder entspannt, können Sie den Finger behutsam vorschieben. Sobald der Sphinkter überwunden ist, wird es einfacher. Verändern Sie beim Vorschieben die Bewegungsrichtung des Fingers (zuerst von hinten nach vorn und dann ganz leicht von vorn nach hinten), bis er mit der Palmarseite genau auf dem Sakrokokzygealgelenk liegt (s. Abb. 2.47).
In dieser Position sollten Sie kurz nach Hämorrhoiden tasten und den Stand der Zervix überprüfen. Normalerweise bildet sie bei gebeugtem Finger einen rechten Winkel zur Kokzygeallinie. Aufgrund der Bauchlage müsste die Zervix eigentlich anteflektiert sein. Wenn das nicht der Fall ist, spüren Sie sofort, wie sie retroflektiert ist und gegen das vordere rektale Septum drückt. Um ihre Mobilität zu testen, schieben Sie die Zervix kurz nach anterior und lassen dann los, damit sie von selbst zurückkehrt.

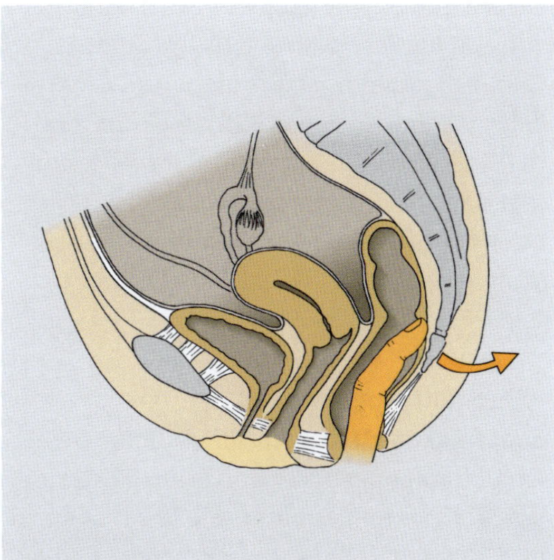

Abb. 2.47: Manipulation des Sakrokokzygealbereichs von rektal

Anteroposteriore Manipulation

Die Bänder werden zwischen dem Daumen, der von außen auf das Steißbein drückt, und dem rektal eingeführten Zeigefinger gedehnt. Zusätzlich können Sie mit der anderen Hand noch auf das Sakrum drücken.

- Zum Dehnen eines fixierten Lig. sacrococcygeum anterius wird das Steißbein mit dem (intrarektalen) Zeigefinger bewegt.
- Zum Dehnen eines fixierten Lig. sacrococcygeum posterius wird das Steißbein mit dem Daumen bzw. Thenar bewegt.

Lassen Sie das Os coccygis vor jeder neuen Bewegung erst in die Ausgangslage zurückkehren. Versuchen Sie nicht irgendetwas „zurechtzurücken", sondern konzentrieren Sie sich ausschließlich darauf, Fibrosierungen zu lösen. Wenn sich das Gewebe entspannt, ist möglicherweise ein typisches Knistergeräusch zu hören.

Vorsichtsmaßnahmen: Da intrarektale Manipulationen oft Stuhldrang auslösen, sollten Sie der Patientin mitteilen, dass das normal ist und kein Grund zur Sorge besteht. Um ganz sicher zu gehen, kann sie unmittelbar vorher die Toilette benutzen. Ziehen Sie den Finger nach der Behandlung langsam heraus, während die Patientin gleichzeitig den Analsphinkter und die Glutealmuskeln kontrahiert. Ein lockerer und rücksichtsvoller Umgang mit der Patientin trägt dazu bei, dass sie entspannt ist. Dadurch erhöhen sich die Chancen für eine erfolgreiche Behandlung.

Manipulation von außen

Manchmal muss man das Steißbein von außen behandeln, auch wenn es im Allgemeinen nicht so zielgerichtet sein kann wie von rektal. Trotzdem lohnt es sich, diesen Zugang zu kennen. Eine Möglichkeit ist die Steißbeinbehandlung in Bauchlage. Schieben Sie das Steißbein mit dem (möglichst direkt aufliegenden) Hypothenar nach oben, bis sich der Kopf bewegt. Wenn Sie die größtmögliche Spannung spüren, lassen Sie plötzlich los. Hilfreich kann auch Unterstützung durch die Atmung sein.

Eine andere Methode wird im Sitzen angewandt, mit dem Unterarm parallel zur Wirbelsäule. Legen Sie den Zeige- oder Mittelfinger auf das Steißbein und drücken Sie mit der anderen Hand leicht auf die Scheitelnaht, um die Patientin so auszurichten, dass ihr Körperschwerpunkt genau im Bereich der sakrokokzygealen Restriktion liegt. Dann führen Sie ein „Unwinding" von Sakrum und Coccyx durch, indem Sie sie ganz leicht kopfwärts ziehen. Es gibt aber noch andere Möglichkeiten, das Steißbein zu behandeln.

Manipulation nach lateral

Gelegentlich ist das Steißbein seitlich gebogen. Dabei handelt es sich nicht um eine echte Verziehung wie bei einer anterioren oder posterioren Restriktion, sondern eher um eine mangelnde Dehnbarkeit der Bänder (Ligg. sacrospinale und sacrotuberale) bzw. der seitlich am Kokzygealgelenk ansetzenden Muskeln und Faszien (z.B. Fibrosierung eines Einzelstrangs des M. coccygeus). Solche seitlichen Restriktionen können mit unterschiedlichen Techniken (über Os ischii bzw. Os coccygis) gelöst werden.

In stabiler Seitenlage der Patientin (die Seite mit der Restriktion befindet sich unten und das obere Bein ist angewinkelt) drücken Sie mit dem Unterarm auf das Os ischii. Dann verändern Sie den Druckpunkt so lange (superior und leicht anterior), bis Sie das Lig. sacrotuberale bearbeiten können. Zur Ausbalancierung des Kräfteverhältnisses wird das Ganze anschließend auf der anderen Seite wiederholt.

In Bauchlage wird der Patientin ein kleines Kissen unter das Becken geschoben, um die vorderen Darmbeinkämme (Spinae iliacae anteriores superiores) zu schützen. Zuerst drücken Sie mit überkreuzten Händen beidseits auf das Tuber ischiadicum. Danach trennen Sie die Hände und legen sie seitlich neben das Steißbein. Alternativ können Sie auch mit ausgestreckten Armen hinter der Patientin stehen und eine Hand auf das Sakrokokzygealgelenk legen, während Sie mit der anderen Hand das jeweilige Ilium stabilisieren. Das Sakrokokzygealgelenk wird leicht aufwärts und mit einer Drehung nach vorn bewegt, als wollten Sie das Sakrum von den beiden Ossa ischii abrücken.

Dehnung

Bei einer stärkeren Restriktion kann die Patientin im Sitzen abwechselnd ein Knie zur gegenüberliegenden Schulter hochziehen, um so den Steißbeinbereich zu dehnen. Die seitlichen Bereiche sind im Sitzen sowieso bereits „vorgedehnt". Hüftbeugung und Adduktionsbewegungen tragen dazu bei, dass die Sitzbeine stärker auseinander weichen und der M. coccygeus längs gedehnt wird.

Rektovaginale Technik

Diese Technik wird nur selten angewandt, z.B. wenn die hintere Vagina bei Adhäsionen oder Fibrosierungen im Douglas-Raum nach hinten und unten fixiert ist. In dem Fall ist die uterovesikale Achse so nach hinten verdreht, dass die Harnblase ständig wie bei der Entleerung nach unten geschoben ist. Führen Sie einen Finger in das Rektum und die Vagina ein und lassen Sie zuerst das Centrum tendineum perinei von einem Finger zum anderen gleiten. Danach wird das Septum rectovaginale in Richtung der Restriktion nach unten gedehnt. Nach etwa vier bis fünf Wiederholungen drücken Sie gegen die Zervix und schieben dabei das Septum rectovaginale mehrmals nach oben.
Diese Methode ist nur bei Retroversio uteri sinnvoll. Wenn das Septum frei beweglich erscheint, lassen Sie es besser in Ruhe.

Forcierte Exspiration

Im Fall einer stärker fixierten Blase können Sie versuchen, durch eine plötzliche, heftige Zwerchfellbewegung (bei forcierter Exspiration) die abdominalen bzw. pelvinen Haltestrukturen ins Spiel zu bringen. Dadurch werden die Beckenorgane hochgezogen, und weil sich bei forcierter Ausatmung der intrakavitäre Druck verringert, ist die Anziehung durch das Zwerchfell noch stärker als sonst.
Sie stehen am Kopfende der Patientin, die mit (im Hüft- und Kniegelenk) gebeugten Beinen auf dem Rücken liegt. Während sie tief ein- und ausatmet, verfolgen Sie die Bewegungen des Brustkorbs mit beiden Händen neben dem Brustbein (Manubrium sterni). Nach jeder Ausatmung drücken Sie den Thorax zusammen und lassen sofort los, wenn die Patientin wieder einatmet. Auf diese Weise wird unterhalb des Zwerchfells ein starker Sog erzeugt, der die Bauch- und Beckenorgane mit ihren Haltebändern mobilisiert.
Eine ähnliche Technik wenden wir bei Blasenstörungen an. Wieder machen die Hände die Atembewegungen mit, nur dass eine Hand auf dem Brustbein liegt und nach unten zeigt und die andere direkt oberhalb der Symphyse liegt und nach oben zeigt. Wenn die Patientin ausatmet, drücken die Hände nach innen (posterior) und be-

wegen sich aufeinander zu. Wenn sie einatmet, leisten die Hände Widerstand. Nach zwei oder drei Atemzyklen wird zu Beginn des nächsten Atemzugs plötzlich mit dem Druck nachgegeben. Dass es daraufhin zu feinen Schwingungen (Vibrationen) der fixierten Blase gegen ihre Haltebänder kommt, liegt an der Beziehung zwischen Druckspannung und Turgor-Effekt. Abwechselnd angewandt entfalten die beiden Techniken eine synergistische Wirkung und bereiten das Gewebe für eine spezifischere Behandlung vor.

Induktionsbehandlung

Beim Ecoute-Test wird die Hand automatisch zu Restriktionen hingezogen. Restriktionen erzeugen neue, von der normalen Bewegungsrichtung der Motilität abweichende Achsen. Im Normalfall schwingt die Harnblase vor und zurück mit einer Gleitbewegung nach oben. Wenn es Ihre Hand in Richtung einer Restriktion zieht, verstärken Sie die Bewegung, die Sie spüren können, ein wenig und lassen beim Zurückschwingen los. Nach ein paar Wiederholungen wird die Bewegung merklich zunehmen und allmählich wieder zur normalen Motilität übergehen (s. Abb. 2.48). Diese als Induktionstechnik bezeichnete Behandlung wird erst beendet, wenn es die Hand nicht länger zu der bisherigen Restriktion hinzieht.
Wenn Sie gar keine Bewegung spüren, können Sie versuchen, sie in Gang zu bringen. Probieren Sie es mehrmals, wie beim Anlassen eines Autos, mit rhythmischen Bewegungsimpulsen und einer Frequenz von 7/min. Mit einiger Übung können Sie die klassische Vorstellung von der idealen Bewegung einfach vergessen und einen Motilitäts- oder lokalen Ecoute-Test sowohl zur Diagnose als auch zur Behandlung einsetzen, um die Motilität wieder in die Gesamtheit der Körperbewegungen einzufügen. Lassen Sie sich einfach von Ihren Fingern leiten. Nach einer Induktion sollten Sie die Motilität erneut sorgfältig überprüfen.
Unsere Behandlung beginnt üblicherweise mit einem Ecoute-Test, widmet sich dann der Mobilität und schließt mit einer Induktion.

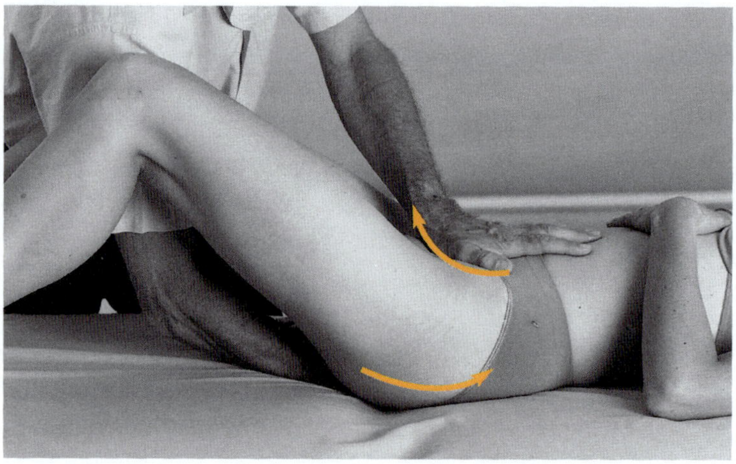

Abb. 2.48: Induktionsbehandlung der Blase

2.10 Assoziierte knöcherne Restriktionen

Wirbelsäule und Schädel

Wie oben beschrieben, hat das Steißbein aufgrund seiner Lage besonders enge Beziehungen zur Blase und anderen Beckenorganen. Dennoch sollte bei Blasenstörungen die ganze Wirbelsäule untersucht und gegebenenfalls behandelt werden. Wirbelrestriktionen im Rahmen einer Blasenproblematik sind zwar meist in Höhe von Th7, Th11, L1, L2 oder des Sakrokokzygealgelenks lokalisiert, trotzdem sollte man die anderen Segmente nicht vernachlässigen. Schließlich begann die Osteopathie mit Wirbelsäulenmanipulationen – und das sollten wir nicht vergessen, egal welchen Körperbereich wir behandeln!

Kraniale Restriktionen sind nur selten mit Blasenproblemen assoziiert, da Störungen des Blasenkörpers bzw. des oberen/seitlichen Halteapparats gewöhnlich eher lokale Ursachen haben. In den wenigen Fällen ist eine kraniale Restriktion dann meist im Stirnbereich lokalisiert, was vermutlich mit einer vorderen Läsionskette zusammenhängt. Bei Blasenstörungen im Trigonum-/Blasenhals-, hinteren oder parakokzygealen Bereich finden sich häufiger Restriktionen im Bereich des Hinterkopfs (Os occipitale, Sutura occipitomastoidea, Foramen magnum oder Hypophysenbereich des Os sphenoidale). Die Spannung ist entlang der ganzen hinteren Wirbelsäule zu spüren, besonders wenn das Steißbein in Extension fixiert ist.

Beine

Beine und Füße nehmen wir oft nicht so wichtig, dabei kann von ihnen eine sehr pathogene Wirkung ausgehen. Wenn man sie vernachlässigt, wird selbst die beste Therapie ohne Erfolg bleiben.

Restriktionen im Bein- bzw. Fußbereich lassen sich meist durch Faszienketten und den unerbittlichen Einfluss der Schwerkraft erklären. Am häufigsten ist die proximale und distale Tibia betroffen. In Bezug auf die Harnblase und ihren Halteapparat spielen der M. obturator internus und seine Faszien eine Rolle. Sie haben gemeinsame Anteile mit den Ligg. sacrospinalia und sacrotuberalia, von denen wiederum Fasern zum M. biceps femoris ziehen. Dieser setzt am Fibulaköpfchen an – was eine mögliche Erklärung für eine Läsionskette zwischen Wadenbein und Blase sein könnte. Viel seltener finden sich bei Blasenstörungen distale Restriktionen, z.B. im Bereich der Syndesmosis tibiofibularis, des Os naviculare oder des 5. Metatarsale. In manchen Fällen ist es uns gelungen, die Blase einfach durch Druck auf das Os naviculare zu mobilisieren, während es völlig wirkungslos war, andere Stellen in der Nähe zu drücken. Auch bei einseitigen Blasenrestriktionen sollten immer beide Beine untersucht werden.

Wegen der engen Beziehung zwischen Blase und Beinen empfiehlt es sich, an die Blasenbehandlung noch eine Dehnung der entsprechenden Muskeln (z.B. des M. obturator internus, s. Abb. 2.21) anzuschließen. War die Behandlung erfolgreich, dürfte die Dehnung nicht unangenehm sein.

Reflexogene Zonen

Blasenstörungen ließen sich in manchen Fällen auch gut über Reflexzonen behandeln. Das könnte an der Nervenversorgung oder Muskelfaszienketten liegen bzw. aus einem unbekannten Grund möglich sein. Es gibt im menschlichen Körper noch viele Zusammenhänge, über die wir wenig wissen. Behandeln Sie Bänder und Haut der reflexogenen Zonen entweder durch Fingermassage oder mit Induktionstechniken, z.B.:

- das Lig. lacunare (Gimbernat-Band, gehört zur Muskelfaszie des M. obliquus externus und begrenzt den Anulus femoralis medial),
- das Lig. pectineale (Cooper-Ligament, eine Falte der Fascia transversalis, setzt am Pecten ossis pubis an),
- das Lig. inguinale (Leistenband),
- die Spina ischiadica oder
- das Trigonum lumbale.

2.11 Therapieempfehlungen

Blasenmanipulationen haben eindeutig einen günstigen Einfluss bei Stressinkontinenz. Die hier beschriebenen Untersuchungs- und Behandlungstechniken haben wir ausgiebig an hunderten Patienten erprobt. Ihre Wirkung bei Inkontinenz lässt sich ganz einfach dadurch dokumentieren, dass die Patientin den Urin wieder zurückhalten kann (bzw. nicht). In rund 70% der Fälle erzielten wir mit unserer Behandlung eine Besserung um mindestens 50% oder mehr, etwa die Hälfte war im Wesentlichen geheilt. Stellen Sie sich vor, wie glücklich eine Patientin schon bei einer 50%igen Besserung der Inkontinenz sein muss. Ihr Alltagsleben wird sich grundlegend verändern, wenn sie wieder befreit (ohne Angst) lachen, husten, vom Stuhl aufstehen und Sport treiben kann.

Gut waren unsere Behandlungsergebnisse auch bei Patientinnen mit Zystitis, Zystalgie und wiederholten Harnwegsinfekten. Allerdings lassen sie sich schwieriger quantifizieren, was das Ausmaß und die Dauer der Besserung betrifft. Die Hormonabhängigkeit des Trigonum-/Blasenhalsbereichs ist ein unberechenbarer Faktor. Uns ist aufgefallen, dass er während der Ovulations- und Menstruationsphase empfindlicher und instabiler war. Die Erfolgsaussichten dürften am größten sein, wenn die Patientin in der Woche nach ihrer Regelblutung behandelt wird. Nachteilig für die Funktion in diesem Bereich wirkt sich ein gestörtes Östrogen-Progesteron-Gleichgewicht aus. Wir können zwar die Haltestrukturen oder die Mobilität viszeraler Organe behandeln, doch was kann ein Osteopath gegen Wechseljahrbeschwerden oder Hormonstörungen der Hypothalamus-Hypophysenachse tun?

Dem gegenüber sind wir ähnlich machtlos wie in Bezug auf die psychosoziale Situation der Patientin. Unsere Behandlung wird wahrscheinlich weniger erfolgreich sein, wenn die Patientin in einer unglücklichen Beziehung oder in Scheidung lebt.

Geben Sie der Patientin immer einige Ratschläge, wie sie zu einem guten Behandlungsergebnis beitragen bzw. den Erfolg aufrechterhalten kann. Sie sollte:

- Blase und Darm vor der Behandlung entleeren,
- die modifizierte Trendelenburg-Lage auch zu Hause anwenden (Becken auf einem Stuhl, Beine hoch gegen die Rückenlehne, Schultern am Boden),
- dabei tief in den Bauch hinein atmen und beim Ausatmen mit den Fingern die oberen Blasenaufhängungen vom Schambeinbereich zum Nabel hin ziehen,

- den Beckenboden anspannen und das Becken vorschieben, während sich die Füße mit den Außenkanten gegen etwas stemmen,
- zur Tonisierung des äußeren Sphinkters die Miktion wiederholt bewusst unterbrechen,
- die Levatormuskeln z.B. durch vaginale Kontraktionen trainieren.

Die beim Husten auf das Becken einwirkenden Kräfte sind enorm. Deshalb sollte sich die Patientin bei einem Husten- oder Niesanfall auf einen Stuhl oder Tisch stützen oder mit gebeugten Knien im Stehen die Hände gegen die Oberschenkel drücken. Es sind Stellungen, die Patientinnen mit Kreuzschmerzen gut bekannt sein dürften und in denen der Druck auf den Beckenboden zum großen Teil in die Arme und Beine umgeleitet wird. Patientinnen mit Inkontinenz können die Verschlussfunktion der Sphinkter und Öffnungen verstärken, indem sie sich mit gekreuzten Beinen hinsetzen.

Lassen Sie sich nicht davon abhalten, solche Empfehlungen zu geben, obwohl es Ihnen anfangs vielleicht unangenehm ist oder Sie nicht glauben, dass die Patientin sie befolgt. Die persönlichen und zwischenmenschlichen Probleme durch die Inkontinenz sind so groß, dass es zur positiven Verstärkung nichts weiter bedarf als die Erfahrung der Patientin, dass Ihre Ratschläge helfen.

3 Uterus und Vagina

Auf den Uterus und seine Bänder wirken unterschiedliche Kräfte und Veränderungen ein, die nur zum Teil mit seiner eigentlichen Funktion zu tun haben. Dazu gehören z.B. Schwangerschaft, Geburt, Dammschnitte, Saugglocken- oder Zangenentbindung, sitzende Tätigkeit, primäre oder sekundäre Hormonstörungen, Traumen, Operationen, wiederholte Infektionen oder eine genetische Veranlagung zur Dysplasie.

Uterus und Vagina sind funktionell eng mit der Blase verbunden. In Kapitel 2 haben wir mögliche soziale Folgen einer Inkontinenz und die Bedeutung der osteopathischen Behandlung erörtert. Gebärmutteroperationen zu vermeiden finden wir wichtig, und viele uterine Störungen lassen sich gut osteopathisch behandeln. Allzu häufig sind Frauen mit Erkrankungen im Beckenbereich dazu verurteilt, sich nach einer herkömmlichen Behandlung mit „Schmerzkillern" und Entzündungshemmern doch im Operationssaal wiederzufinden.

Die Gebärmutter bzw. ihren Halteapparat können wir von außen oder innen durch viszerale Manipulationen behandeln. Beides setzt beim Therapeuten ein gutes Tastvermögen, Behutsamkeit, Respekt und Verständnis für die Patientin voraus. Erklären Sie ihr immer, was Sie gerade tun. Wenn Therapeuten sich unbehaglich bei dem Thema fühlen, neigen sie zu gewundenen Erklärungen und zögern so die Behandlung hinaus. Das ist genauso falsch wie gar keine Erklärung zu geben. Wichtig ist, dass beide, Patientin und Therapeut, entspannt sind.

Wir möchten noch einmal daran erinnern, dass der Körper als Einheit zu sehen ist und ein Einzelteil daher nie isoliert behandelt werden kann. So wie der Uterus und seine unmittelbare Umgebung von vielen anderen Körperbereichen beeinflusst werden, wirken sie sich umgekehrt auch auf diese aus.

3.1 Viszerale Artikulationen

Die Anatomie der Gebärmutter und die Bezeichnungen der einzelnen Strukturen dürften Ihnen geläufig sein. Schließlich legt das wunderbare Fachgebiet der Anatomie den Grundstein für die Osteopathie. Deshalb beschränken wir uns an dieser Stelle auf eine kurze Beschreibung der Lagebeziehungen (s. Abb. 3.1).

Als Fundus uteri wird die obere Rundung des Gebärmutterkörpers mit dem fest haftenden Peritoneumüberzug bezeichnet. Der

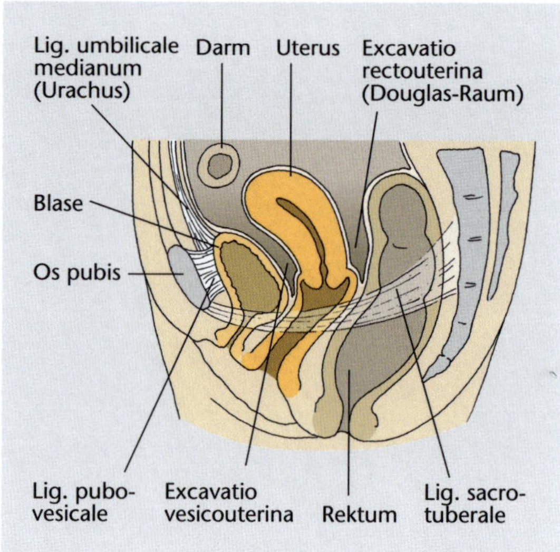

Abb. 3.1: Lagebeziehungen des Uterus

Uterus steht hier mit dem Dünndarm und dem unteren Dickdarm in Verbindung. Unterhalb des Fundus ist der Gebärmutterkörper (Corpus uteri) auf der Vorderseite konvex und bis zum Isthmus vom Peritoneum bedeckt. An der Umschlagstelle zieht das Peritoneum weiter zur Harnblase. Hier befindet sich die Excavatio vesicouterina. Der als Ganzes vornüber geneigte Uterus (physiologische Anteversio uteri) liegt im Normalfall auf der Blase. Auf seiner Rückseite ist der Uterus bis in Höhe der (posterosuperioren) Vagina mit Peritoneum überzogen, das an dieser Stelle zum Rektum umschlägt und die Excavatio rectouterina (Douglas-Raum) bildet.
Von den oberen seitlichen Winkeln der Gebärmutter aus ziehen die beiden Eileiter (Tubae uterinae) zum linken und rechten Eierstock (Ovarium). In diesem Bereich des Uterus setzen beidseits auch die Ligg. teres uteri und ovarii proprium an. Bei den Ligg. lata handelt es sich um breite peritoneale Falten, die sich von den weit gerundeten Seitenrändern des Uterus bis zu den seitlichen Beckenwänden erstrecken.
Der Gebärmutterhals (Cervix uteri) berührt vorn die Vorderwand der Vagina und steht über sie mit der Rückseite der Blase in Verbindung. Hinten grenzt er über die Hinterwand der Vagina und den Douglas-Raum an das Rektum. Seitlich der Zervix befinden sich Ureter, Blutgefäße und der subperitoneale Beckenraum.

Unterstützung und Halt

Der Uterus wird von zahlreichen Bändern und anderen Bindegewebsstrukturen gehalten bzw. gestützt (s. Abb. 3.2), und als aufmerksamer Leser kennen Sie die enge Beziehung zum Halteapparat der Blase.

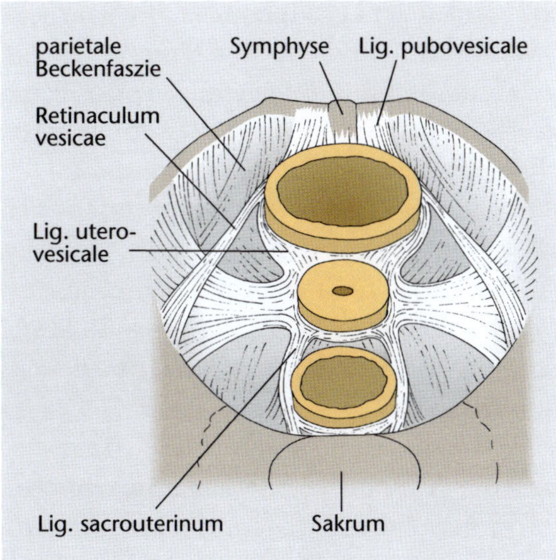

Abb. 3.2: Verbindung des Uterus zu Nachbarstrukturen

Das **Peritoneum** spielt wie bei der Blase nur eine untergeordnete Rolle für die Aufhängung, auch wenn peritoneale Adhäsionen die Mobilität des Uterus stark beeinträchtigen können.
Das **Lig. teres uteri** („rundes Mutterband") zieht rechts und links von den oberen „Hörnern" des Uterus aus schräg nach vorn unten, durch den Anulus inguinalis profundus und den Leistenkanal, bis es in einzelne Stränge zerfasert in die großen Schamlippen (Labia majora) einstrahlt. In Uterusnähe ist es von glattmuskulären Fasern durchsetzt, die mit zunehmender Entfernung aber immer weniger werden. Die beiden Bänder stabilisieren den Uterus in leicht vornüber geneigter Position und wirken bei viszeralen Manipulationen reflexogen.
Durch das rechte und linke **Lig. latum uteri** („breites Mutterband") ist der Uterus seitlich an den inneren Beckenwänden befestigt. Sie grenzen hinten an den Dünndarm. Im oberen Teil eher dünn und beweglich, werden sie nach unten zunehmend dicker. Im oberen Abschnitt sind sie an den Vor-

wölbungen der Ligg. teres und ovarii proprium sowie der Eileiter verstärkt und im unteren Abschnitt durch eingelagertes Fettgewebe aufgelockert. Dieser Abschnitt wird als Parametrium bezeichnet und ist mit Bindegewebs- und Muskelfasern durchsetzt. Die Ligg. lata treffen in ihrem Verlauf auf die Harnleiter und uterine Blutgefäße bzw. in etwas größerer Entfernung auf die (anterolaterale) Bauchwand und die Iliolumbalregion.
Viele Beckengefäße sind durch Muskelfasern oder Sehnenscheiden mit benachbarten Strukturen verbunden. Von besonderem Interesse sind hier die Plicae rectouterinae in Begleitung der A. iliaca interna. Sie verlaufen vom mittleren Sakralbereich (S2, S3, S4) durch das subperitoneale Gewebe zum Os pubis. Ihre vorderen Abschnitte reichen vom Isthmus uteri zu den Foramina sacralia anteriora, und im hinteren Abschnitt werden sie durch die Ligg. sacrouterina verstärkt. Da sie an Rektum, Isthmus, obere Vagina und Rektum geheftet sind, tragen sie zum Zusammenhalt dieser Organe bei.
Als hintere Verstärkung der Plicae rectouterinae setzen die **Ligg. sacrouterina** in Höhe des Isthmus an und verbinden den Uterus mit Sakrum und Rektum. Sie verhindern, dass sich die Zervix auf die Blase bzw. die Symphyse zu bewegt. Bei Anteversio und Drehungen des Uterus dienen sie als relativer Fixpunkt, um den herum die Bewegungen stattfinden.
Den **Beckenboden** (s. Kap. 2) bilden Muskeln (Mm. levator ani, ischiococcygeus, sphincter ani externus, transversus perinei profundus, transversus perinei superficialis, sphincter urethrae, ischiocavernosus, bulbospongoisus), Faszien und andere Bindegewebsstrukturen. Er schließt die Beckenhöhle nach unten und zu den Seiten ab und ist für den Halt der Beckenorgane und eine gute Druckverteilung unverzichtbar.

Stabilisierung im kleinen Becken

In Isthmushöhe wird der Uterus von gitterförmig angeordneten Strukturen gehalten, die in erster Linie aus den lateralen Verankerungen der Parametrien im Beckenboden und den Plicae rectouterinae bestehen (s. Abb. 3.3). In Bezug auf die Beckenmechanik üben sie eher eine haltgebende (stationäre) als eine bewegungsunterstützende (dynamische) Funktion aus, daher spricht man auch vom statischen Stabilisierungssystem des kleinen Beckens. Wir wollen die einzelnen Elemente getrennt besprechen.

Querverbindungen

Hierzu gehören die Ligg. lata uteri mit ihren Auswölbungen:

- Die innere richtet den Gebärmutterkörper aus.
- Die mittlere (über den Eileitern) beeinflusst neben der Seitenstabilität des Uterus auch die Beweglichkeit von Tube und Ovar.
- Die hintere kommt durch das Lig. suspensorium ovarii (die Verbindung des Eileiters mit der seitlichen Beckenwand) und das Lig. ovarii proprium zustande.

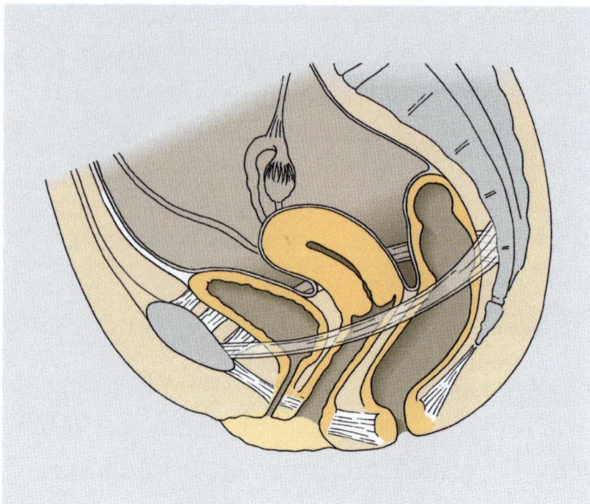

Abb. 3.3: Stabilisierung des kleinen Beckens

In den **Parametrien** vereinen sich Bindegewebsfasern vom Isthmus und den Seiten des Uterus sowie aus dem sehnigen Bereich der Ligg. lata. Außerdem inseriert hinten am Parametrium das Lig. sacrouterinum laterale, innen der Zervixpfeiler und vorn der äußere Blasenpfeiler. Die Parametrien können sich zu einem gewissen Grad kontrahieren und sind von zahlreichen Gefäßen durchzogen.
Eine Faszie auf der Zervixvorderseite (**Fascia precervicalis**) zieht zur Excavatio vesicouterina und geht in die Fascia vesicovaginalis über.
Eine dünnere Faszie auf der Zervixrückseite (**Fascia retrocervicalis**) verbindet sich mit den Ligg. sacrouterina und bildet durch Faserverflechtungen einen Wulst (Torus uterinus).

Längsverbindungen

Sie bestehen im Wesentlichen aus den Plicae rectouterinae und den Ligg. sacrouterina, können aber weiter unterteilt werden.
Der **vordere Teil** umfasst die Ligg. vesicouterina bzw. inneren Blasenpfeiler, die mit der Fascia vesicovaginalis und den Ligg. pubovesicalia verschmelzen:

- Die inneren Blasenpfeiler (Ligg. vesicouterina) sind ca. 2,5 cm dicke, kräftige fibromuskuläre Stränge.
- Die äußeren Blasenpfeiler ziehen vom sehnigen Zentrum der Ligg. lata zum Apex vesicae.

Der **hintere Teil** besteht aus den Ligg. sacrouterina, die seitlich am Douglas-Raum ansetzen. Während sie im oberen (uterosakralen) Abschnitt ziemlich fest, verdickt und muskulär sind, enthalten sie im unteren (vaginosakralen) Abschnitt überwiegend Kollagenfasern.
Zwischen der oberen und unteren Ebene befinden sich als **mittlere Verbindungsstrukturen** die Fascia vesicovaginalis und die sagittalen Peritonealfalten, d.h. die Hüllen, die Blase, Uterus und Rektum miteinander verbinden.
Den **unteren Teil** bilden bestimmte perineale Muskeln, die das Becken stützen. Dabei spielt das Centrum tendineum perinei eine wichtige Rolle. Ob sie den Uterus gut stützen können, hängt entscheidend vom Tonus dieser Muskeln ab.

Lage und Orientierungspunkte

Da Uterus und Harnblase oft gemeinsam behandelt werden, erwähnen wir auch einige Orientierungspunkte für die Blase. Natürlich gibt es bei der Lokalisation der hier beschriebenen Strukturen individuelle Unterschiede.

- Ligg. pubovesicalia: setzen auf der Rückseite der Symphysis pubica oben und in der Mitte an;
- Ligg. pubourethralia: an der Unterkante der Symphyse befestigt;
- Fundus uteri: hinter der Symphyse, 2–3 cm unter dem unteren Ende des M. rectus abdominis;
- Ligg. teretes uteri: 10–12 cm lang mit einem Durchmesser von 3–6 mm; im vorderen Teil über den Canalis inguinalis und hinten über die „Seitenhörner" des Uterus (falls man dorthin kommt) zugänglich;
- Ligg. sacrouterina: 6–7 cm hoch, von der Vorderseite von S2–4 zum Isthmus uteri;
- Ligg. lata uteri: von der Innenwand der Fossa iliaca an die Zervix;
- Centrum tendineum perinei: als festes Gebilde zwischen Rektum und Vagina zu tasten, wenn man zwischen Anus und Vulva gegen den Damm drückt;
- Vagina: Zwischen Rektum und oberer Va-

gina befindet sich die 2 cm tiefe Excavatio rectouterina (Douglas-Raum). An die oberen zwei Drittel der Vagina schließen sich die Parametrien an. Das Septum rectovaginale besteht aus lockerem Bindegewebe. In Dammnähe hat die Vagina mit ihrem unteren Drittel von oben nach unten Verbindung zum M. obturator internus, zur Becken- und mittleren Dammfaszie, zum M. transversus perinei profundus, M. bulbocavernosus (früher: M. constrictor cunni, „Scheidenschnürer") und Bulbus vestibuli.

- Blasenhals: 2,5 cm hinter der Symphyse in einer horizontalen Schnittebene durch den Unterrand der Symphyse, berührt die Zervix;
- Cervix uteri: in Höhe einer horizontalen Schnittebene durch das Sakrokokzygealgelenk. Die Portio supravaginalis grenzt an den unteren Blasengrund und das Trigonum. Blasenhals und Zervix sollten sich unter Ruhebedingungen in gleicher Höhe befinden und auch bei größter Anstrengung nicht tiefer reichen als bis zur Querschnittsebene des Steißbeins.
- Excavatio rectouterina: bedeckt die Zervix hinten mit 18 mm stärker als die Excavatio vesicouterina vorn mit 6 mm. Der Douglas-Raum befindet sich 6–7 cm vom Anus entfernt hinter der Zervix.
- Isthmus uteri: mitten in der Beckenhöhle, projiziert sich in Höhe der Spina ischiadica auf die Haut;
- Ureter und A. uterina: überkreuzen sich im Lig. cardinale (15 mm seitlich vom unteren Rand der lateralen Vaginaltasche)
- Promontorium: auf halber Strecke zwischen Nabel und Symphyse;
- Nabel: am Unterrand von L4 und nicht – wie häufig gelehrt wird – in Höhe von L3;
- Bifurcatio aortae: zwischen L4 und L5.

Gleit- bzw. Kontaktflächen

Der Uterus grenzt an die folgenden Strukturen:

- oben an Peritoneum, Dünndarm und Dickdarm, die auch auf ihm lasten können;
- vorn an das Peritoneum und (über die Excavatio vesicouterina) an die Blase; bei leerer Blase kann sich eine Darmschlinge zwischen Uterus und Blase schieben;
- hinten an das Peritoneum und (über die Excavatio rectouterina/Douglas-Raum) an das Rektum; bei Retroversio uteri gibt es hinten mehr Kontaktflächen;
- lateral an die Ligg. lata und das subperitoneale Gewebe;
- unten haben Zervix/Isthmus Verbindung zu Blasenhals/Trigonum, unterem Blasenfundus, Vagina und Dammstrukturen.

Aufgrund seiner engen Verbindung zum Peritoneum können sich Störungen – trotz seiner Lage außerhalb des Peritonealraums – auch auf den Uterus auswirken. Die Bauchfelltaschen (besonders der Douglas-Raum) sind meist von septischen oder mechanischen Irritationen betroffen, in deren Folge sich Verwachsungen bilden können. Auf diese Fibrosierungen sollten wir unsere Aufmerksamkeit richten, weil sie die viszeralen Artikulationen im kleinen Becken empfindlich stören können. Bei einem gestörten Kräfteverhältnis (Spannungsgleichgewicht) des Peritoneums und der zahlreichen Bänder am Fundus kann sich der Uterus nicht mehr richtig bewegen. Manchmal gleiten Darmschlingen aus dem Peritonealraum heraus und können auf den Uterus drücken oder sich sogar zwischen ihn und andere Organe schieben.

3.2 Körperliche Untersuchung und Diagnostik

Die übliche gynäkologische Untersuchung wird in allen medizinischen Lehrbüchern beschrieben und es gibt keinen Grund, sie hier noch mal extra darzustellen. Achten Sie auf die Strukturbeschaffenheit, die sekundären Geschlechtsmerkmale, Dammlänge und -narben. Tonus und Elastizität der Beckengewebe lassen sich palpatorisch beurteilen. Auf Mobilitäts- und Motilitätstests sowie spezielle Tastuntersuchungen kommen wir später noch zu sprechen. Die intravaginale Untersuchung vermittelt Ihnen einen Eindruck von der Beweglichkeit der Zervix und des Uterus, von der Position des Uterus, dem Zustand der Adnexe usw. Von rektal sind die Parametrien, die sakrouterinen Ligamente, die Hämorrhoidalgefäße und die Steißbeinbeweglichkeit am besten zu beurteilen.
Viele Patientinnen klagen über diffuse, schwer einzuordnende Schmerzen. Gerade im Beckenbereich kommt es häufiger zu Erkrankungen, die gelegentlich auch ernsterer Natur sein können. Daher ist es wichtig, wenigstens ein gutes gynäkologisches Lehrbuch auf dem neuesten Stand zur Hand zu haben. Riskieren Sie nicht, eine kritische Diagnose zu übersehen! Beim geringsten Zweifel sollten Sie die Patientin sicherheitshalber zu einem Facharzt überweisen.

Anamnese

Während die Anamnese bei Stressinkontinenz relativ einfach zu erheben ist, erfordern gynäkologische Störungen schon mehr Sorgfalt und Genauigkeit. Lassen Sie sich von der Patientin die Krankengeschichte und ihre aktuellen Beschwerden in eigenen Worten schildern, und greifen Sie nur bei Bedarf ein, um sie in eine andere Richtung zu lenken oder nachzufragen. Vermeiden Sie unbedingt ein Gespräch, das sich lediglich auf eine Reihe von Ja/Nein-Antworten beschränkt. Die Anamnese umfasst Angaben zu Alter, Beruf, Familiengeschichte; Zeitpunkt der ersten Periode, Zykluslänge, Dauer der Menses; Infektionen, Schwangerschaftsabbrüchen, Geburts-, Operationsschwierigkeiten; Bauch-, Rücken-, Harnwegs- oder Darmbeschwerden sowie zu allen anderen ernsteren Erkrankungen bzw. Störungen, die sie durchgemacht hat.

Dysmenorrhö (Menstruationsschmerzen)

Finden Sie heraus, ob es sich um eine primäre (seit der ersten Periode) oder um eine sekundäre (später erworbene) Dysmenorrhö handelt und wann die Schmerzen bei der Regelblutung auftreten.
Prämenstruelle Schmerzen zu Beginn der Blutung können kurz und heftig sein, aber auch schon einen Tag vorher einsetzen und erst wieder nachlassen, wenn die Blutung voll im Gang ist. Diese Schmerzen sind meist hormonell bedingt und hängen mit einem Flüssigkeits- bzw. Blutstau im Genitalbereich zusammen. Manchmal können auch Darmkrämpfe während der Lutealphase der Grund sein.
Intermenstruelle Schmerzen beginnen erst mitten in der Regelblutung, werden zum Ende hin immer stärker und hören auf, sobald die Blutung vorbei ist. Sie könnten durch eine Endometriose, eine Störung im Bereich der Uterusaufhängung oder eine Gebärmuttersenkung verursacht sein.
Postmenstruelle Schmerzen treten erst ge-

gen Ende der Periode auf und halten danach noch ein oder zwei Tage länger an. Sie könnten ebenfalls auf eine Endometriose zurückzuführen sein, doch man sollte auch an eine Infektion oder eine Restriktion im Lumbalbereich denken.
Erkundigen Sie sich nach dem Schmerzcharakter, ob sie in Ruhe nachlassen, nachts verschwinden bzw. stärker werden, ob sie ständig, unregelmäßig oder anfallsartig auftreten, ob sie drückend sind, ziehen oder ausstrahlen (in den Lumbal-, Damm-, Obturator- oder Ischiasbereich) und mit Allgemeinsymptomen wie Erbrechen, Durchfall, Migräne, Ohnmacht oder Auszehrung einhergehen. Fragen Sie auch nach Dauer und Stärke der Blutung, Farbe (hell- oder dunkelrot/schwarz), Koagelbildung, Geruch, Ausfluss, Juckreiz, nach Harnwegsproblemen, Hämorrhoiden oder sonstigen Auffälligkeiten.

Beckenschmerzen

Zyklusabhängige Schmerzen: Dabei kann es sich um ein Lokalsymptom einer zentralen Hormonstörung oder um eine rein lokale Erscheinung handeln.
Zyklusunabhängige Schmerzen mit nichtgenitaler Ursache: Dazu gehören unter anderem rheumatische Erkrankungen oder Gelenkprobleme, die sich über Nervenreflexe auf das kleine Becken auswirken. Es könnten aber Harnwegsstörungen zugrunde liegen, z.B. eine Funktionsstörung im Blasenhals-/Trigonumbereich, Blasenentzündung oder -steine, Hydronephrose oder Nierentuberkulose. Ein Zervixkarzinom kann manchmal auf die Blase übergreifen. Ob die Schmerzen vom Verdauungs- oder Genitaltrakt ausgehen, lässt sich nicht immer eindeutig unterscheiden. Infrage kommen z.B. Rektumvorfall, rektale Blutung, Tenesmen, Koliken, Obstipation, Diarrhö, Hämorrhoiden, Darmverletzungen, Adhäsionen, Hernien oder eine Enteritis.
Zyklusunabhängige Schmerzen mit genitaler Ursache: Bei einer Dyspareunie benötigen Sie nähere Angaben zur Tiefe und Intensität, mit der die Schmerzen beim Koitus auftreten. Sind sie oberflächlich, d.h. direkt am Scheideneingang lokalisiert, könnte z.B. ein Dammschnitt der Grund sein. Meist sind sie aber eher Folge eines Traumas der mittleren Dammfaszie (im Bereich vor der Vulva) und weniger eines echten Risses. Denkbar ist auch, dass die Levatormuskeln im Rahmen einer Prolapsoperation (Kolporrhaphie) zu stark gerafft wurden. Ein oberflächlicher Vaginismus ist gelegentlich bei jungen Frauen zu beobachten. Schmerzen nach der Menopause könnten auf eine Vulvaatrophie infolge der genitalen Rückbildungsvorgänge hinweisen. Seltenere Ursachen sind Herpes, Ekzeme oder Polypen. Bei Spasmen der Levatormuskeln ist auch eine psychische Ursache möglich.
Darüber hinaus können Veränderungen des Scheidengewebes aufgrund einer lokalen (z.B. Kolpitis durch unterschiedliche Erreger, Involutionsatrophie) oder systemischen Erkrankung (z.B. Sjögren-Syndrom) zur Dyspareunie führen.
Wenn die Schmerzen erst bei tiefer Penetration auftreten, sind sie meist durch einen Zervixeinriss bei Retroversio uteri, durch das sog. Masters-Allen-Syndrom oder durch Endometrioseherde in den Ligg. lata bzw. sacrouterina bedingt. Klinische Befunde beim Masters-Allen-Syndrom sind Retroversio und schmerzhafte Hypermobilität des Uterus (oft einseitig) an den Ansatzstellen der Bänder sowie ein Einriss der hinteren Lage des Lig. latum, der sich unter Umständen bis ins Peritoneum und den Douglas-Raum fortsetzt.

Unserer Erfahrung nach sind tiefer lokalisierte Schmerzen eher strukturell-mechanisch als psychosomatisch zu erklären. Versuchen Sie in allen Fällen einer Dyspareunie möglichst umfassende Informationen zu bekommen, ohne die Patientin so unter Druck zu setzen, dass sie sich verspannt. Denn je besser Sie über das Problem Bescheid wissen, desto gezielter und effektiver können Sie ihr helfen. Denken Sie auch an eine Störung beim Partner, z.B. eine Peyronie-Krankheit (Induratio penis plastica).
Auch die Lage, in der die Schmerzen auftreten, kann diagnostisch richtungweisend sein:

- Bauchlage: Schmerzen zu Beginn der Penetration sprechen für eine Harnröhren- oder Blasenhalsstörung (z.B. Senkung, Blasenentzündung) bzw. für einen Uterusprolaps. Schmerzen bei tiefer Penetration können auf eine Zervizitis, Anteversio/Anteflexio uteri oder Vorverlagerung der Zervix hindeuten.
- Rückenlage: Schmerzen zu Beginn der Penetration können auf einem Prolaps, Schmerzen bei tiefer Penetration auf einer Retroversio/Retroflexio uteri bzw. einer parametranen Adhäsion beruhen.
- Seitenlage: Schmerzen bei tiefer Penetration weisen meist auf eine Seitneigung des Uterus in Verbindung mit einem eingerissenen Lig. latum hin. In diesem Fall ist möglicherweise schon schmerzhaft, die Seitenlage überhaupt einzunehmen.

Infektionen

Im kleinen Becken können zahlreiche Krankheitserreger eine akute oder chronische Entzündung der inneren und äußeren Geschlechtsorgane bzw. urogenitalen Öffnungen hervorrufen. Achten Sie besonders auf sexuell übertragbare Krankheiten, weil sie gravierende Folgen bis hin zur Unfruchtbarkeit nach sich ziehen können. Im Verdachtsfall muss sich die Patientin einer gründlichen Untersuchung (sämtliche Laborwerte) unterziehen. Palpieren Sie das Abdomen auch sorgfältig auf verhärtete, schmerzempfindliche Stellen als Zeichen einer Peritonitis. Sie sollten von einem Spezialisten abgeklärt werden.

Maligne Tumoren

Da sich im Genitalbereich häufiger Tumoren entwickeln, ist es wichtig, immer auf verdächtige Zeichen zu achten, z.B. unerklärliche Wucherungen, Zwischenblutungen, starker Ausfluss, nächtliche, zyklusunabhängige oder genau lokalisierbare prämenstruelle Schmerzen. Bei Tumorverdacht muss die Patientin komplett (auch röntgenologisch) untersucht werden. Lassen Sie sich nicht durch die vermeintlich hohe Strahlenbelastung beirren: Was zählt schon die geringe Gefährdung durch ein paar rad, wenn ein Leben gerettet werden kann?

Uterusfibrom (Leiomyom)

Bei einer signifikanten Fibromatose fühlt sich der Uterus ziemlich derb an, wie eine Masse, die in allen Richtungen verschiebbar ist und einen dumpfen Klopfschall erzeugt. Ein eindeutiges Zeichen ist es, wenn die Bewegungen des Uterus überwiegend vom Zervixbereich ausgehen. Sie können mit dem Finger spüren, wie sich die Zervix unter dem Druck der Fibrome bewegt. Dage-

gen ist eine Zervix- bzw. Uteruserweichung ein Schwangerschaftszeichen. Multiple Fibrome sind als mehrere kleine Beulen im Uterus zu spüren, deren Zahl und Größe bei jeder Patientin unterschiedlich ist. Ein Fibrom kann auch als festes Gebilde (Knoten) imponieren, das sich bei der Palpation bzw. Mobilisation scheinbar nur zusammen mit dem Uterus bewegt.
Interessanterweise zeigen die Schmerzen und Beschwerden eine große Bandbreite. So kann eine Patientin trotz eines enormen Fibroms absolut symptomfrei sein, während ein kleines Fibrom manchmal schwerer zu ertragen ist als ein großes.
Solange sie keine Beschwerden verursachen, stellen Fibrome keine Kontraindikation für intravaginale Manipulationen dar. Wenn allerdings durch die intravaginale Technik eine Blutung ausgelöst wird, müssen Sie natürlich eine andere Methode wählen.

Schmerzhafte Retroversio uteri

Als Retroversio uteri bezeichnet man es, wenn der Uterus nach hinten geneigt ist (s. Abb. 3.4). Bei der gynäkologischen Untersuchung lässt sich bei einer Retroversio oft ein einseitiger Bänderschmerz feststellen, der von einem Einriss im hinteren Lig. latum ausgeht. Eine starke Retroversio zieht eine Reihe von Störungen nach sich.
Schmerzen: meist im Becken-, Lumbal- oder Sakrokokzygealbereich und oft einseitig. Die Patientin hat ein Fremdkörper- oder Schweregefühl bzw. empfindet rektal ein Drücken. Beim Aufstehen, Gehen oder bei Müdigkeit werden die Schmerzen oft stärker, während sie in Ruhe nachlassen, besonders wenn sich die Patientin auf den Bauch legt oder kniet (Knie-Ellbogen-Position). Um die Schmerzen zu lindern, hält sie

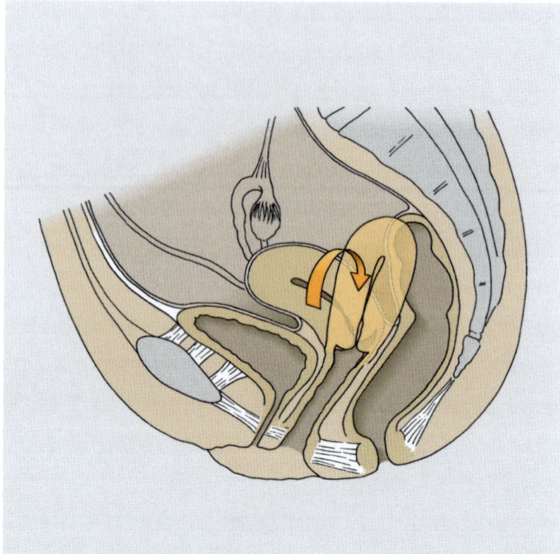

Abb. 3.4: Retroversio uteri

sich vermutlich oft den Bauch mit den Händen.
Dyspareunie: unvermittelte und sehr heftige Schmerzen, die z.B. bei tiefer Penetration oder beim Orgasmus auftreten können.
Dysmenorrhö: bessert sich in Bauchlage, Knie-Ellbogen-Position oder modifizierter Trendelenburg-Lage. Bei einem Lagewechsel können sich die Menstruationsschmerzen verschlimmern oder abschwächen.
Durchblutungsstörungen: eine Stauung (Kongestion) im Becken lässt den Uterus bläulich-violett und ödematös geschwollen aussehen. Oft nur in einem Bein vorhandene Krampfadern sprechen für eine einseitige Uterusrestriktion.
Ausscheidungsstörungen: Obstipation und schmerzhafte Defäkation sind die häufigsten Stuhlunregelmäßigkeiten. Typisch sind auch vermehrte Miktionsfrequenz, Dysurie oder ein Schweregefühl der Harnblase.
Gelenkprobleme: Das Sakrum kann entweder anterior fixiert (und überhaupt nicht mehr beweglich) oder nach vorn bzw. seltener zur Seite gebogen (zur Gegenseite eines Lig.-latum-Einrisses) sein.

Druckschmerzen

Eine Verlagerung des Uterus nach hinten führt zu Becken- und Kreuzschmerzen, Ischialgie (bis zur oberen Hälfte des Oberschenkels, nur vereinzelt tiefer) oder rektalen Schmerzen sowie zu Dyspareunie. Bei einem Prolaps ist ein typisches Ziehen zu spüren.
Eine Verlagerung des Uterus nach vorn verursacht in den meisten Fällen Becken- und Blasenschmerzen oder ein Schweregefühl der Blase und Miktionsstörungen.
Druckerscheinungen bzw. Raumforderungen im kleinen Becken (z.B. Schwangerschaft, Fibrome, Tumoren o.Ä.) können Kreuzschmerzen mit einem Schweregefühl bzw. Unterleibsbeschwerden hervorrufen. Manchmal strahlen die Schmerzen bis in die Leisten oder Oberschenkel aus.
Wir haben mehrere Fälle erlebt, in denen die Hüftbeweglichkeit durch eine Neuralgie in den Beinen schmerzhaft eingeschränkt war und der Verdacht auf eine Funktionsstörung des Hüftgelenks nahe lag. Wenn wir dann intravaginale und lumbale Manipulationen (bei Gelenkbeteiligung) durchführten, besserten sich die Schmerzen sofort. Das zeigt, welche teilweise spektakulären Ergebnisse sich mit unserer Art der Behandlung erzielen lassen.

3.3 Viszerale Bewegungen

Ein gesunder Uterus ist beweglich. Seine physiologischen passiven und aktiven Bewegungen unterliegen verschiedenen Einflussfaktoren.

Passive Bewegungen

Zwerchfellatmung

Die starken, rhythmischen Kontraktionen des Zwerchfells bei der Atmung versetzen die Bauch- und Beckenorgane in Bewegung. Auch wenn die Wirkung mit zunehmender Entfernung nachlässt, wird der Uterus trotzdem noch vom Zwerchfell beeinflusst. Bei jungen Frauen kann sich der Fundus bei forcierter Atmung um bis zu 2 cm bewegen. Wenn Leber, Darm und andere subdiaphragmale Strukturen gegen das Zwerchfell drücken, z.B. beim Knien (Brust am Boden), wird im Becken ein negativer Druck erzeugt. Obwohl sich die Anziehungskraft des Zwerchfells kaum quantifizieren lässt, könnte sie einigen Studien zufolge das effektive Gewicht des Uterus um fast 50% verringern.

Gehen

Alle Körperbewegungen (gehen, vom Stuhl aufstehen oder ähnliche Alltagsaktivitäten) macht der Uterus automatisch mit. Sie fördern seine natürliche Mobilität. Daher reicht allein schon körperliche Inaktivität aus, die Uterusbeweglickeit einzuschränken. Es muss also nicht erst eine strukturelle Veränderung vorliegen, um seine Anfälligkeit für Entzündungen und andere Erkrankungen zu erhöhen.

Einfluss von Blase und Rektum auf den Uterus

Eine volle Blase dehnt sich in alle Richtungen aus und vor allem ihr Längsdurchmes-

ser vergrößert sich. Dadurch wird der Fundus uteri aufwärts und leicht nach hinten geschoben. Ist der Uterus z.B. retrovertiert und anteflektiert, wird die gefüllte Blase genau auf die Zervix drücken. Wenn der Druck auf die Zervix zu stark wird, kann sie ihrerseits passiv die Blase eindrücken.
Von einem vollen Rektum wird der Uterus nach vorn verdrängt. Das ist meist bei Frauen mit chronischer Verstopfung des Enddarms der Fall. Sind Blase und Rektum gefüllt, bringen sie „mit vereinten Kräften" den Uterus dazu, sich steil aufzurichten (vertikalisieren). Versuchen Sie herauszufinden, ob die Schmerzen bei voller Blase oder kurz vor dem Stuhlgang nachlassen.
Pressende Bewegungen (Schiebebewegung zum Entleeren von Blase oder Darm) oder Retentionsbewegungen haben charakteristische Auswirkungen auf Uterus und Vagina:

- Da sich ihre Aufhängung bei Schiebebewegungen (s. Abb. 3.5) entspannt, verstreichen der urethrale und der vaginale Winkel. Blasenfundus und Cervix/Isthmus uteri bewegen sich etwas weiter nach hinten-unten und drücken dadurch posterior gegen die obere Hälfte der Vagina, während sich Uterus und Vagina auf das Rektum legen und den Douglas-Raum verschließen.
- Beim bewussten Anhalten bzw. Unterbrechen (Retentionsbewegung) dagegen vergrößert sich der vaginale Winkel, weil sich nur die vordere Aufhängung zusammenzieht, die hintere nicht. Infolgedessen öffnen sich die beiden Douglas-Räume.

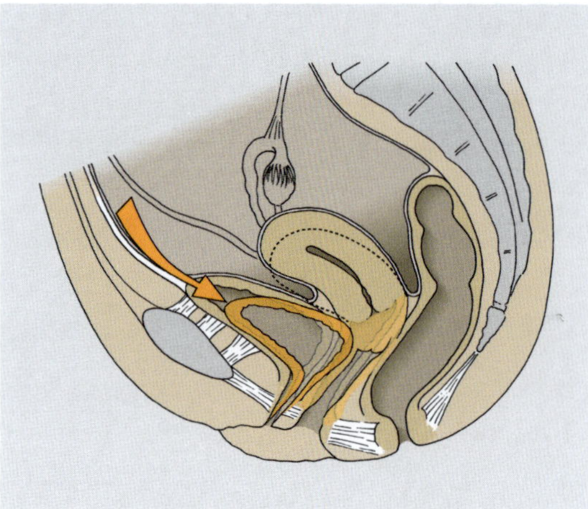

Abb. 3.5: Schiebebewegungen

Schiebende Bewegungen und Retentionsbewegungen kommen meist passiv zustande, entweder durch Druckveränderungen vom Bauchraum oder Perineum her oder durch die pelvinen Haltestrukturen. Auch vom Tonus der Bauchwand, der Blase und des Uterus werden diese Bewegungen beeinflusst.

Aktive (intrinsische) Bewegungen

Hormonzyklus

Im Laufe des Menstruationszyklus, in der Pubertät oder Menopause sowie in Abhängigkeit vom Allgemeinzustand verändert sich die Position des Uterus. Bei jungen Frauen mit retrovertiertem Uterus kann sogar vor und nach jeder Periode ein Lagewechsel stattfinden.
Unter Östrogeneinfluss erhöhen sich vor dem Eisprung der Tonus und die Kontraktionsfrequenz des Myometriums, gleichzeitig wird der Uterus durch eine vermehrte Absorption von Interstitialflüssigkeit schwerer. In der Lutealphase wird das Myometrium hypoton und die Amplitude der Kontraktionen vergrößert sich. Daher sind viszerale Manipulationen in der ersten Woche nach der Periode am sinnvollsten.
Um den Erfolg der Behandlung beurteilen zu können, ist es wichtig, dass Sie die Patientin wieder genau in derselben Zyklus-

phase nachuntersuchen. Die Uterusbewegungen werden durch ein kompliziertes Zusammenspiel von ZNS- und endokrinen Einflüssen (z.B. Tonus, Druck in den Gefäßen, Flüssigkeitsabsorption) gesteuert. Während der Ovulation kann sich die Zervix manchmal für ein bis drei Tage öffnen, besonders bei Frauen, die noch nicht geboren haben (Nulliparae).

Koitus

Wie Uterus und Vagina sich während eines Koitus bewegen, haben Masters und Johnson in ihrem Buch beschrieben (Kolodny, Masters & Johnson 1979). In der Erregungsphase weiten sich die oberen zwei Drittel der Vagina zu einer ovalen Form, und in der Plateauphase beginnt sich das untere Drittel zu kontrahieren. In der Orgasmusphase richtet sich der Uterus rhythmisch auf und die Zervix öffnet sich dabei. Ohne diese Bewegungen käme es zur Hemmung der afferenten Impulse und ihrer zentralen Stimuli. Wenn sich die Zervix nicht richtig öffnet bzw. sich der Uterus nur schwach aufrichtet, kann sich das auch nachteilig auf die Fruchtbarkeit auswirken.

Schwangerschaft und Geburt

Die enorme Gewichts- und Größenzunahme des Uterus im Laufe der Schwangerschaft ist deutlich sichtbar. Während der Geburt kommen außerdem beträchtliche Bewegungen und Muskelkontraktionen (Wehen) hinzu. Alle Bänder werden gedehnt, manche sogar auf das Vierfache ihrer normalen Länge (s. Abb. 3.6).
Welche Folgen sich durch uterine Bewegungseinschränkungen während einer Schwangerschaft ergeben können, ist leicht nachzuvollziehen. Wenn der Uterus an einer Stelle fixiert ist, werden sich Fibrosen um sie herum entwickeln und wahrscheinlich auch die lokale Durchblutung beeinträchtigt sein. Ob der Fetus dadurch geschädigt wird, lässt sich nicht definitiv beweisen, doch wir möchten es lieber nicht darauf ankommen lassen.
Um sie nicht unnötig zu beunruhigen, haben wir schwangere Patientinnen mit teilweise fixiertem Uterus ohne ihr Wissen untersucht. Fast alle klagten gegen Ende der Schwangerschaft genau an der Stelle, an der sich die Restriktion befand, über Schmerzen, die unter der Geburt noch stärker wurden.
Damit er seinen vielfältigen Aufgaben gerecht werden kann, muss der Uterus beweglich sein. Wenn seine Aufhängungen frei von Restriktionen sind, bleibt er ständig in Bewegung. Falls Ihnen seine Position bei der Untersuchung ungewöhnlich vorkommt, besteht kein Grund zu übertriebener Sorge. Denn solange er mobil ist, kann er vermutlich trotzdem seine Funktionen erfüllen.

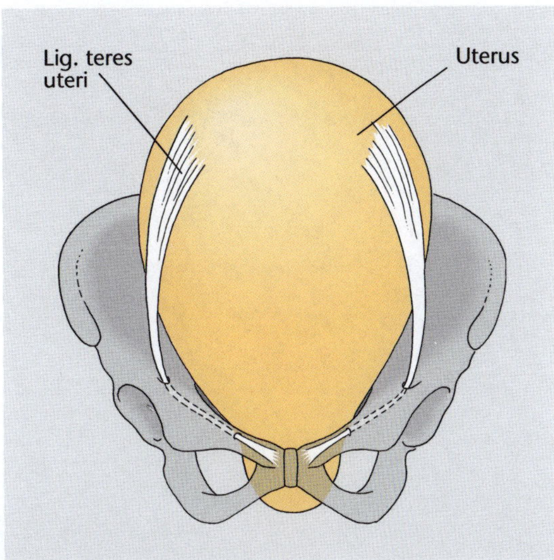

Abb. 3.6: Dehnung des Lig. teres uteri während der Schwangerschaft

3.4 Anatomie und Pathoanatomie

Bei einer „durchschnittlichen" Frau bildet der Uterus einen 60°-Winkel zur Nabel-Steißbein-Ebene und der Winkel zwischen Fundus und Zervix beträgt 110–130° (s. Abb. 3.7). Doch aufgrund von Alter, Struktur, Geburten, Veranlagung sowie zahlreicher Erkrankungen, die sich auf den Halteapparat der Gebärmutter und den Tonus auswirken, können sich Veränderungen dieser Winkelmaße ergeben. Auch die Krümmung der Lendenwirbelsäule (Lordose) beeinflusst die Winkel.

In diesem Abschnitt wollen wir einige gängige Positionsabweichungen beschreiben. Da Begriffe wie „Versio" bzw. „Flexio" nicht von allen Autoren in gleicher Weise benutzt werden, möchten wir als Erstes definieren, wie wir sie verstehen:

- Versio bezeichnet die Stellung des Corpus uteri bezogen auf die Beckenebene,
- Flexio bezieht sich auf den Winkel zwischen Corpus und Isthmus bzw. Cervix uteri.

Für die Position der Zervix im Verhältnis zur Beckenebene verwenden wir die Begriffe „Antepositio" bzw. „Retropositio" (s. Abb. 3.8):

- Antepositio steht für die Annäherung der Zervix an die Symphyse und
- Retropositio für die Annäherung an das Sakrum.

Retroflexio und Retropositio sind keine Synonyme, d.h. bei retroflektiertem Uterus muss sich die Zervix nicht automatisch zum Sakrum hinbewegt haben.

Stellungsanomalien

Bei einer Nullipara (mit leerer Blase und Darm) sind Zervix, Isthmus und Fundus uteri im Stehen anteflektiert und antevertiert. Der Fundus steht mehrere Zentimeter hinter der Symphyse, und die Zervix drückt von hinten gegen die an dieser Stelle verdickte Wand der Vagina.

- Von den Ligg. teretes uteri und sacrouterina wird der Uterus in der Sagittalebene ausgerichtet und gehalten.

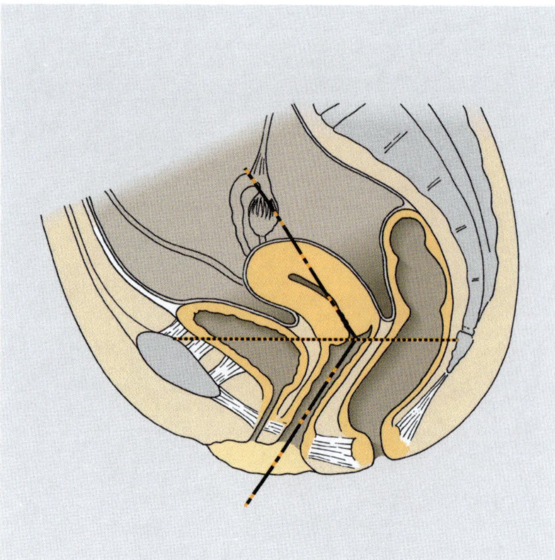

Abb. 3.7: Normaler Korpus-Zervix-Winkel

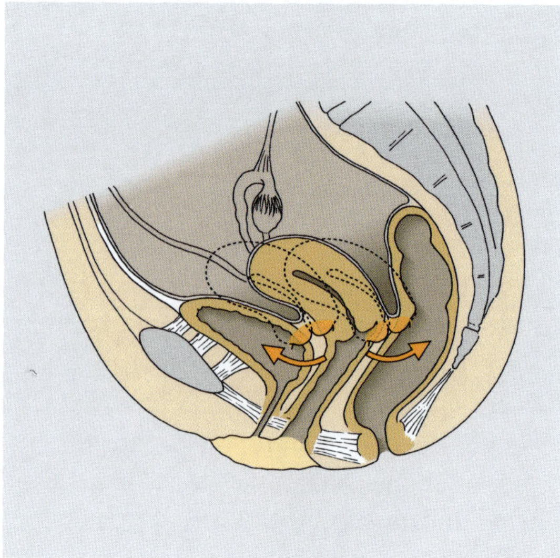

Abb. 3.8: Ante- bzw. Retropositio der Cervix uteri

- Die Ligg. lata und die Parametrien schränken seine Möglichkeit zur Seitwärtsneigung ein.
- Durch das subperitoneale Beckengewebe und das sehnige Bindegewebe in der Regio pubica sind die Portio supravaginalis der Zervix und das Scheidengewölbe fest verankert.
- Der Beckenboden (z. B. M. levator ani und Perineum) stützt die Beckenorgane.
- Durch die Anziehungskraft des Zwerchfells verringern sich der Einfluss der Schwerkraft und das effektive Gewicht des Uterus.
- Auch unter dem Einfluss des Herz-Kreislauf-Systems (vorwärts treibende Kräfte vom Herzen weg bzw. Rückstrom) wird das Uterusgewicht geringer.
- Der Turgor-Effekt trägt dazu bei, dass die Beckenorgane ungestört aufeinander gleiten bzw. sich gegeneinander verschieben können.

Positionsabweichung nach lateral

Infolge einer Becken- oder peritonealen Entzündung kann der Uterus oft lateral verzogen sein (zur Seite der Läsion hinüber). Auch ein ipsilateraler Ovarialtumor ist als Ursache denkbar. Bei einer angeborenen Seitwärtsneigung könnte ein verkürztes Lig. teres oder Unterentwicklung eines Müller-Gangs der Grund sein.
Seitliche Positionsabweichungen können Fibrosierungen oder Verwachsungen der Weichteile nach sich ziehen, die dann ihrerseits zu Fertilitätsstörungen oder Unterleibsschmerzen führen. Da bei diesen Restriktionen auch das abdominale Peritoneum eine wichtige Rolle spielen kann, sollten Sie es sorgfältig untersuchen.

Positionsabweichung nach anterior

Sie kommt seltener vor als eine seitliche Abweichung und kann entweder angeboren (meist infolge einer Hypoplasie) oder erworben sein (durch Geburten oder genitale Infektionen). Unter dem posterosuperioren Zug an der Zervix, der hinteren Vaginalwand und den Ligg. sacrouterina kippt der Uterus vornüber, wenn im hinteren Bereich der Parametrien eine Restriktion vorhanden ist (s. Abb. 3.9).
Unter diesen Umständen kann es durch die Verspannung zu Dysmenorrhö, Infertilität, Reizblase (durch direkte Stimulation der Blasenwand) oder zum Uterusprolaps kommen. Alle von abdominal einwirkenden Kräfte treffen auf die Vorderseite des Uterus und werden von dort an die Blase weitergegeben. Gewöhnlich geht einem Uterusprolaps erst eine Vertikalisierung des Uterus voraus.

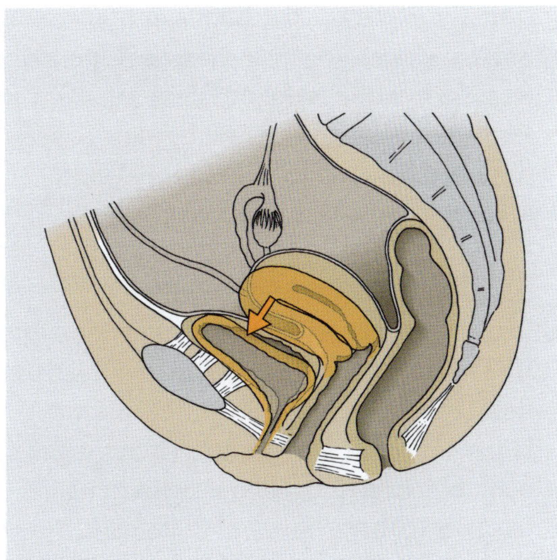

Abb. 3.9: Positionsabweichung nach anterior bei Anteversio uteri

Positionsabweichung nach posterior

Eine Schwäche der vorderen Bandaufhängung ist bei einem hypoplastischen und nach rückwärts gekippten Uterus meist mit einem unverhältnismäßig tiefen Douglas-Raum verbunden (primäre posteriore Abweichung). Zusätzlich kann eine Hypotonie der Ligg. teretes bzw. der Blasen-/Uteruswand oder eine Schwäche der Ligg. pubovesicalia bzw. pubourethralia vorliegen.
Für eine sekundäre posteriore Abweichung kommen mehrere Ursachen infrage:

- Leiomyome, Ovarialzysten, zystische Veränderung eines Lig. latum oder andere Neubildungen auf seiner Vorderseite können den Uterus nach hinten verdrängen.
- Auch durch Vernarbung der Adnexe wird er nach hinten gezogen. Außer Narben könnte ein Elastizitätsverlust der Gewebe hinter dem Uterus der Grund sein.
- Eine Gewebeinfiltration mit Endometriose kann den Uterus je nach Lokalisation der Herde nach hinten ziehen.
- Möglicherweise ist er nach einer Operation auf der Rückseite mit dem (nicht von Peritoneum überzogenen) Lig. latum verwachsen. Überhaupt kann man davon ausgehen, dass sich jede Bauch- oder Beckenoperation nachteilig auf die Funktion der Beckenorgane auswirkt.
- In der Schwangerschaft verändert sich die Uterusaufhängung so, dass sich der Isthmus weiter vorne-unten (anteroinferior) befindet. Wenn sich der Uterus nicht ganz nach hinten neigt, fällt das Scheidengewölbe in sich zusammen. Es kommt eventuell auch zu einer schmerzhaften Retroversio uteri.
- Bei einer Retroversio uteri nach einem Autounfall, einem direkten Schlag oder Sturz auf den Lumbalbereich handelt es sich manchmal nicht um die Folge des eigentlichen Traumas, sondern um die Auswirkung der anschließenden Vernarbung. Darauf kommen wir später noch zu sprechen.

Die Kombination aus Geburtstrauma, Retroversio uteri mit hypermobiler Zervix und Einrissen der subperitonealen Faszie bzw. der hinteren Ligg. lata wird als **Masters-Allen-Syndrom** bezeichnet. Es tritt meist nach einer überstürzten Geburt bzw. zu langer Wehentätigkeit auf, kann aber auch durch Risse (Zervix, Damm, Ligg. cardinalia) infolge einer Zangen- oder Saugglockenentbindung verursacht sein (s. Abb. 3.10). Wenn sie dann vernarbt sind, schränken sie die Beweglichkeit der Stützstrukturen von Zervix und Isthmus ein. Besonders die Ligg. sacrouterina sind oft von solchen Restriktionen betroffen. Leichte Schmerzen können median und posterior lokalisiert und mit einem Schweregefühl verbunden sein. Verstärkt werden sie durch längeres Sitzen (erhöhte Spannung der Ligg. sacrospinalia und sacrotuberalia sowie bestimmter pelvitrochanterer Muskeln), Müdigkeit und Anstrengungen. Als weitere Symptome können Dysmenorrhö, prämenstruelles

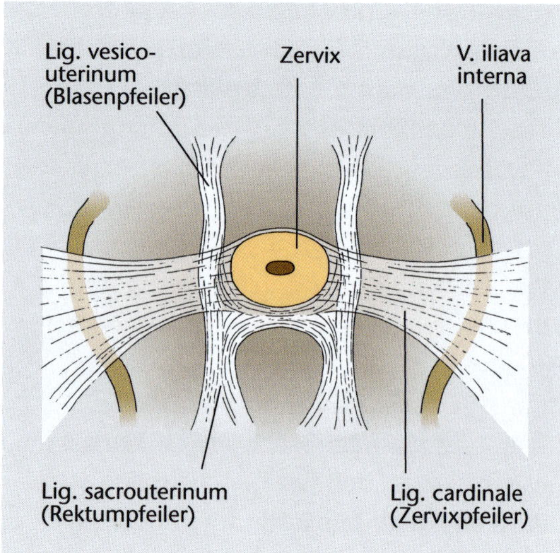

Abb. 3.10: Lagebeziehungen des Lig. cardinale

Syndrom und Schmerzen bei tiefer Penetration bzw. beim Orgasmus hinzukommen. In Bauchlage und Ruhe bessern sich die Beschwerden.

Cervix uteri

Verlängerung (Elongatio cervicis)

Wenn die Zervixaufhängung ihre normale Spannung verliert und erschlafft, kann eine Hypertrophie und Längenzunahme der Portio vaginalis (vor allem vorne) zu beobachten sein. Denn die abdominellen Kräfte werden nicht mehr daran gehindert, sie nach unten zu schieben. Die Zervix wird aber nur länger, wenn der übrige Uterus weiterhin guten Halt hat.

Lage

Uterus und Zervix bilden normalerweise einen Winkel von ca. 110°, der jedoch variieren kann. Wie gerade erwähnt, kann die Zervix länger werden, aber noch wichtiger ist, dass sie sich auch in sagittaler Ebene verschieben kann. Außerdem sind Seitwärtsneigung, Drehungen oder eine Kombination aller Bewegungen möglich. Unserer Erfahrung nach wirken sich vor allem zwei Zervixpositionen pathogen aus, nämlich Antepositio und Retropositio (s. Abb. 3.8).
In Antepositio drückt die nach vorne (und leicht nach oben) fixierte Zervix über die vordere Vaginalwand auf den Blasenhals-/Trigonumbereich. Diese Reizung kann – besonders prämenstruell – zu Inkontinenz führen. Ein Koitus in Bauchlage ist möglicherweise schmerzhaft für die Patientin und kann Harndrang auslösen.

In Retropositio drückt die nach hinten fixierte Zervix über das hintere Vaginalseptum und den Douglas-Raum gegen das Rektum und kann dadurch eine reflektorische Obstipation, Tenesmen und eine prämenstruelle Druckzunahme in Hämorrhoiden hervorrufen.
Während eine Retroversio uteri gewöhnlich gleichbedeutend mit einer Antepositio der Zervix ist, kann eine Anteversio uteri mit einer Ante- oder Retropositio der Zervix einhergehen. Da ein retrovertierter, aber voll beweglicher Uterus nur selten Probleme verursacht, ist für uns eine Positionsabweichung der Zervix eher Grund zur Sorge.

Senkung und Prolaps

Eine Senkung oder Ptose ist als Anfangsstadium eines Prolapses anzusehen. Bei einem Prolaps handelt es sich um einen Vorfall des Uterus bzw. eines anderen Organs aufgrund einer stark überdehnten oder sogar gerissenen Bandstruktur (s. Abb. 3.11). Zu einer

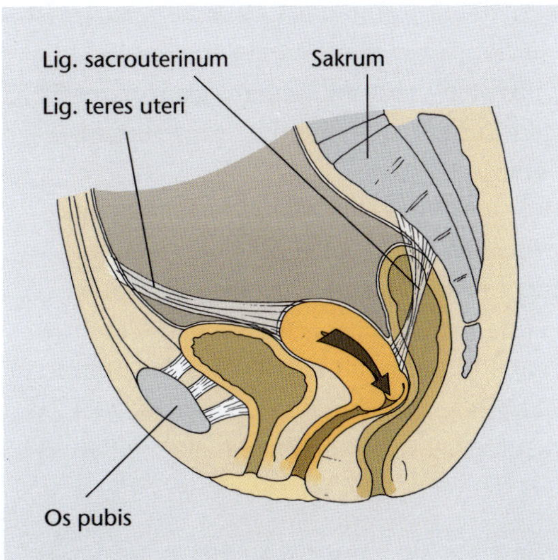

Abb. 3.11: Uterusprolaps

Ptose bzw. einem Prolaps kann es infolge einer primären oder sekundären Schwäche der Aufhängungs- und Stützstrukturen kommen. Primäre Ursachen sind z.B. Beckenanomalien oder Muskelhypoplasien. Zu den sekundären Ursachen zählen Geburtstraumen, Operationen, Rückbildungsvorgänge nach der Menopause usw.
Lansac und Lecompte (1981) sehen „jede ständig oder bei Anstrengung vorhandene Vorwölbung in die Vagina oder Vulva und darüber hinaus jede teilweise oder komplette Ausstülpung der Scheidenwand (durch Blase, Rektum, angrenzende Bauchfelltaschen sowie den festen vaginalen Boden der Zervix)“ als Prolaps an.
Manchmal kann ein Prolaps klinisch kaum zu entdecken und in bestimmten Zyklusphasen ausgeprägter sein. Wenn die meisten Therapeuten gründlicher bei der Anamneseerhebung und körperlichen Untersuchung wären, würden die Patientinnen nicht mehr so vorschnell als „hysterisch“ bzw. „neurotisch“ abqualifiziert.[1] Denn es kommt nicht spontan zu einem Prolaps, sondern davor muss bereits eine Gewebeverletzung stattgefunden haben. Die Beschwerden oder Restriktionen, die durch solche Läsionen verursacht werden, können abhängig von der Zyklusphase bzw. dem Allgemeinzustand der Patientin mehr oder weniger gut erkennbar sein.
Bei einer Ptose sind die Symptome sogar noch diskreter. Daher lässt sie sich erst recht nur durch eine gründliche, umfassende Untersuchung entdecken. Erschwerend kommt noch hinzu, dass der Befund je nach Tageszeit, Allgemeinzustand oder Zyklusphase unterschiedlich ausfallen kann.

[1] *Hysterisch leitet sich übrigens von dem griechischen Wort für Uterus ab. Das zeigt die Doppeldeutigkeit des Begriffs bzw. seines frauenfeindlichen Gebrauchs.*

Typisch sind leicht erschlaffte Stützstrukturen des Uterus, ohne dass sich der gesamte Umriss bereits verändert hätte.
Einteilung:
Die Bezeichnung der Prolapsformen bzw. Hernien richtet sich nach der Lage.
Bei einem vaginalen Prolaps (Kolpozele) unterscheidet man:

- Urethrozele (Harnröhrensegment) bzw. Zystourethrozele (Blasensegment),
- Hernia vaginalis bzw. Elytrozele (Ausstülpung des Douglas-Raums),
- Rektozele (Darmsegment).

Bei einem Uterusprolaps unterscheidet man entsprechend der Zervixhöhe:

- Grad I (intravaginal),
- Grad II (bis zur Vulva).
- Grad III (außerhalb der Vulva).

Hernia vaginalis (Elytrozele)

Bei dieser Art Kolpozele (nach posterior) stülpt sich der Douglas-Raum durch das Septum rectovaginale und das Levatortor hindurch nach unten bis zum Centrum tendineum perinei und verstärkt durch seinen Druck den Uterusprolaps. Durch das „Heruntersacken“ („Unwinding“) der Vagina wird das Peritoneum mitgezogen, und in den Douglas-Raum eindringende Dünndarmschlingen können sich zwischen Vagina und Rektum schieben (s. Abb. 3.12). Vaginale Hernien gehen oft mit Prolapsus bzw. Retroversio uteri einher.
Ein retrovertierter Uterus blockiert den Douglas-Raum und kann sich unter der Einwirkung von Druckkräften aus dem Bauchraum auch an seiner Stelle zwischen die Levatormuskeln schieben. Das sieht man z.B. häufiger nach einer Hysteropexie. Wenn die vertikale Beweglichkeit des Uterus übermäßig zunimmt, „sackt“ auch die

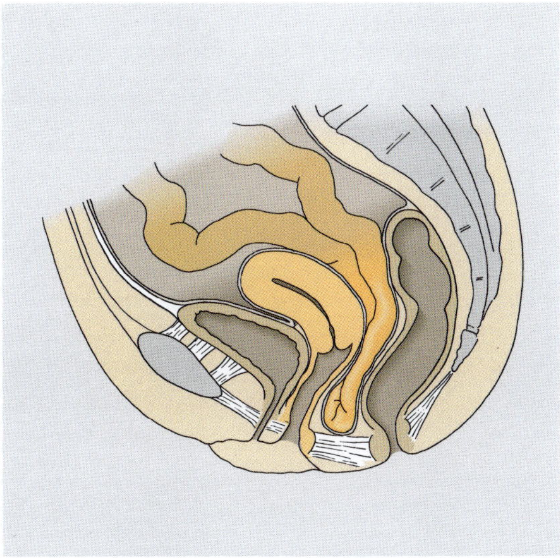

Abb. 3.12: Kolpozele (Hernia vaginalis)

hintere Vagina mit ihrem Peritoneumüberzug nach unten.
Für eine normale intrakavitäre Druckverteilung und die Durchblutung sind aber ungestörte Beziehungen der Beckenorgane untereinander wichtig. Sonst würde ein retrovertierter Uterus durch den intraabdominalen Druck immer weiter nach unten und hinten (inferoposterior) geschoben. Weil sich durch die Kompression Blut und Lymphflüssigkeit in den Gefäßen stauen und sich die Wirkung des Zwerchfells abschwächt, wird der Uterus schwerer und kippt noch mehr nach hinten. Dieser Teufelskreis beschleunigt die Entwicklung zu einer Senkung bzw. einem Prolaps.

Bewegungsphysiologie

Die Bewegungsphysiologie im Beckenbereich ist so unglaublich vielschichtig, dass ihre Darstellung ein ganzes Buch füllen würde. Daher geben wir uns damit zufrieden, kurz die Gelenkverbindungen zu beschreiben, und hoffen, Ihnen dadurch ein Bild von den komplexen Wechselbeziehungen zwischen Beckenorganen und Skelettsystem zu vermitteln.

Bewegungsrichtungen und Beckenebenen

Das kleine Becken unterscheidet sich beim Menschen in wichtigen Punkten von dem der Menschenaffen. Es ist länger und nicht parallel zur Symphysis pubica ausgerichtet, das Sakrum ist durch sein Promontorium näher an der Symphyse und von oben bis unten gemessen ist das Becken kürzer. Zusätzlich befindet sich die Vulva durch die Schrägstellung des Sakrums vorne-unten vor dem Geburtskanal, dessen Öffnung somit von der Schubrichtung des Feten durch den Uterus abweicht. Außerdem liegt die anale Öffnung höher als die vaginale.

- Der Beckeneingang befindet sich zwischen Promontorium und Symphyse,
- der Beckenausgang zwischen Schambein und Steißbein,
- die Beckenenge zwischen unterem Symphysenrand und Spina ischiadica (s. Abb. 3.13).

Die Beckenenge hat den kleinsten Durchmesser aller Ebenen des kleinen Beckens, kann sich aber bei Extension des Sakrums vergrößern.

Beckenhöhle (Cavitas pelvis)

Das kleine Becken einer nichtschwangeren Frau hat ein Volumen von 800–900 ml, während das Volumen des kindlichen Kopfes 500–600 ml beträgt. Daher ist die Cavitas pelvis für jeden Kopfdurchmesser des Feten

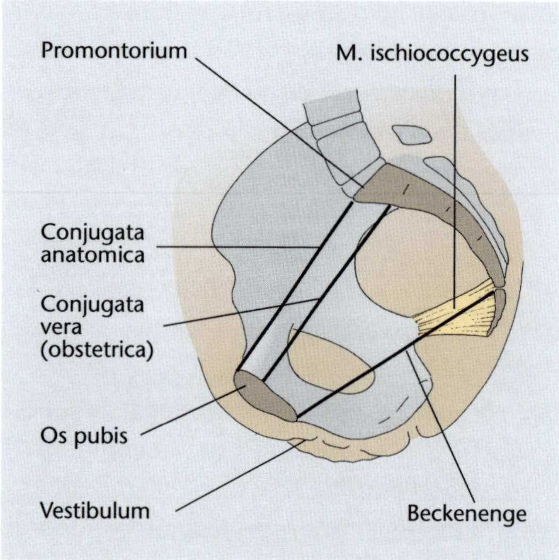

Abb. 3.13: Beckendurchmesser (Conjugata)

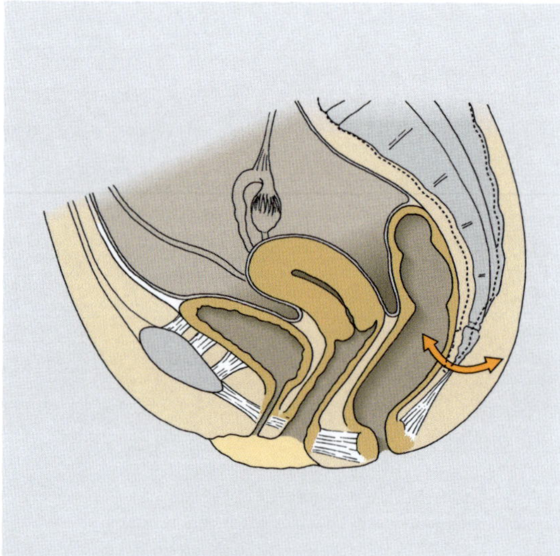

Abb. 3.14: Flexion des Os sacrum

groß genug, außer für den Scheitel-Kinn-Durchmesser.
Entscheidend ist jedoch die Mobilität des Beckens. Solange es ausreichend beweglich ist, kann es der Fetus ohne Schwierigkeiten passieren. Nicht gelenkbedingte Geburtshindernisse können sich z.B. durch knöcherne Veränderungen nach einer Rachitis, bei stärkerer Beckenasymmetrie, Hüftluxation, Pott-Syndrom oder nach Beckenfrakturen ergeben. Eine gute Mobilität des Beckens setzt eine ungehinderte Beweglichkeit der Sakroiliakal- und Sakrokokzygealgelenke, das Auseinanderweichen der Spinae ischiadicae und eine schmerzfreie Lendenwirbelfunktion voraus.

Sakrum

Das Sakrum bewegt sich häufig mit größerer Amplitude als üblicherweise in der gynäkologischen Literatur beschrieben wird. Statt der dort angegebenen 2 mm (für die Flexion des Sakrums nach vorn) kann sich der sagittale Beckendurchmesser um mindestens 1 cm vergrößern und z.B. an der Beckenenge mehr als 12 cm betragen (s. Abb. 3.14). Das bewirkt ein Tiefertreten des Uterus und verändert auch die Bewegungsachsen in unterschiedlichen Beckenebenen.
Wenn sich bei Flexion oder Adduktion der Oberschenkel die Adduktoren und andere Muskeln mit Ansätzen an den Sitzbeinen (Ossa ischii) kontrahieren und anspannen, bewegen sich die Darmbeine (Ossa ilia) auf das Sakrum zu. Durch gleichzeitige Aufwärtsbewegung des Schambeins verringert sich der Abstand zwischen Symphyse und Promontorium. Dadurch fällt die jetzt fast senkrecht gestellte Beckenenge mit der Bewegungsachse des Uterus nach unten zusammen.

Lumbosakralwinkel

Manche Gynäkologen ziehen diesen Winkel heran, um die Wahrscheinlichkeit einer Dystokie (Wehenanomalien) abzuschätzen.

Allerdings läuft die Geburt trotz eines „pathologischen“ Winkels in der bildgebenden Diagnostik oft völlig problemlos ab. Das ist für uns ein weiteres Beispiel, wie nebensächlich die Position sein kann. Wir untersuchen stattdessen lieber die Mobilität des L5/S2-Übergangs.

Abstand der Spinae ischiadicae (Distantia interspinosa)

Er lässt sich durch eine Röntgen- oder eine manuelle Untersuchung messen. Wir bevorzugen letztere. Man sollte sich hüten, auf Grundlage einer einmaligen radiometrischen Bestimmung der Distantia interspinosa eine Prognose zum Geburtsverlauf abzugeben. Denn allein schon beim Aufstehen aus der Sitzposition weichen die Spinae ischiadicae bei jedem Menschen um mehr als 1 cm auseinander.
Uns interessiert mehr, ob die Ossa ischii beweglich genug sind, um die Beckenfunktionen zu unterstützen. Das setzt eine ausreichende Elastizität der Ligg. sacrospinalia und sacrotuberalia, des Beckenbodens und der Hüft-/Oberschenkelmuskulatur voraus.

Sakrokokzygealgelenk

Unter Druck aus dem Bauchraum (z.B. bei Miktion, Defäkation, Geburt, Sitzposition) sollte sich der sakrokokzygeale Winkel vergrößern und bei Beckenbodenkontraktionen verkleinern. Im Stehen ist er kleiner als im Sitzen. Das Steißbein kann sich anterior-posterior um fast 30° bewegen. Ein fixiertes Sakrokokzygealgelenk stört den normalen Geburtsverlauf und kann den Einsatz von Instrumenten (Zange oder Saugglocke) erforderlich machen.

Lumbal- und Sakroiliakalgelenk

Damit die Sitzbeine auseinander weichen können, müssen sich die Ossa ilia stärker auf die Mittelachse des Sakrums zu bewegen und den 5. Lendenwirbel nach vorn ziehen. Diese kombinierte Bewegung sollte flüssig und absolut schmerzlos ablaufen. Unter der Geburt können Kreuzschmerzen, an die sich die Frau möglicherweise schon gewöhnt hat, so unerträglich werden, dass sie eine normale Entbindung verhindern. Aus diesem Grund ist es wichtig, dass die Bänder im Lumbal- und Sakroiliakalbereich (z.B. die Ligg. iliolumbalia, inter- und supraspinalia, sacrotuberalia und sacrospinalia) immer gut beweglich bleiben. Und Sie sollten genau wissen, wie man sie testet. Mittlerweile wird von vielen Gynäkologen akzeptiert, dass die Sakroiliakalgelenke – unabhängig von einer möglichen Bewegungseinschränkung – durch ihre Mechanorezeptoren auch eine wichtige Rolle auf der Reflexebene spielen und ebenfalls zu einem normalen Geburtsverlauf beitragen.

Fruchteinstellung (Praesentatio fetus)

Anders als bei allen anderen Säugetieren passt der Kopf des menschlichen Feten nicht durch den sagittalen Beckendurchmesser, weil am Sakrum das Promontorium vorragt. Je stärker der Kopf bei der Fruchteinstellung gebeugt ist, desto kleiner wird sein Durchmesser. Am größten ist er zwischen beiden Scheitelbeinen (Diameter biparietalis). Wenn das Sakrum nur ein bisschen konkav ist und nicht bewegt werden kann, verringert sich bereits der verfügbare Platz und die Einstellung bzw. der Durchtritt des Kopfes wird sehr viel schwieriger.

Deshalb ist es besser, wenn der Beckeneingang klein, dafür das Sakrum aber nach innen gebogen und beweglich ist, als wenn der Beckeneingang groß, aber das Sakrum abgeflacht und unbeweglich ist.

Der Anus trennt das vordere vom hinteren Perineum und befindet sich in der Mitte zwischen beiden Sitzbeinen. Weil sich der Damm unter der Geburt zurückzieht (nach hinten), drückt der kindliche Kopf gegen den Anus oder das Centrum tendineum perinei, aber nicht gegen die Vulva (s. Abb. 3.15). Hinter der Vagina befindet sich als tiefster und widerstandsfähigster Bereich zwischen Symphyse und Anus das Centrum tendineum perinei, ein Fasergeflecht des M. levator ani. Dieser Bereich wird bei der Geburt durch den kindlichen Kopf nach unten gedrückt und zwischen Kopf und Perineum komprimiert. Unter dem Druck dehnen und verbreitern sich die Muskeln, und der Analsphinkter verstreicht zu einem schmalen Ring. Beim Strecken des Kopfes (Extension) nimmt der Druck auf die Muskeln noch mehr zu und teilt sie in einzelne flache Stränge auf.

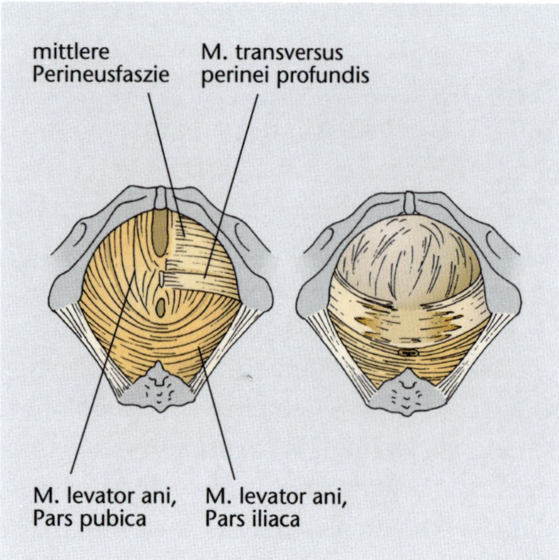

Abb. 3.15: Fruchteinstellung (Praesentatio fetus)

Weil die Fasern des M. levator ani rund um den Kopf des Kindes auseinander weichen, können kleine Hämatome und Risse auftreten. Bei der späteren Narbenbildung wird dann Muskelgewebe durch fibrosiertes Gewebe ersetzt. Erschwerend kann zu diesem Funktionsverlust noch das Abziehen der Muskelfasern – besonders der mittleren – des M. levator ani von ihren Ansatzstellen hinzukommen, bis sie schließlich nur noch am Sphinkter hängen. Auch das Bindegewebe (z.B. der vesikovaginalen Faszie) leidet unter der mechanischen Belastung.

Im weiteren Verlauf drückt der Fetus das Steißbein nach hinten. Dadurch wölbt sich der Bereich hinter dem Anus vor und die Corpora anococcygea werden lang gezogen. Die Dammlänge (Abstand zwischen Vulva und Anus) kann sich verdreifachen oder sogar vervierfachen, und die Vulva richtet sich nach anterior aus. Durch die starke Dehnung der Sakrokokzygealgelenke, der Corpora anococcygea und der mittleren Dammfaszie kommt es in dieser Phase oft zu Läsionen. Die mittlere Dammfaszie von Mehrfachgebärenden weist rund um die Vulva fast immer gerissene oder überdehnte Fasern auf. Bei Nulliparae halten die Ligg. sacrouterina den Uterus im Stehen vom Sakrum ab. Auch diese Bänder können bei einer vaginalen Entbindung leicht einreißen und später durch funktionsloses fibrotisches Gewebe ersetzt werden. Das passiert meist bei sinnlosen geburtshilflichen Maßnahmen, vor allem wenn sie nicht auf die Wehentätigkeit abgestimmt werden.

Pathogenese

Beckengelenke

Verglichen mit den Gelenktests für die Wirbelsäule, die jedem gut bekannt sind, werden Untersuchungen der Beckenverbindungen oft vernachlässigt. Um das massive knöcherne Becken zu stabilisieren, sind kräftige Haltestrukturen nötig. Auch die Elastizität dieser Bänder ist enorm wichtig. Wenn sie ihre Elastizität verlieren (durch Schwangerschaft, Geburt, sitzende Tätigkeit, Trauma, im Alter), kann sich z.B. das Sakrum nicht mehr nach vorn neigen. Zur Kompensation wird der Körper dann vermehrt die unteren Lendenwirbel bewegen. Das stellt eine höhere Belastung für die Bandscheiben dar und kann zu ihrer Abnutzung führen.
Bewegungseinschränkungen der Beckengelenke wirken sich auch negativ auf Vorgänge wie Schwangerschaft und Geburt sowie auf die Mobilität der Beckenorgane aus. Jede Restriktion bedeutet eine Veränderung der normalen Bewegungsachsen und der Druckverteilung im Becken.
Die Muskeln und Bänder an den Beckengelenken sind normalerweise sehr reflexogen und beeinflussen über einen hypothalamischen Funktionskreis die urogenitalen Strukturen. Fibrosierungen oder sonstige Restriktionen verhindern jedoch, dass die afferenten Impulse zum Kortex weitergeleitet werden. So kann manchmal schon ein Unterschied von 1 cm in der Beweglichkeit des Sakrums über einen normalen (Eutokie) bzw. gestörten Geburtsverlauf (Dystokie) entscheiden. Das zeigt, was für eine wichtige präventive Rolle die Osteopathie in der Geburtshilfe spielen könnte.

Beckenbindegewebe

Durch chronische mechanische Überlastung können Weichteile und Bindegewebe ihre Elastizität einbüßen. Eine Adhäsion des linken Lig. sacrouterinum z.B. würde die anterior-posteriore Bewegungsrichtung des Uterus so verändern, dass er sich immer wenn die Frau läuft, atmet, Sex hat, bei voller Blase oder Darm, prämenstruell usw. zusätzlich nach links dreht. Allmählich wird der Uterus ganz seitwärts geneigt bleiben und seine Gefäße zusammendrücken. Schwer und ödematös geworden, wird er an seinen Aufhängungen ziehen, bis es schließlich zur Überdehnung bzw. Schädigung der Muskel- oder Bindegewebsfasern kommt. Daraus kann sich leicht eine Retroversio uteri, Ptose bzw. ein Prolaps entwickeln.
Wie wichtig ein ausgewogenes Kräfteverhältnis für die Beckenfunktionen ist, haben wir in Kapitel 1 erläutert. Ein fixiertes Organ neigt dazu, andere Organe zu sich hinzuziehen. Typisch sind starke Beckenschmerzen, wenn sich die Plicae rectouterinae und Ligg. sacrouterina verkürzen. Mangelnde Durchblutung der Organe macht sie anfälliger für Infektionen durch die zahlreichen Erreger, von denen sie ständig umgeben sind. Deshalb dienen viszerale Manipulationen im Urogenitalbereich nicht nur dazu, die normale Mobilität wiederherzustellen, sondern helfen auch die Zirkulation der Körperflüssigkeiten zu verbessern und die Immunfunktion zu stärken. Die chronische Reizung von Nervenfasern – infolge ihrer mechanischen Dehnung bei Fibrosierungen – kann vasomotorische und Muskelspasmen auslösen. Die Ligamente im Becken sind alle kontraktil und in hohem Maße abhängig voneinander.
Normalerweise werden die Bewegungen der Organe durch die seröse Flüssigkeit

(z. B. im Douglas-Raum) unterstützt. Wenn sich aber nach Entzündungen durch den bindegewebigen Umbau des fibrinösen Exsudats Kapseln, Septen oder Streifen bilden, können sie einzelne Organe isolieren bzw. abkapseln. Im Fall von oberflächlichen Adhäsionen kann z. B. das Ovar auf seiner nach innen gewandten Seite mit dem Lig. latum und dem Gebärmutterrand oder an der Basis mit der Tuba uterina verwachsen sein.

3.5 Indikationen

Kreuzschmerzen

Die meisten Osteopathen sehen ihre Aufgabe vorrangig darin, Wirbelrestriktionen zu erkennen bzw. zu lösen. Doch bei Retroversio uteri ist ein fixiertes Sakrum nachrangig zu behandeln, denn seine Beweglichkeit wird jedes Mal schnell wieder eingeschränkt sein, solange man nicht zuerst den Uterus behandelt. Kreuzschmerzen hängen oft mit urogenitalen Restriktionen zusammen. Wenn sie im Sitzen schlimmer werden und mit einem Druckgefühl im Magen oder Darm einhergehen, ist vermutlich eher eine Störung des Sakrokokzygealgelenks der Grund. Viszerale Restriktionen können sich zwar auch aus einer Gelenkrestriktion entwickeln, doch in den meisten Fällen läuft es umgekehrt. Tests, mit denen Sie zwischen primär viszeralen oder primären Gelenkrestriktionen unterscheiden können, stellen wir Ihnen später vor.

Adhäsionen

Adhäsionen sind meist Folge von Operationen, Infektionen, Traumen oder Geburten und stören zwangsläufig die statischen und dynamischen Verhältnisse in der Beckenhöhle bzw. der Beckenorgane untereinander. Bei jeder Adhäsion oder Narbe sollte man sorgfältig auf die Auswirkungen achten.
Es gibt eine lange Liste von **Krankheitserregern**, von denen die urogenitalen Organe angegriffen werden können. Infektionen führen häufig zu Vernarbungen mit ernsten Komplikationen wie z. B. einem Eileiterverschluss.
Zu den häufigsten **Traumen** im Bauch- oder Beckenbereich zählen unmittelbare Gewalteinwirkungen durch Schläge, Stürze, Schuss- und Stichverletzungen sowie Autounfälle.
Jede **Geburt** – selbst eine völlig unkomplizierte – stellt für die Beckengewebe eine Zerreißprobe dar, und durch grobe oder ungeschickte geburtshilfliche Handgriffe wird es noch schlimmer. Um eins klarzustellen: Wir wünschen uns natürlich nicht die Zeiten zurück, in denen Frauen unter primitiven Verhältnissen ihre Kinder gebären und nebenbei ihre häuslichen Pflichten zu erledigen hatten. Zu viele Frauen und Kinder mussten das mit dem Leben bezahlen. Doch warum wird mit Saugglocke oder Episiotomie in einen normalen, zufrieden stellenden Geburtsverlauf eingegriffen? Warum soll man künstlich die Wehen einleiten? Warum einen Pudendusblock oder eine Epiduralanästhesie anwenden? Sind den Geburtshelfern wirklich die Folgen ihres Tuns bis in letzter Konsequenz bewusst? Warum wird die Liege nicht so gekippt, dass die Schwerkraft mithilft, die Entbindung zu erleichtern? Schließlich würde sich niemand beim Stuhlgang auf die Toilette legen, auch wenn der Vergleich nicht sehr elegant klingt. Unserer Meinung nach sollte nur bei eindeutiger Dystokie interveniert werden. Das würde Mütter wie Kinder vor vielen Folgeschäden bewahren.

Statikstörungen

Statikstörungen hängen mit der Stabilität der Fortpflanzungsorgane zusammen und zeigen anamnestische bzw. altersbedingte Schwankungen. Oft sind auch die unteren Harnwege mitbeteiligt. Wir sollten uns aber weniger darum kümmern, eine Struktur wieder an ihren richtigen Platz zu bringen, als ihre Mobilität und Elastizität wiederherzustellen. Manchmal bleibt der Uterus trotz aller Behandlungsversuche einfach retrovertiert.
Statikstörungen reichen von einer einfachen lokalen Restriktion bis zur Ptose oder zum Prolaps. Bei einem Uterusprolaps I. oder II. Grades hilft unsere Behandlung oft noch, doch bei einem Prolaps III. Grades kann man selten noch etwas zu tun.

Dyspareunie und Orgasmusstörungen

Zur Dyspareunie aufgrund von Blasenstörungen siehe Kapitel 2. Schwierigkeiten oder Schmerzen beim Koitus können aber auch durch strukturelle Veränderungen des Uterus oder der Vagina (Restriktionen, Ptose, Prolaps) bedingt sein. Natürlich werden Orgasmus- oder Libidostörungen oft auch durch psychische oder emotionale Faktoren ausgelöst. Zunächst gilt es aber alle möglichen körperlichen Ursachen auszuschließen.

Durchblutungsstörungen

Restriktionen oder eine Senkung der Gebärmutter können die Durchblutung und den Lymphfluss in Becken und Beinen behindern. Als Pathomechanismus kommt sowohl eine direkte Kompression als auch ein reflektorischer Gefäßspasmus infrage. Ein retrovertierter, unbeweglicher Uterus ist oft blau-violett verfärbt, ödematös und schwer. Sobald er chirurgisch aufgerichtet wird und sich die Durchblutung normalisiert, nimmt er schnell wieder seine normale blassrosa Farbe an.

Unfruchtbarkeit

Ob Infertilität erfolgreich durch Osteopathie behandelt werden kann, lässt sich schwer sagen. Es gibt zu vielfältige Einflüsse auf die Fruchtbarkeit (u. a. psychische, partnerschaftliche, hormonelle, klimatische Faktoren), die noch gar nicht alle verstanden werden. Man kann sicher davon ausgehen, dass sich die Mobilität der Ovarien, Eileiter und des Uterus durch unsere Manipulationen verbessert und Ei und Spermium deshalb vermutlich unter günstigeren Voraussetzungen zusammentreffen.
Wir glauben auch, dass sich die lokale Stimulation der Beckenorgane durch eine osteopathische Behandlung über afferente Nervenbahnen auf die Hypothalamus-Hypophysen-Achse auswirken könnte. Nachweisen konnten wir allerdings nur die Wirkung auf die Mobilität der Eileiter, nicht auf den Hypothalamus. Wir hatten vier ähnlich gelagerte Fälle von Patientinnen, die über fünf Jahre verheiratet waren, nicht verhüteten und trotzdem nicht empfingen. Alle vier wurden nach einer osteopathischen Behandlung wegen Kreuzschmerzen schwanger, obwohl wir nie einen möglichen Zusammenhang zwischen Rückenschmerzen und Unfruchtbarkeit angesprochen hatten. Auch wenn es recht plausibel erscheint, sind solche Einzelfälle natürlich kein Beweis für eine kausale Beziehung.

Dysmenorrhö und Beckenschmerzen

Dies ist ein schwieriges Thema, da Menstruations- und andere Unterleibsschmerzen zahlreiche Ursachen haben können. Im Allgemeinen wirkt eine osteopathische Behandlung schmerzlindernd, wenn Gelenkprobleme oder viszerale Funktionsstörungen zugrunde liegen. Wie bereits erwähnt, leiten die peripheren Nerven bei einer chronischen lokalen Bewegungseinschränkung weniger Informationen zum ZNS weiter. Durch das gestörte Feedback ist dieser Bereich für das ZNS praktisch „nicht mehr da". Entsprechend weniger efferente Impulse vom ZNS erreichen ihn. Wir glauben, dass wir mit unseren Manipulationen diesen Teufelskreis durchbrechen und lang anhaltende Wirkungen erzielen können.

Geburtsvorbereitung

Sie ist bei Erstgebärenden genauso wichtig wie bei Mehrfachgebärenden. Während Schwangerschaft und Geburt können eine ganze Reihe Komplikationen auftreten. So könnten z. B. mechanische Reflexe, die für eine glatt verlaufende Wehentätigkeit bzw. Geburt unverzichtbar sind, durch eine sakroiliakale Restriktion gehemmt werden. Suchen Sie deshalb bei Mehrfachgebärenden auch nach strukturellen Veränderungen, wenn Probleme auftauchen. Bei einer Erstgebärenden sollten Sie die Gelenk- und viszeralen Verbindungen unter präventiven Gesichtspunkten untersuchen.

3.6 Mobilitätstests

Beckengelenke

Es ist frustrierend, wenn eine osteopathische Behandlung an einer nicht diagnostizierten Gelenkstörung scheitert. Deshalb sollten Sie vor einer viszeralen Behandlung erst noch folgende Gelenkverbindungen überprüfen:

- Lendenwirbelsäule,
- Lumbosakralgelenke,
- Sakroiliakalgelenke,
- Sakrokokzygealgelenk,
- Symphysis pubica,
- Ligg. sacrotuberalia,
- Hüftgelenke.

Manche Gelenktests (z. B. der Symphyse) werden Ihnen weniger vertraut sein als andere. Für alle Beckengelenke ist der Test mit angezogenem Knie gut geeignet. Stellen Sie sich hinter die Patientin und bitten sie, immer wieder ein Knie hochzuziehen, während Sie mit den Daumen auf den hinteren Darmbeinkämmen (Spinae iliacae posteriores superiores) die Bewegung kontrollieren. Mit diesem Test lässt sich die Beweglichkeit der Sakroiliakalgelenke in allen Ebenen (obere, mittlere, untere) beurteilen. Wie Sakrum und Steißbein untersucht werden, beschreiben wir später, da sie enge Verbindungen zum Halteapparat des Uterus haben.

Untersuchung von außen (abdominal)

Dünndarm und Omentum majus

Vor der eigentlichen Untersuchung der Fortpflanzungsorgane sollten Sie diese beiden Strukturen auf Restriktionen untersuchen. Wenn der Dünndarm unten fixiert ist, drückt er auf den Fundus uteri und bewirkt dadurch eine pathologische Bewegungsachse. Einzelne Schlingen können sich vor bzw. hinter den Uterus schieben, besonders wenn Blase und Darm leer sind. Manchmal ist der Dünndarm bereits in dieser Position fixiert.

Untersuchung in Rückenlage

Lagern Sie das Becken der Patientin leicht erhöht auf einem Kissen, damit der Dünndarm besser zugänglich ist. Dann betasten Sie das Abdomen in speichenartig zum Nabel laufenden Linien, um die Radix mesenterii zu finden, die sich bandförmig vom Zäkum bis in den Bereich unterhalb der Flexura duodenojejunalis erstreckt. Drücken Sie die Finger behutsam in den Bauch hinein und streichen Sie das Gewebe auf beiden Seiten der Radix mesenterii aus, bis alle Fasern entspannt sind.

Untersuchung in Linksseitenlage

In dieser Position können Sie den Unterleib ziemlich gut betasten und besonders die unteren Dünndarmschlingen fühlen. Schieben Sie Ihre Finger in der Fossa iliaca erst posterior und fußwärts tiefer in den Beckenraum vor und bewegen sie dann wieder mehr anterior und nabelwärts (s. Abb. 3.16). Auf diese Weise können Sie das vordere parietale Peritoneum untersuchen, denn auch Peritoneumverletzungen, die sich oben im Abdomen befinden, haben weitreichende Folgen für den Druck in der Beckenhöhle. Ein intaktes Peritoneum lässt sich nicht palpieren, wohl aber Stellen, an denen es nach einem Trauma, einer Operation oder Infektion verhärtet, fibrosiert oder sklerosiert ist.

Umbilikalligamente

Die Umbilikalligamente spielen bei Restriktionen auf der Uterusvorderseite möglicherweise eine Rolle. Man kann sie in unterschiedlichen Positionen, im Sitzen, in Rücken- oder Seitenlage testen. Ihre Untersuchung ist ausführlich im Kapitel 2.6 beschrieben. In der Median- bzw. Umbilikallinie (vom Nabel zur Symphyse) wird die

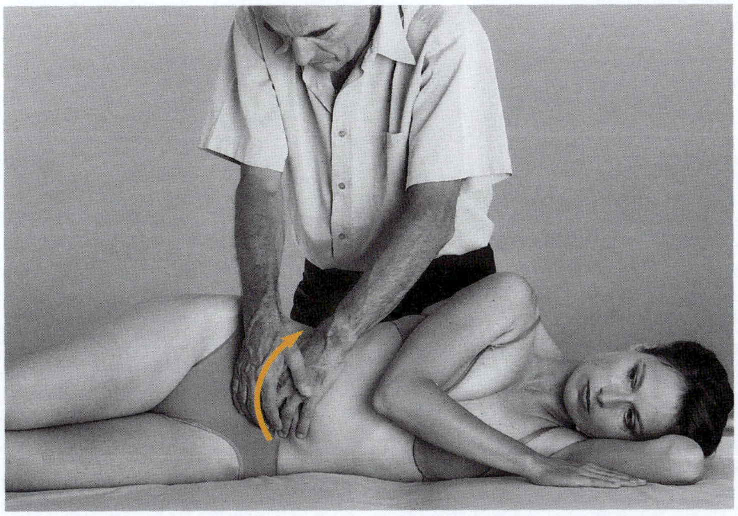

Abb. 3.16: Untersuchung des Dünndarms in Linksseitenlage

Dehnbarkeit des Lig. umbilicale medianum geprüft (s. Abb. 3.17). Die beiden Ligg. umbilicalia medialia ziehen vom Nabel schräg herunter zu den medialen Bereichen der Schambeinäste. Um ihre Elastizität zu beurteilen, werden sie in der Nähe der unteren Ansatzstellen erst nach innen (posterior) und dann nach lateral und medial gedrückt.

Fundus uteri

Von der Zervix kann das Peritoneum abgelöst sein, doch mit dem Fundus uteri bleibt es immer fest verbunden. In der Ausrichtung des Uterus durch das Zusammenspiel unterschiedlicher Kräfte zeigt sich, dass das Peritoneum eine haltende Funktion ausübt. Peritoneale Adhäsionen können den Uterus einbeziehen und ihn je nach Position drehen oder zu einer Seite hinüberziehen. Normalerweise befindet sich der Fundus in gleicher Höhe wie die Blase hinter den Schambeinästen und ist von den lateralen Rektusrändern bzw. bei einer Rektusdiastase direkt von der Linea alba aus zu erreichen. Dehnen Sie das Gewebe mit den Fingern von lateral nach hinten (innen) und dann zur Mitte hin, indem Sie es auf dem Fundus spielen lassen. Dabei werden sich Restriktionen durch Narben, Schmerzen oder eine verringerte Dehnbarkeit des Gewebes bemerkbar machen.

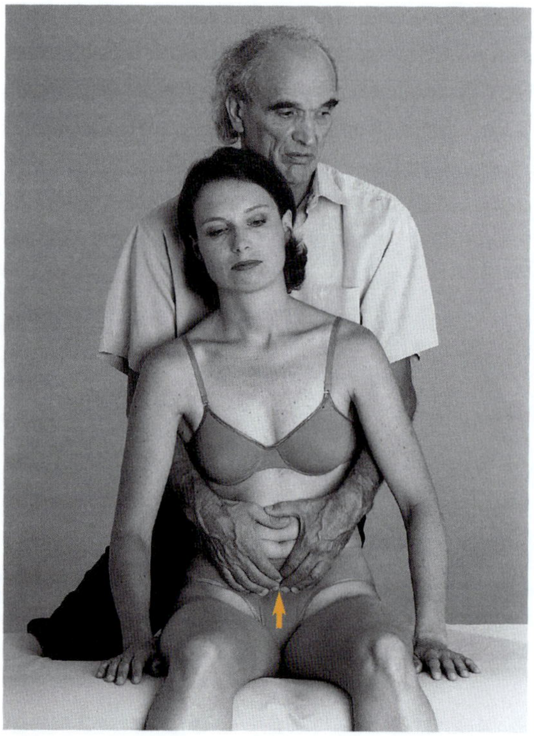

Abb. 3.17: Untersuchung des Lig. umbilicale medianum

Auf diese Weise können Sie den oberen Bereich der Excavatio vesicouterina von außen untersuchen und abklären, ob Blase, Sigma oder Rektum an einer gynäkologischen Störung beteiligt sind. Wenn der Uterus retrovertiert ist, lässt sich der Fundus jedoch nicht mit den Fingern berühren. Allerdings können durch den Druck der Finger Richtung Sakrum (manchmal richtig heftige) Schmerzen ausgelöst werden, was die Stellungsabweichung des Uterus bestätigt. Tiefer eindringen können Sie, wenn Sie nur mit einer Hand tasten und dabei mit der anderen ein oder beide Knie der Patientin näher zum Brustkorb bewegen. Je stärker sie die Beine beugt, desto besser sind die tieferen Beckenstrukturen zugänglich.

Lig. teres uteri

Die fibromuskulären runden Stränge kann man bei der Palpation kaum sicher identifizieren, und doch wirkt sich jede Einschränkung ihrer Beweglichkeit nachteilig auf die Stellung und den Halt des Uterus aus. Bei Restriktion eines Lig. teres uteri ist der Uterus zu dieser Seite hinübergeneigt bzw. gedreht, und wenn beide Bänder verletzt sind, bleibt er nach vorne fixiert. Aber wiederum stellt weniger die Position als der Beweglichkeitsverlust die eigentliche pathologische Veränderung dar. Gewöhnlich kann sich der Uterus bei einer Lig.-teres-Restriktion selbst unter dem Druck der gefüllten Blase nicht aufrichten.

Weil es so schwierig ist, die Bänder zu palpieren, sollten Ihnen Verlauf und Insertion des rechten und linken Lig. teres uteri vertraut sein (s. Abb. 3.18). Sie verlaufen von

- vorne-seitlich am Uterus,
- durch den Leistenkanal, von dem aus Fasern in unterschiedliche Richtungen weiterziehen,
- bis zu den großen Schamlippen und der vorderen Symphyse.

Untersucht wird das Lig. teres uteri in Rückenlage der Patientin bei gebeugten Beinen. Vom Leistenkanal (bzw. Anulus inguinalis superficialis) aus bewegen Sie die Finger (transversal) sanft vor und zurück, um die beiden Bänder zu dehnen und ihre Elastizität im Seitenvergleich zu beurteilen. Der Test fällt positiv aus, wenn ein Lig. teres uteri spürbar fibrosiert ist und der Uterus anteflektiert bzw. zur Seite der Restriktion gedreht ist. Die Untersuchung erfordert Fingerfertigkeit und viel Erfahrung.

Da das Lig. teres uteri in der Leistenfurche von Ästen der Nn. genitofemoralis und ilioinguinalis begleitet wird, ist natürlich auch deren Funktion bei Fibrosierungen beeinträchtigt.

Pubovesikale Ligamente

Dass die Ligg. pubovesicalia elastisch sind, ist wichtig für die Gleitbewegungen der Beckenorgane bei aktiven (Pressen zum Entleeren der Blase) und passiven Bewegungen (gehen, atmen, Körperübungen). Die beiden Bänder sind mit den Blasenpfeilern verbunden, über die eine Verbindung zwischen Blase und Zervix hergestellt wird. Aus diesem Grund können sich Restriktionen der Ligg. pubovesicalia auch auf den Uterus auswirken.

Bei der Untersuchung schieben Sie die Finger auf der Rückseite der Symphyse nach

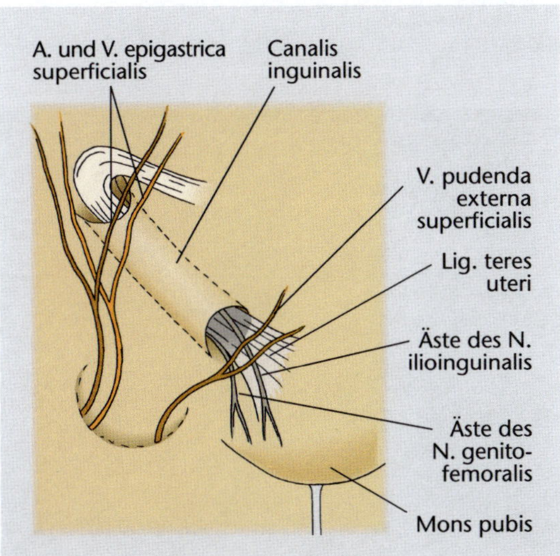

Abb. 3.18: Insertion des Lig. teres uteri (von außen betrachtet)

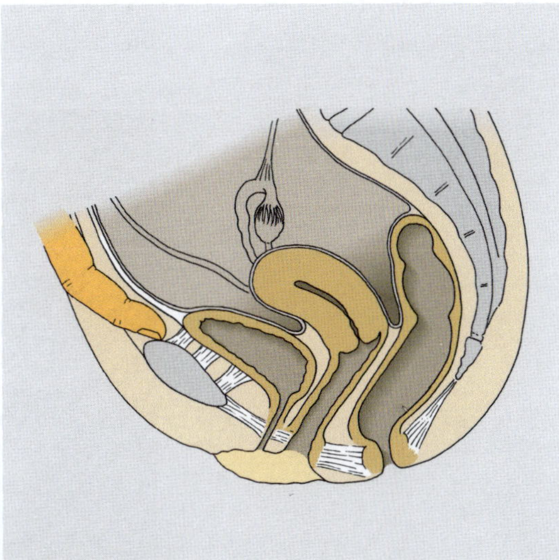

Abb. 3.19: Untersuchung der pubovesikalen Ligamente

unten. Wenn Sie mehr von der Seite kommen, können Sie die vorderen Anheftungsstellen aussparen bzw. teilweise umgehen. Die Bandelastizität lässt sich am besten beurteilen, wenn die Patientin die Knie zur Brust hochzieht und Sie Ihren Finger hinter der Symphyse hin- und herbewegen (s. Abb. 3.19). Es gibt aber auch andere Untersuchungspositionen (dazu ausführlicher s. Kap. 2.6).

Lig. latum uteri

Die breiten Peritoneumfalten der Ligg. lata verändern je nach Blasenfüllung und Uterusstellung ihre Position und sollten leicht zu bewegen sein. Im oberen und seitlichen Abschnitt sind sie zwar besser zugänglich, aber auch dünner und schlechter vom umgebenden Gewebe abzugrenzen. Bei einseitigen Restriktionen neigt sich der Uterus zur betroffenen Seite hinüber, während es durch beidseitige Restriktionen zu einer hohen Retroversio uteri kommt. Allerdings sind Retroflexio und Retropositio der Zervix dabei weniger stark als bei einer Restriktion der Ligg. sacrouterina.

Wir beschrieben im Folgenden, wie die Ligg. lata untersucht werden können, und kommen im Kapitel 4 noch einmal darauf zurück.

Untersuchung in Seitenlage

Stellen Sie sich hinter die Patientin, die auf der Untersuchungsseite liegt, und bewegen Sie die Finger vom oberen Darmbeinkamm (Spina iliaca anterior superior) aus nach hinten und etwas nach unten. Orientieren Sie sich am Os ilium, während Sie die Finger allmählich tiefer und medialwärts zum Uterus vorschieben (s. Abb. 3.20). Sonst landen Sie eher am Darm als am Lig. latum. Mit diesem Test lassen sich tiefe Mikroadhäsionen aufdecken.
Gelegentlich findet man am lateralen Rand des Lig. latum das Lig. suspensorium ovarii, das oben und seitlich an der Fossa iliaca entlang zieht, den M. psoas überquert und an der vorderen Lumbalfaszie endet. So entdeckt man per Zufall vielleicht noch eine Restriktion des Lig. suspensorium ovarii. Wahrscheinlich lässt sich aber (wie beim Lig. umbilicale medianum) nur an der Auswirkung auf das Lig. latum uteri erkennen, ob das Lig. suspensorium ovarii verkürzt ist.

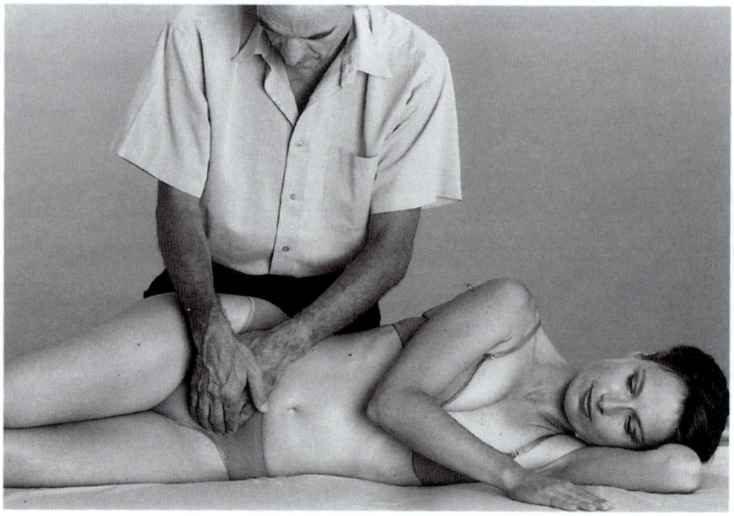

Abb. 3.20: Untersuchung des Lig. latum in Linksseitenlage

Untersuchung in modifizierter Trendelenburg-Lage

Sie sitzen an einer Seite des Untersuchungstischs und stützen mit den Oberschenkeln Kopf und Schultern der Patientin, die nur mit dem Sakrum aufliegt und die Beine angezogen hat. Auf diese Weise trägt die Schwerkraft dazu bei, den Druck der „Eingeweidesäule" auf die Beckenorgane zu verringern. Damit die Bauchdecke entspannt ist, winkeln Sie mit einer Hand die Knie der Patientin an, während Sie mit der anderen Hand die Elastizität der Ligg. lata auf beiden Seiten vergleichen (s. Abb. 3.21).

Untersuchung in Knie-Ellbogen-Position

Diese Position verhindert, dass sich die Bauchmuskeln anspannen und die Hand des Untersuchers wegdrücken. Legen Sie die Finger beidseits lateral oder – falls eine Rektusdiastase es ermöglicht – medial auf den unteren Bereich der Rektusscheide. Um die Ligg. lata zu untersuchen, nähert man sich dem Uterus von lateral in Richtung des hinteren Symphysenrands (s. Abb. 3.22). Im Fall einer Retroversio uteri hat diese Position den Vorteil, dass der Uterus mehr nach vorne kommt und sich die Ligg. lata weniger stark nach hinten wölben. Das

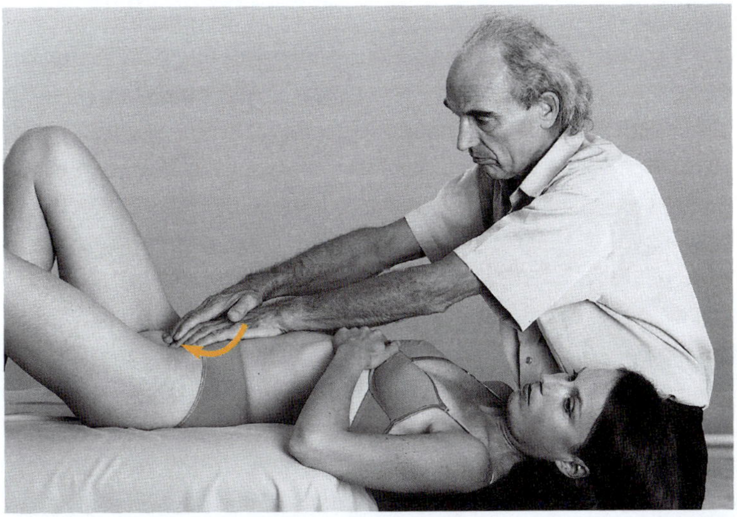

Abb. 3.21: Untersuchung des Lig. latum in modifizierter Trendelenburg-Lage

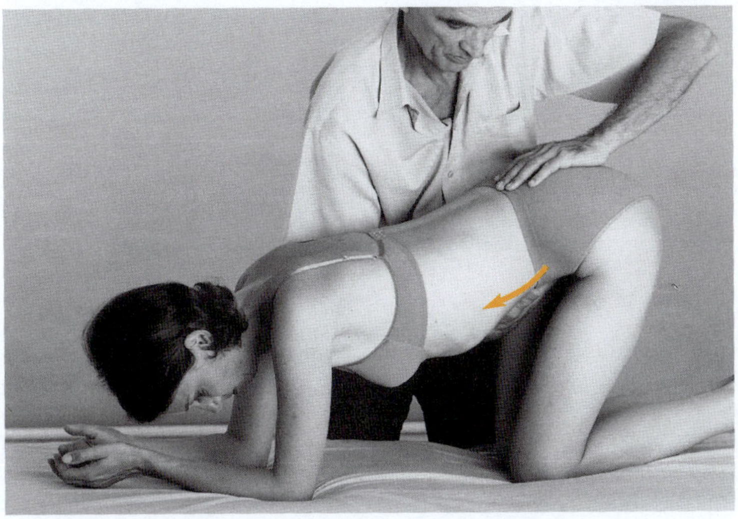

Abb. 3.22: Untersuchung des Lig. latum in Knie-Ellbogen-Position

macht sie leichter zugänglich. In dieser Position ist der Druck der Bauchorgane nicht länger von oben nach unten, sondern von hinten nach vorn gerichtet. Das zieht den Uterus nach vorn und man kann gleich noch die Ligg. pubovesicalia bzw. das Lig. umbilicale medianum mit untersuchen.

Subpubische Region

Während die Patientin mit angewinkelten Beinen auf dem Rücken liegt, drücken Sie mit dem Daumen das Centrum tendineum perinei zwischen Vulva und Anus (s. Kap. 2.6) nach oben (s. Abb. 3.23). Wenn Sie statt des üblichen harten Gebildes nur geringen Widerstand spüren oder das Centrum tendineum perinei flach und zerfasert wirkt, ist der Beckenboden wahrscheinlich hypoton bzw. überdehnt. Mit dieser Methode lässt sich relativ einfach der Tonus des M. levator ani, des Analsphinkters, des M. bulbocavernosus und des M. transversus perinei profundus bzw. superficialis beurteilen. Wenn das Centrum tendineum perinei geschwächt ist, sollten Sie sicherheitshalber noch eine Untersuchung von rektal (s. S. 123) anschließen.

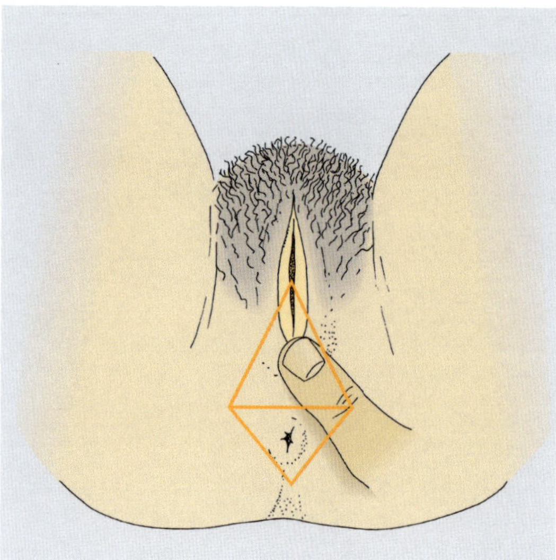

Abb. 3.23: Untersuchung des Damms (Centrum tendineum perinei)

Obturatorgebiet

Diese Untersuchung wird zwar in erster Linie bei Blasenproblemen durchgeführt, doch bei Restriktionen im Obturatorgebiet können wegen der Nachbarschaft zur Blase auch der vordere Uterus und das Perineum betroffen sein. Die seitliche Blasenfaszie setzt sich in den Ligg. pubovesicalia bzw. vesicouterina fort, die sich lateral mit der Beckenfaszie vereinen. Da die Beckenfaszie Verbindung zu den Mm. obturator internus und levator ani sowie zu deren Faszien hat, können sich Läsionen im Obturatorgebiet auch auf den Halteapparat des Uterus auswirken.

Bei der Untersuchung liegt die Patientin auf dem Rücken und hat das Bein auf der Behandlungsseite angewinkelt und das andere Bein gestreckt. Fahren Sie mit dem Daumen (bei geöffneter Hand) auf den Adduktoren entlang bis zu der Stelle, an der die Mm. adductor longus und pectineus am Schambeinast ansetzen (s. Abb. 3.24). Dort bewegen Sie die Hand nach lateral hoch hinter das Foramen obturatum, um das angrenzende Gewebe zu untersuchen. Die Finger können tiefer in das Foramen obturatum hinein fassen, wenn Sie das Bein der Patientin im Hüftgelenk beugen und drehen und die Atembewegungen mit einbeziehen. Ausführlicher ist diese Untersuchung in Kapitel 2.6 beschrieben.

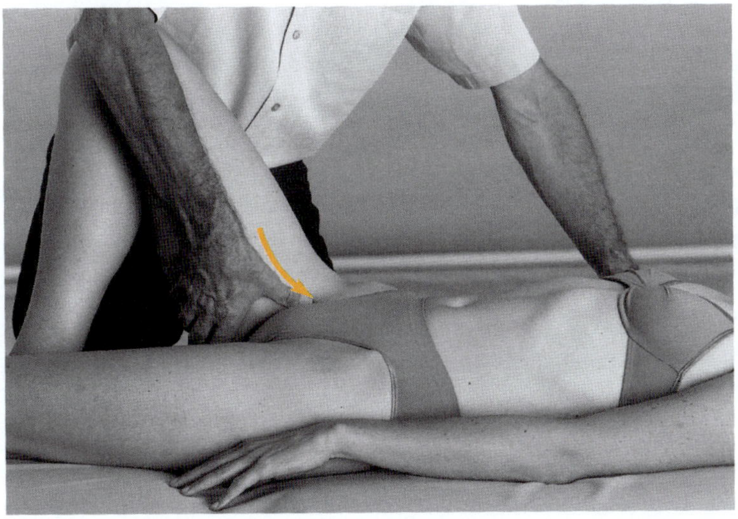

Abb. 3.24: Untersuchung des Foramen obturatum

Fossa ischioanalis

Untersuchung in Rückenlage
Die Patientin hat die Beine gebeugt, während Sie die beiden Fossae abwechselnd untersuchen, indem Sie Fingerkuppen gegen den medialen Rand des Os ischii und danach lateral gegen den Anus drücken (s. Abb. 3.25).

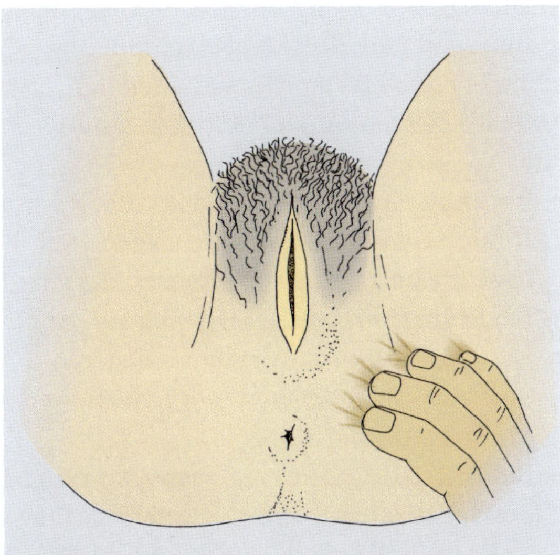

Abb. 3.25: Untersuchung der Fossa ischioanalis in Rückenlage

Am Innenrand des Sitzbeins sind die Mm. obturatorius internus und levator ani mit ihren Faszien zu spüren und etwas weiter hinten der M. coccygeus und das Lig. sacrospinale an der Spina ischiadica. Um diese Strukturen auf Risse oder Adhäsionen zu untersuchen, werden sie zum Anus hin gedehnt. Im Analbereich sind der M. levator ani, anterior davon die Raphe perinei und posterior das Corpus anococcygeum zu fühlen. Auch sie werden gedehnt, um ihre Elastizität zu testen und Restriktionen zu entdecken. Ähnlich wie der Uterus im Fall einer Schwangerschaft drückt die Zervix bei Schiebebewegungen (Pressen) gegen das Corpus anococcygeum. Läsionen des Corpus haben weitreichende Folgen für die Funktion des Uterus:

- Wenn es zu schlaff ist, bewegt sich der Uterus nach hinten, da die Zervix in der „Schiebeposition" (Pressen) verharrt.
- Wenn es fibrosiert ist, hält es die Zervix ständig hoch und beeinflusst dadurch die Blase und ihre Aufhängungen.

Nebenbei kann man auch die Mm. levatores im pubischen Bereich untersuchen, die 4–5 mm über dem Lig. subpubicum ansetzen.

Untersuchung im Sitzen

Diese Position hat den Vorteil, dass sich das Gewicht durch die Anordnung der Gewebe und Organe normal verteilt. Doch es erfordert einiges an Geschicklichkeit und Erfahrung, die Befunde richtig interpretieren zu können. Die Patientin darf sich nicht mit den Füßen abstützen, während Sie ihren Oberkörper mit einem Arm seitwärts neigen, bis sie nur noch auf einem Os ischii sitzt, damit Sie Ihre freie Hand medial auf das hochgehobene Sitzbein legen können. Danach lassen Sie das Becken der Patientin wieder in die normale Sitzposition zurückfallen. Jetzt weichen die Sitzbeinhöcker auseinander und Sie können versuchen, so gut es geht alle direkt oder indirekt an den Ossa ischii ansetzenden Gewebe in unterschiedliche Richtungen zu dehnen (s. Abb. 3.26). Wenn sich das Perineum leicht eindrücken lässt, spricht das für einen hypotonen, schlaffen Beckenboden. Das ist schwierig zu behandeln. Einfacher zu beheben ist eine seitliche Verziehung des Perineums aufgrund von Adhäsionen.

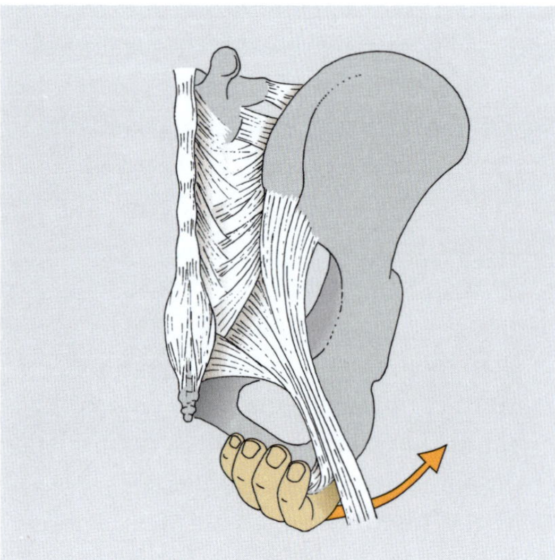

Abb. 3.26: Untersuchung der Fossa ischioanalis im Sitzen

Im Sitzen kann man durch seitliches Verschieben des Os coccygis auch die Beweglichkeit des Sakrokokzygealgelenks überprüfen. Schmerzen direkt im Gelenk sprechen für eine artikuläre Bewegungseinschränkung, Schmerzen zwischen Sitzbein und Steißbein dagegen für eine Restriktion im Dammbereich.

Sakrum

In ähnlicher Weise, wie eine Restriktion der Symphyse die vordere Blasenaufhängung beeinträchtigen kann (diagnostischer Test s. Kap. 2.6), können sich Restriktionen des Sakrums auf den Halteapparat des Uterus auswirken. Aufschluss über die hintere Uterusaufhängung lässt sich durch Kompression des Sakrums gewinnen, und darüber hinaus hilft sie zwischen Gelenk- und viszeralen Störungsursachen zu unterscheiden. Die Patientin liegt (evtl. mit einem Kissen unter den Spinae iliacae anteriores superiores) auf dem Bauch. Die Ligg. sacrouterina ziehen vom Isthmus uteri zu den Sakralwirbeln (S2–S4), und um ihre Beweglichkeit zu untersuchen, drücken Sie mit übereinander gelegten Händen zwischen den Ossa ilia das Sakrum in Richtung Isthmus uteri (s. Abb. 3.27).

- Bei einer einseitigen sakroiliakalen Restriktion bewegt sich nur die Gegenseite oder die Bewegung wird sofort blockiert.
- Bei Restriktion beider Ligg. sacrouterina ist das Sakrum schwer zu mobilisieren und benötigt lange bis zur Rückkehr in die Ausgangsposition.
- Bei Restriktion eines Lig. sacrouterinum bewegt sich das Sakrum – anders als bei einer sakroiliakalen Restriktion – nicht gleich zur Seite, sondern erst, wenn es in die Ausgangsposition zurückkehrt.

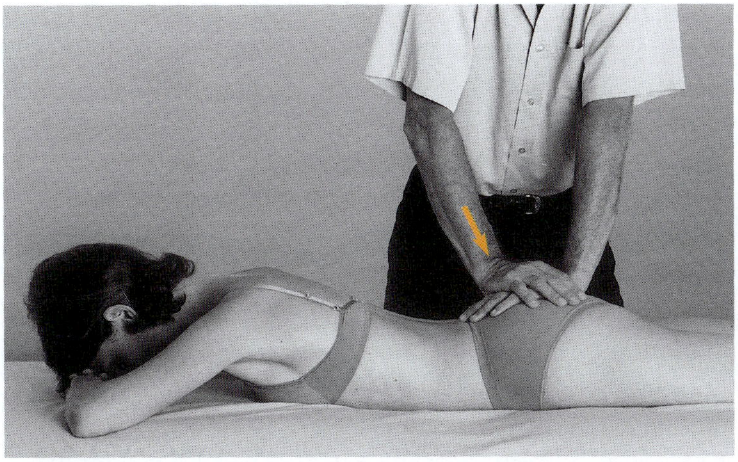

Abb. 3.27: Sakrumkompression

Diese Untersuchungstechnik erfordert Können und ein gutes Tastempfinden, und der Befund sollte immer noch durch eine intravaginale Untersuchung der Zervix bestätigt werden.

Steißbein

Dass Sie auch wissen, wie man das Steißbein von außen untersucht, ist wichtig, weil nicht jede Patientin von rektal untersucht werden kann. Das Steißbein kann sowohl von fibromuskulären Störungen im kleinen Becken als auch durch ein direktes Trauma betroffen sein. Meist ist seine Beweglichkeit nach vorn eingeschränkt, und gelegentlich kann es sich um eine echte anteriore Subluxation handeln. Das Sakrokokzygealgelenk gehört – neben den Rippenknorpel-, Sternokostal- bzw. Sternoklavikulargelenken – zu den wenigen Gelenken, in denen positionelle Restriktionen vorkommen. Wir untersuchen es bevorzugt im Sitzen, damit der Druck der Bauchorgane und die Schwerkraft voll zur Wirkung kommen und die Dehnung der Ligg. sacrococcygea und ischiococcygea sowie die Distantia spinarum nicht durch andere Strukturen kompensiert werden.

Untersuchung im Sitzen

Beugen Sie die Patientin mit einem Arm seitwärts, bis sie nur noch mit einem Sitzbein den Tisch berührt. Dann legen Sie die freie Hand auf das Sakrum und schieben den Zeigefinger bis zum Steißbein vor – aber täuschen Sie sich nicht, das Steißbein befindet sich weiter anterior als die meisten Leute denken. Auch nachdem die Patientin wieder normal sitzt, bleibt der Finger in Kontakt zum Steißbein. Schließlich drücken Sie es leicht nach hinten gerichtet hoch (s. Abb. 3.28). Wenn das Gelenk fixiert ist, löst

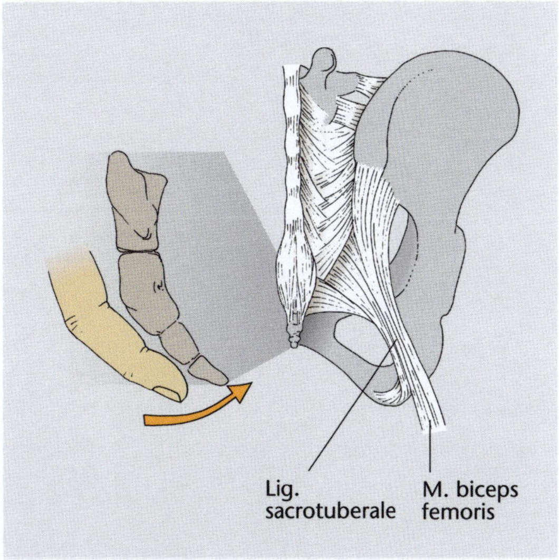

Abb. 3.28: Steißbeinuntersuchung im Sitzen

diese Bewegung sofort Schmerzen aus. In dieser Position können Sie auch gleich die Rück- und Seitwärtsneigung der Wirbelsäule mit untersuchen.

Aggravationstechnik

Positionsabweichungen des Uterus oder Läsionen der Haltebänder lassen sich gut mit der Aggravationstechnik feststellen. Damit die Schwerkraft voll zur Wirkung kommt, sollte die Patientin dabei sitzen. Sie stehen hinter ihr und schieben beide Daumen hinter der Symphyse nach unten (s. Abb. 3.29). Durch Bewegungen in unterschiedliche Richtungen können Sie wichtige Anhaltspunkte sammeln.

- Auf eine Anteversio uteri weisen z.B. Schmerzen hin, die bei Druck gegen die Schambeinäste auftreten.
- Für eine Retroversio uteri spricht es, wenn von der Symphyse zum Steißbein gerichteter Fingerdruck Schmerzen verursacht.
- Bei Seitneigung des Uterus wird Fingerdruck, der vom Schambeinast zum gegenüberliegenden Sakroiliakalgelenk gerichtet ist, Schmerzen hervorrufen.

Fragen Sie die Patientin, ob es dieselben Schmerzen sind wie sonst und ob sie an der gleichen Stelle auftreten. Bei Druck in der Gegenrichtung sollten die Schmerzen sofort nachlassen; oft weiß die Patientin es bereits aus eigener Erfahrung. Da sich die Schmerzen beim Husten oder Niesen verstärken, kann man die Stelle einer Adhäsion auch dadurch herausfinden. Bei Stellungsanomalien des Uterus erweist es sich manchmal als schmerzlindernd, den Dünndarm und das Omentum majus anzuheben. Das unterstreicht, welche wichtige Rolle der Darm- und intraabdominelle Druck spielen können.

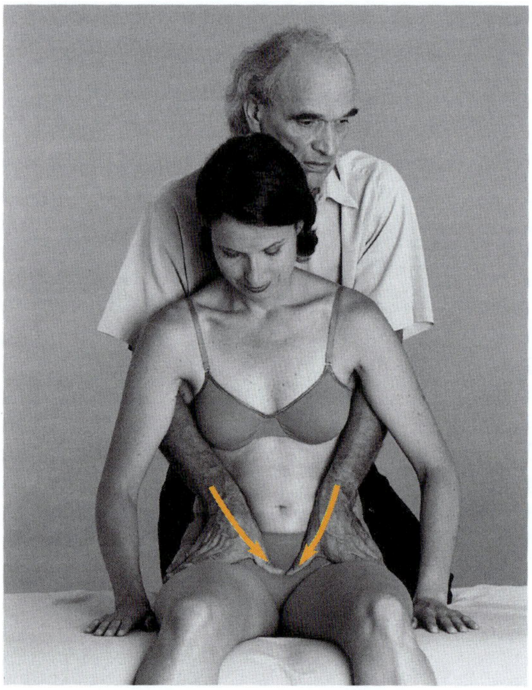

Abb. 3.29: Aggravationstechnik

Untersuchung von innen (intravaginal)

Bei der intravaginalen Untersuchung liegt die Patientin mit angewinkelten und leicht geöffneten Beinen auf dem Rücken.
Soll man einen Handschuh benutzen? Sicher lassen sich hormonelle Veränderungen der Zervix, die Beschaffenheit des Gewebes oder Retentionszysten (Naboth-Eier) besser mit bloßem Finger beurteilen. Doch auf der anderen Seite kann ein Handschuh Patientin und Therapeut vor der nicht zu vernachlässigenden Infektionsgefahr schützen. Wir finden einen Handschuh weder bei der Untersuchung noch bei der Behandlung sonderlich störend und verwenden ihn routinemäßig. Probieren Sie aus, mit welchem Typ Handschuh Sie am besten klarkommen.

Vordere Strukturen

Drücken Sie die Fingerkuppe gegen die vordere Vaginalwand. An dieser Stelle ist das Septum vesicovaginale 6–8 mm dick.

Urethraler Abschnitt

Achten Sie im unteren Bereich z.B. auf eine Urethrozele oder Fibrosierung der Ligg. pubourethralia (s. Abb. 3.30). Bei einer Fibrose lässt sich die Urethra nicht zur Symphyse hin dehnen.

Blasenhals/Trigonum

Diese Strukturen befinden sich 2–3 cm hinter der Symphyse in einer horizontalen Schnittebene durch den unteren Bereich des Os pubis. Normalerweise ist der Tastbefund der Blasenhals-Trigonum-Region völlig unauffällig. Doch bei einer Entzündung oder Blasen-Zervix-Senkung ist an der Vorderwand der Vagina eine Vorwölbung zu fühlen. Im Fall einer Läsion kann die Untersuchung Schmerzen oder Harndrang auslösen, und in schweren Fällen kann sogar Urin abgehen. Infolge von Restriktionen in diesem Bereich kann es auch zu Dyspareunie kommen, wenn die Frau auf dem Bauch liegt.

Während Sie Blasenhals/Trigonum betasten, sollte die Patientin bewusst pressen. Normalerweise verschiebt sich der Blasenhals dabei etwas nach hinten und unten (s. Abb. 3.31). Falls eine anteriore Restriktion vorliegt, bewegt sich der Blasenhals überhaupt nicht. Bei einer posterioren Restriktion bewegt er sich zwar nach hinten-unten (wenn er sich nicht sowieso schon dort befindet), kann aber bei angestrengter Retention nicht wieder zurück. Risse sind an weiträumigen, aber schmerzhaften Bewegungen des Blasenhalses zu erkennen.

Hintere Strukturen

An der Hinterwand der Vagina lassen sich mit dem Finger perineale und rektale Strukturen berühren. Wenn der Douglas-Raum

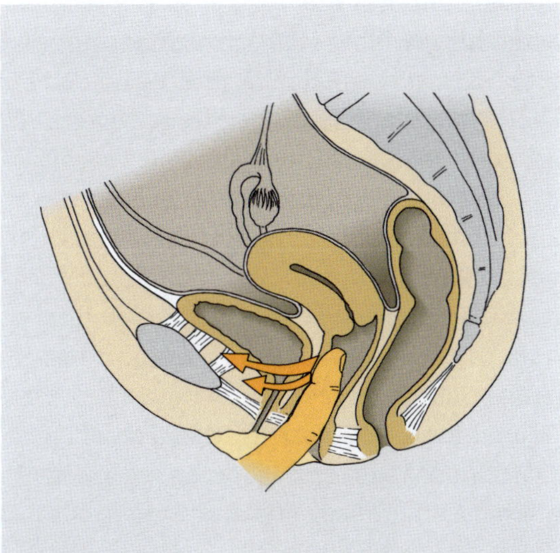

Abb. 3.30: Intravaginale Untersuchung des urethralen Abschnitts

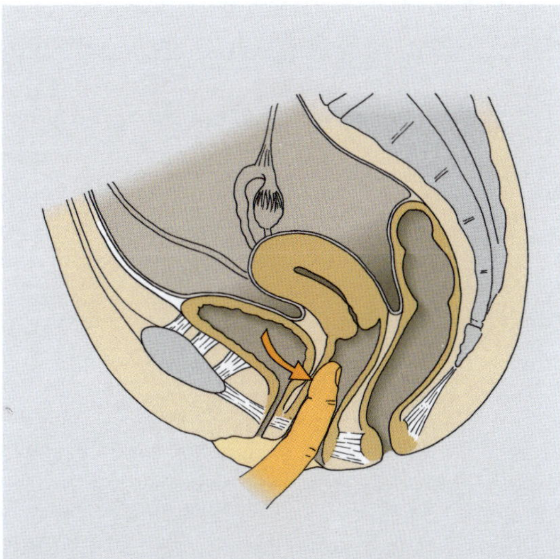

Abb. 3.31: Belastungstest des Blasenhalses (schiebende Bewegung beim Pressen)

fibrosiert ist oder wenn sich eine Darmschlinge bzw. eine Hernia vaginalis in ihn gestülpt hat, reagiert er tastempfindlich. Ob überhaupt ein Douglas-Raum (normalerweise ca. 6 cm vom Anus entfernt) vorhanden ist, sollte man durch eine rektovaginale Untersuchung überprüfen.

Seitliche Strukturen

Die Vagina ist für genauere Informationen über das subperitoneale Gewebe zu dehnbar. Deshalb ist es besser, die Zervix-/Isthmus-Region zu untersuchen.

Hebezüge des M. levator ani

Während Sie am Scheideneingang den vordersten Bereich des Beckenbodens betasten, bitten Sie die Patientin, eine bewusste Retentionsanstrengung (isometrische Anspannung gegen den Zug der Adduktoren) durchzuführen (s. Abb. 3.32). Normalerweise führt das zu einer spürbaren Sehnenstreckung. Wenn sich die Sehne nur schwach spannt, könnte es an einer Hypotonie der Hebezüge des M. levator ani liegen.

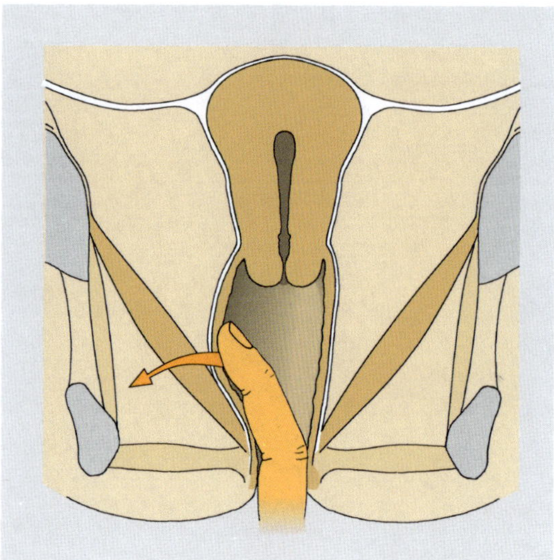

Abb. 3.32: Untersuchung des M. levator ani

Sphinkterfasern des M. levator ani

Während Sie die intravaginalen Finger lateral in Richtung der Beckenhöhle bewegen, sollte die Patientin so tun, als wolle sie einem Harndrang entgegensteuern und den Sphinkter bewusst verschließen. Mit Hilfe dieses Tests können Sie den Sphinktertonus differenziert beurteilen (Tonusschwäche bzw. Hyperaktivität vom normalen Tonus abgrenzen).

Obere Strukturen

Cervix uteri

Dem Anatomen Dubois (Ende des 19. Jahrhunderts) fiel auf, dass die in die Scheidenlichtung hineinragende Portio vaginalis der Cervix uteri wie die Alae nasi aussieht und ähnlich beschaffen ist (Testut 1889). Neben der Pars anterior und Pars posterior des Scheidengewölbes (Fornix vaginae) gibt es oft noch zwei seitliche Räume. Wenn der Uterus nicht aufgerichtet oder retrovertiert ist, befindet er sich normalerweise vorne. Bei der vaginalen Untersuchung kann die Zervix infolge einer Entzündung (Zervizitis) vergrößert, ödematös oder manchmal sklerosiert sein. Oft sieht man dann eine „Pfefferkornstruktur“ der Drüsenausführungsgänge (Retentionszysten, Naboth-Eier). Der Raum hinter der Zervix wird von den Ligg. sacrouterina und den Parametrien in einen oberen und unteren Abschnitt unterteilt.

Elongatio cervicis

Wenn sich die Aufhängung der Zervix lockert, wird sie bei Anstrengungen nicht mehr gegen das Corpus anococcygeum gedrückt. Vorausgesetzt, die Fornix vaginae behält ihre Spannung bei, kommt es unter diesen Bedingungen wahrscheinlich zu einer hypertrophischen Verlängerung der Portio vaginalis (Elongatio cervicis bzw. portionis). Sie betrifft eher die vordere als die hintere Lippe der Zervix. Bei zunehmender Senkung der Zervix (bis hin zum Prolaps) verschwinden die Räume allmählich. Verglichen mit dem beweglichen Corpus ist die Cervix uteri wegen ihrer Verbindung zur Vagina stärker fixiert und wird zusätzlich durch die Levatormuskeln bzw. im Bereich der Portio supravaginalis von den unteren Parametrien (d.h. den Ligg. sacrouterina, pubovesicalia und vesicouterina) und den unteren Ligg. lata stabilisiert.

Untersuchung der Ligg. sacrouterina, pubovesicalia und vesicouterina

Schieben Sie den hinteren Teil der Zervix seitlich nach vorn (s. Abb. 3.33). Falls es schmerzhaft ist, könnte eine Verspannung oder ein Riss im Lig. sacrouterinum bzw. im hinteren Lig. latum der Grund sein. Achten Sie darauf, wie sich die Zervix nach der Mobilisierung verhält. Wenn sie sich kaum nach anterior bewegen lässt und nur mühsam wieder in die Ausgangslage zurückkommt, könnte eine adhäsionsbedingte Bewegungseinschränkung der Ligg. sacrouterina bzw. im hinteren Teil der Ligg. lata vorliegen. Ist die Zervix seitwärts gedreht, liegt es vermutlich an einer gleichseitigen Restriktion oder einem Riss auf der gegenüberliegenden Seite. Für eine beidseitige Überdehnung bzw. Bänderrisse spricht es, wenn sich die Zervix zu leicht bewegen lässt und nur schwer zur Ausgangslage zurückkehrt.

Bei Fibrosierung der Ligg. pubovesicalia oder vesicouterina ist die Zervix anteflektiert, während sie bei Überdehnung bzw. einem Bänderriss retroflektiert ist und die Ligg. sacrouterina unter Zugspannung bringt.
Schieben Sie den vorderen Teil der Zervix nach hinten (s. Abb. 3.34). Wenn die Bänder fibrosiert sind (fast immer beidseitig), lässt

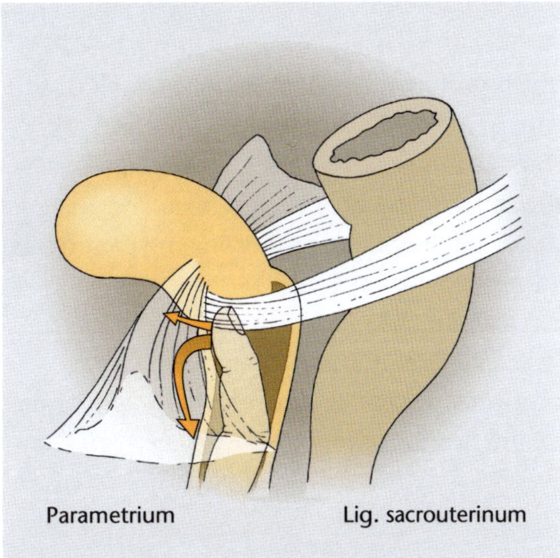

Abb. 3.33: Untersuchung des Lig. sacrouterinum

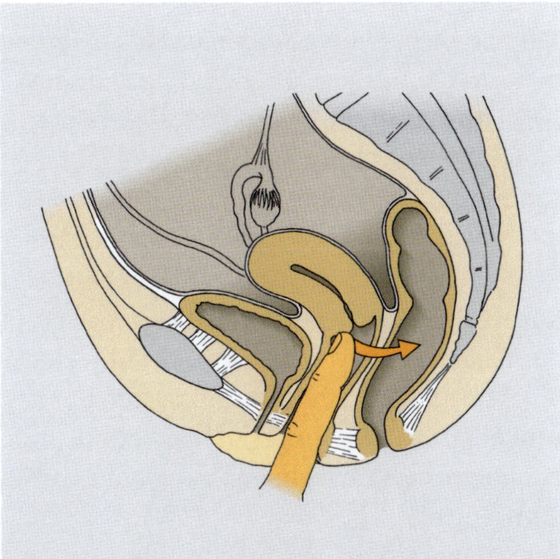

Abb. 3.34: Untersuchung der Ligg. pubovesicalia und vesicouterina

sich die Zervix kaum bewegen und kehrt nur mit Mühe in ihre Ausgangslage zurück. Seltener kommt es vor, dass die vorderen Bänder überdehnt sind. In dem Fall ist die Zervix hypermobil und federt überhaupt nicht zurück.

Ptose und Prolaps

Bei einer Ptose senken sich Uterus und Zervix/Isthmus in der Beckenhöhle nach unten und verlieren dadurch den Anschluss an ihre Nachbarorgane (veränderte Lagebeziehungen). Die Zervix befindet sich dann unterhalb der Querschnittsebene durch das Sakrokokzygealgelenk.
Bei einem Prolaps verlagert sich die Zervix in die Vagina. Wie schon erwähnt, gibt es drei Schweregrade. Am schwerwiegendsten ist die Kombination aus Ptose und Prolaps.

Untersuchung mit Schiebe- und Retentionsbewegungen

Mit den bisher vorgestellten passiven Tests lässt sich Aufschluss über die Dehnbarkeit, nicht aber über die Kontraktilität der Aufhängungsstrukturen gewinnen. Die Untersuchung mit Schiebe- und Retentionsbewegungen läuft bei der Zervix genauso ab wie für Blasenhals/Trigonum beschrieben (s. Kap. 2.6). Bei Schiebebewegungen drückt der Finger gegen das hintere Gewölbe, um die Bewegungen bzw. Kontraktionen der umliegenden Strukturen zu beurteilen, und bei Retentionsbewegungen gegen das vordere Gewölbe.
Scheidengewölbe und Zervix bilden ein Organ und werden von den Parametrien und Ligg. sacrouterina gehalten. Wenn die hintere Aufhängung erschlafft ist, fällt die Zervix bei Schiebebewegungen (Bauchpresse) leicht nach hinten, während sie bei Retentionsbewegungen nur schwach oder gar nicht hochgezogen wird.

Bimanuelle Untersuchung

Zur besseren Verständlichkeit haben wir die intravaginalen Techniken getrennt beschrieben, obwohl sie in der Praxis üblicherweise nur ein Bestandteil der bimanuellen Untersuchung sind. Erst in Kombination mit abdominellen Techniken wird die vaginale Untersuchung umfassend und präzise. Man beginnt 3 cm oberhalb der Symphyse mit der abdominalen Hand den Fundus uteri zu betasten und bewegt sie in posteroinferiorer Richtung auf die intravaginalen Finger zu, um die dazwischenliegenden Gewebe zu beurteilen (s. Abb. 3.35). Stellen Sie zuerst fest, ob der Uterus vom vorderen Scheidengewölbe aus zu fühlen ist.

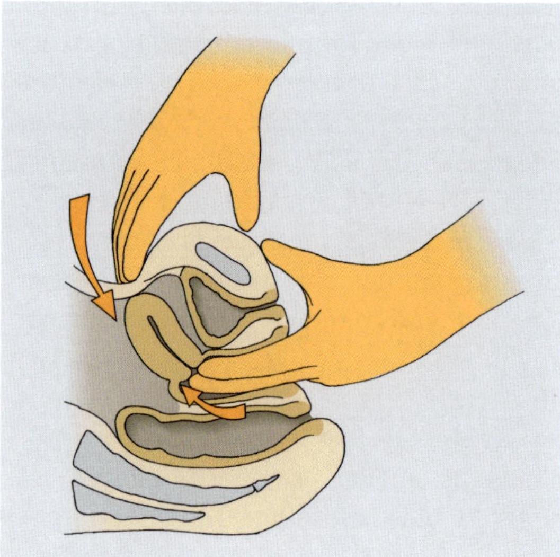

Abb. 3.35: Bimanuelle Untersuchung von abdominal und intravaginal

Als Nächstes werden dann die Parametrien, Ligg. lata, Eileiter und Ovarien untersucht. Die Gewebeschichten darf man nur sehr behutsam gegeneinander verschieben und bewegt dazu die abdominale Hand von oben nach unten und von links nach rechts. Wenn Ihnen eine Abwehrspannung oder Verkrampfung auffällt, sollten Sie versuchen, die Ursache herauszufinden. Besonders die Ovarien dürfen nur äußerst vorsichtig behandelt werden. Bei unklaren oder verdächtigen Befunden (z.B. Tumor, akute Entzündung) muss man die Patientin unbedingt zu einem Spezialisten zu überweisen.

Rektale Untersuchung

Aus den in Kapitel 2 genannten Gründen lassen wir die Patientin bei der rektalen Untersuchung lieber mit leicht gespreizten Beinen auf dem Bauch liegen. Um Douglas-Raum, Zervix und Steißbein zu untersuchen, drücken Sie mit der Zeigefingerkuppe gegen das Sakrokokzygealgelenk (s. Abb. 3.36). Achten Sie auch auf Hämorrhoiden (Reizgefahr bei einer posterioren Restriktion).

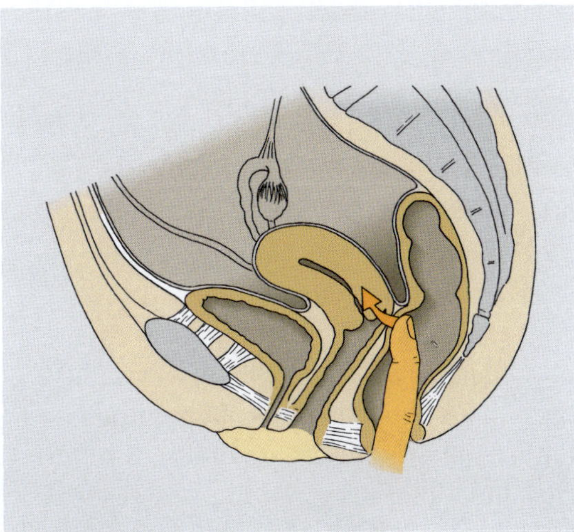

Abb. 3.36: Untersuchung von rektal

Excavatio rectouterina (Douglas-Raum)

Die Elastizität des ca. 6 cm vom Anus entfernten Douglas-Raums lässt sich durch Druck des Zeigefingers gegen die vordere Darmwand beurteilen. Bewegungsschmerzen könnten durch eine Retroversio uteri, Vernarbung oder Infektion bedingt sein. Starke Schmerzen sprechen für eine akute Entzündung, eine schwere Endometriose oder einen Tumorbefall. Versuchen Sie überempfindliches Gewebe durch eine behutsame Behandlung zu entspannen. Wenn die Schmerzen trotzdem anhalten, muss die Patientin zu einer weitergehenden Diagnostik mit bildgebenden Verfahren überwiesen werden.

Cervix uteri

Wenn man gegen die vordere Rektumwand drückt, ist bei Retropositio die Zervix als Masse zu spüren. Um es genauer zu untersuchen, kann man versuchen, sie nach vorn zu verschieben. Lässt sie sich nur geringfügig und unter Schmerzen bewegen, sind vermutlich die Ligg. sacrouterina fixiert. Falls nur ein Lig. sacrouterinum betroffen ist, wird die Zervix zur Läsionsseite hinüber geneigt sein.

Rektovaginale Untersuchung

Auch diese Untersuchung ist in Kapitel 2.6 näher beschrieben. Sie ermöglicht es, die

Dicke und Struktur des Centrums tendineum perinei und das Septum rectovaginale zu beurteilen sowie nach Anzeichen für eine mögliche Douglas-Hernie (engl. Elytrocele) zu suchen. Bei Schiebe- und Retentionsbewegungen der Patientin lässt sich die körnige Struktur dieser Hernie erspüren, die ein knackendes Geräusch unter den Fingern erzeugt.
Um festzustellen, ob eine vorgefallene Darmschlinge leicht wieder aus dem Douglas-Raum zu entfernen ist, versuchen Sie mit der abdominalen Hand das Gebilde aus Dünndarm und Omentum anzuheben. Diese Technik kann auch die Patientin lernen und selbst anwenden. Ein Darmschlingenvorfall ist besonders bei schlanken oder erschöpften Frauen zu beobachten.

Sakrokokzygealgelenk

Es lässt sich am besten von rektal untersuchen, wobei ein Finger von innen und der Daumen von außen gegen das Steißbein gedrückt wird (s. Abb. 3.37). Wenn diese Kompression des Steißbeins schmerzhaft ist, liegt wahrscheinlich eine Gelenkstörung zugrunde. Dagegen ist bei Schmerzen in der Umgebung eher eine perineale oder parametrane Restriktion als Ursache zu vermuten.
Zu einer läsionsbedingten Flexion des Steißbeins nach anterior kann es kommen, wenn das Corpus anococcygeum wegen einer Restriktion im Perineum oder Parametrium gedehnt bzw. das Centrum tendineum perinei nach hinten gezogen wird. Bei Restriktionen, die sich ausschließlich auf das Sakrokokzygealgelenk beschränken, sind die Corpora anococcygea jedoch eher schlaff.

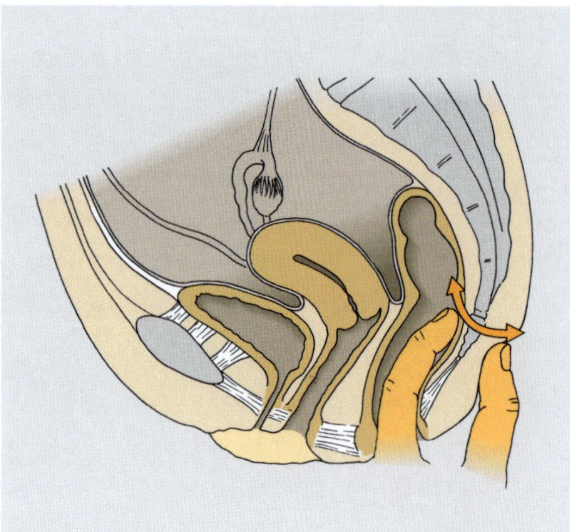

Abb. 3.37: Untersuchung des Sakrokokzygealgelenks von rektal

Haltung

Eine Schutzhaltung ist zwar eher in Verbindung mit einer Stressinkontinenz zu beobachten. Trotzdem zeigen auch Patientinnen mit uterinen Bewegungseinschränkungen noch die typische Außenrotation-Adduktionsstellung der Beine mit nach vorn gekippter Symphyse und angespannten Gesäßmuskeln. Diese Körperhaltung kennzeichnet den Versuch, die Funktion der Beckenboden- (wie Mm. obturatorius internus und externus, pyramidalis, levator ani) und Sphinktermuskeln zu unterstützen.
Auf Restriktionen im Bereich der Ovarien oder der seitlichen Ligg. lata reagiert die Patientin mit einer Außenrotation der Beine und Kyphosierung der Wirbelsäule. Das liegt an der Nervenversorgung der Psoas- und iliakalen Faszie, in denen Nerven wie die Nn. iliohypogastricus, ilioinguinalis, cutaneus femoris, genitofemoralis, obturatorius und femoralis verlaufen. Außerdem besteht über das subperitoneale iliolumbale Bindegewebe in Verbindung mit den Ligg.

lata eine Beziehung zwischen M. psoas und Becken. Typischerweise wird sich die Patientin den Bauch halten, um ihn zu entlasten, die Beine hochlegen, um die Beckendurchblutung zu verbessern, und bevorzugt auf dem Bauch schlafen.

3.7 Motilitätstest

Vermutlich lässt sich durch die gemeinsame embryologische Herkunft erklären, dass die Motilität von Blase und Uterus sehr ähnlich ist. Untersucht wird sie mit einer Hand suprapubisch auf dem Bauch und der anderen auf dem Sakrum der Patientin. Die Patientin sollte auf dem Rücken bzw. bei stärkerem Gewicht besser auf der Seite liegen, damit die Hand unter dem Sakrum nicht gequetscht wird. Während des Inspir bewegt sich die Hand vorn auf dem Bauch nach unten und die Hand hinten auf dem Sakrum nach oben (s. Abb. 3.38).
Je nachdem, wo sich eine Störung befindet, kann diese Bewegung auch in einer frontalen oder transversalen Ebene statt sagittal ablaufen. Ausnahmslos wird die Hand jedoch stets zu der Restriktion hingezogen, weil sich an der Stelle eine neue Bewegungsachse installiert hat. Versuchsweise haben wir im Fall von Fibrosen, Ovarialzysten, Myomen, Endometriose usw. schriftlich festgehalten, wohin die Hand gezogen wurde, und unsere Versuchsergebnisse danach mit Ultraschall- und Röntgenuntersuchungen überprüft. Bis auf ganz wenige Ausnahmen war es uns gelungen, die Restriktionsstellen genau zu lokalisieren.

Allgemeiner Ecoute-Test

Die Patientin sitzt vorgebeugt (kyphosiert) mit leicht geöffneten Beinen vor Ihnen, während Sie hinter ihr stehen und eine Hand auf den Schädel und die andere auf das Sakrum gelegt haben. Bei einer Restriktion wird sich die Patientin immer zur betreffenden Seite hinüber neigen, und je stärker die Neigung ausfällt, desto weiter unten im Körper die Restriktion ist lokalisiert (s. Abb. 1.2).
Im Allgemeinen lässt sich nur ein einziger Teil des Uterus im Ecoute-Test „abhorchen", die Zervix. Bei einer posterioren Res-

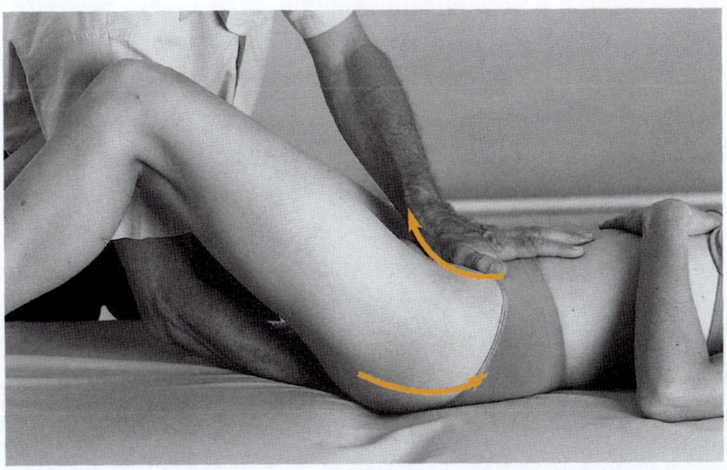

Abb. 3.38: Motilitätstest im Inspir

triktion im Bereich der Ligg. sacrouterina wird sich der Kopf der Patientin hinten weit herunterbeugen. Falls nur ein Lig. sacrouterinum betroffen ist, neigt sich der Kopf zu dieser Seite. Es sind fast dieselben Bewegungen wie bei sakrokokzygealen Restriktionen. Besser unterscheiden lassen sie sich, wenn man den Schädel erst kurz nach unten drückt (komprimiert). Sollten sich die Ergebnisse des Ecoute-Tests daraufhin nicht verändern bzw. die Bewegung noch sichtbarer werden, liegt eher eine Störung des Sakrokokzygealgelenks vor. Nur wenn die Bewegung undeutlicher geworden ist, weist das auf eine urogenitale Störung hin.
Bei anterioren Restriktionen der Zervix beugt sich der Kopf ebenso zur Symphyse hinunter wie bei ovariellen Restriktionen, nur dass in dem Fall noch eine Seitneigung (zum betroffenen Ovar) hinzukommt. Diese Bewegung ist so typisch, dass Sie bei einem solchen Ecoute-Befund immer nach Restriktionen im kleinen Becken suchen sollten.

3.8 Restriktionen

Der Uterus kann in unterschiedlichen Richtungen in seiner Beweglichkeit eingeschränkt sein. Wir wollen hier kurz die wichtigsten Ursachen besprechen.
Obere (superiore) Restriktionen sind entweder durch eine Senkung oder durch Adhäsionen (Dünndarm, Omentum majus oder Peritoneum) bedingt. Adhäsionen sind meist Folge einer Entzündung bzw. eines chirurgischen Eingriffs und wirken sich auf den Fundus uteri aus. Sie behindern die normale Druckverteilung im kleinen Becken und stören das Kräftegleichgewicht (Abschwächung der Zwerchfellanziehung, des Turgor-Effekts und der kardiovaskulären Einflüsse). Weil das effektive Gewicht des Uterus dadurch zunimmt, bewegt er sich noch mehr nach unten.
Vordere (anteriore) Restriktionen des Uterus gehen von der Blase aus. Nach einer Operation bzw. Entzündung der Blase oder des supravesikalen Gewebes können die Blasenaufhängungen verkürzt sein. Bei einer Fixierung im Bereich der Excavatio vesicouterina kommt es zur Anteversio oder Anteflexio uteri, während eine Läsion des Septum vesicovaginale – wie bereits erwähnt – zu einer Dyspareunie führen kann. Seltener sind Risse beider Ligg. sacrouterina bzw. von posteroinferioren Fasern der Ligg. lata der Grund für eine Anteversio uteri. In dem Fall handelt es sich gar nicht um eine echte Restriktion, weil sich der Uterus einfach reponieren lässt.
Bei einer vorderen Restriktion des Steißbeins kann der Beckenboden auf zweierlei Weise geschwächt (hypoton) sein:

- entweder stellungsbedingt, weil sich das Steißbein auf den Beckenboden zu bewegt hat und die Muskel- und Faszienfasern erschlafft sind,
- oder reflektorisch, weil eine Gelenkstörung die Nervenstimulation behindert und sich dadurch der Tonus lokal verringert hat. Dass der Beckenboden hyperton wird, kommt nur äußerst selten vor.

Seitliche (laterale) Restriktionen des Uterus können von Verletzungen der Ligg. lata oder Ligg. suspensoria ovarii ausgehen (durch Entzündungen, chirurgische oder geburtshilfliche Eingriffe). Wenn nur ein Lig. latum betroffen ist, wird es den Uterus seitlich verziehen, während er durch Läsionen beider Ligg. lata eher nach hinten gezogen wird. Seitwärts geneigt sein kann der Uterus auch bei Läsion eines Lig. sacrouterinum.
Hintere (posteriore) Restriktionen entwickeln sich meist infolge von Einrissen der Ligg. sacrouterina während Schwanger-

schaft und Geburt. Narbenbedingt können Zervix/Isthmus nach hinten gezogen und das Steißbein anterior fixiert sein.
Untere (inferiore) Restriktionen können ebenfalls nach Schwangerschaft und Geburt bzw. seltener nach Infektionen oder einem Steißbeintrauma auftreten. Kommt es durch Läsionen der Plicae rectouterinae, der Ligg. sacrouterina oder des Beckenbodens zu einer Fibrosierung, können sie ihre Funktion als „Stoßdämpfer" und „Druckverteiler" nicht mehr länger erfüllen, und unter dem Druck von oben wird der Uterus unweigerlich durch die Schwerkraft nach unten gezogen. Eine Beckenbodenschwäche trägt mit dazu bei, dass der Uterus und andere Beckenorgane vorfallen und sich Richtung Öffnungen bewegen können.

3.9 Behandlung

Kontraindikationen

Auch für die Behandlung des Uterus gelten die in Kapitel 1.5 und 2.9 beschriebenen Kontraindikationen. Das bezieht sich auf alle direkten und inneren (vaginal, rektal) Techniken. Falls auch abdominelle oder Induktionstechniken kontraindiziert sind, wird es extra angemerkt.

Schwangerschaft

Es gibt zuverlässige biochemische Schwangerschaftstests. Doch selbst in der heutigen Zeit kann es passieren, dass eine Patientin zur Behandlung kommt und nicht weiß, ob sie schwanger ist. Frühe Anzeichen einer Schwangerschaft sind:

- weiche Zervix (zungenartige Konsistenz),
- Volumenzunahme und Erweichung des Corpus uteri (Konsistenz wie eine reife Feige).

Intrauterinpessar („Spirale")

Bei direkten Behandlungstechniken besteht die Gefahr, dass die Gebärmutterschleimhaut durch die „Spirale" verletzt wird und blutet. In dem Fall sollte die Spirale unverzüglich entfernt werden. Entzündungen und Vernarbung können auf die Eileiter übergreifen und zu Adhäsionen führen. Wenn sich durch die Spirale eine neue Bewegungsachse ergibt, können Motilitätstests schwierig werden. Nach unserer Erfahrung bleiben Mobilität und Motilität nur in 20% der Fälle davon unbeeinflusst.

Ektope Schwangerschaft

Im Fall einer ektopen Schwangerschaft (s. Kap. 4) können durch direkte Behandlungstechniken starke Blutungen ausgelöst werden. Wir haben es bei mehreren Patientinnen, die sich eigentlich wegen akuter Rückenschmerzen behandeln lassen wollten, erlebt, dass eine ektope Schwangerschaft bestand. Es gibt nur wenige Frühsymptome, deshalb ist es wichtig, sehr aufmerksam darauf zu achten. Warnzeichen sind auffällige Blässe, nach vorn ausstrahlende Kreuzschmerzen, druckschmerzhaftes Abdomen, Überempfindlichkeit des Gewebes rund um den Uterus, Hyperventilation, Blutdruckabfall mit beschleunigtem, fadenförmigem Puls und ausbleibende Periode. Bei einer Kombination dieser Symptome muss die Patientin sofort in die nächste Klinik eingeliefert werden. Man sollte nichts riskieren, denn eine ektope Schwangerschaft kann lebensbedrohlich sein.

Tumoren, Strahlentherapie

Absolut kontraindiziert sind Manipulationen bei einem Zervixkarzinom. Es lässt sich mit einem Pap-(Papanicolao-)Abstrich feststellen oder manchmal auch tasten. Die Zervix kann sich stellenweise verhärtet (knotig), infiltriert und unregelmäßig anfühlen. Auf dem Handschuh sind möglicherweise Blutspuren zu sehen.
Wenn man trotz Gebärmutterkrebs eine manuelle Behandlung durchführt, kann es zur Infektion, Blutung oder Aussaat von Tumorzellen bzw. zur Metastasierung kommen. Bei begründetem Krebsverdacht (z.B. Zervixveränderungen, Zwischenblutung, übelriechender Ausfluss, lokale Schmerzen, unerklärliches Fieber oder Gewichtsverlust) muss die Patientin sofort zur Abklärung überwiesen werden.
Vorsicht ist auch nach einer Bestrahlung des kleinen Beckens geboten. Bei diesen Patientinnen ist das Gewebe gereizt und empfindlich, so dass es durch direkte Behandlungstechniken leicht verletzt werden und bluten kann.

Abdominelle Techniken

Um zufrieden stellende Ergebnisse bei der Uterusbehandlung erzielen zu können, ist es wichtig, erst Dünndarm, Omentum majus, Umbilikal- und pubovesikale Ligamente zu untersuchen und gegebenenfalls zu behandeln. Geeignete Methoden sind in Kapitel 2.9 beschrieben.

Corpus uteri

Behandlung in Rückenlage

Die Patientin hat die Beine in den Hüften gebeugt und stützt die Füße auf ein kleines Kissen. Behandelt wird in erster Linie der Fundus uteri, der fixiert sein kann, weil sich hier leicht Adhäsionen mit dem Peritoneum entwickeln. Dringen Sie drei Finger breit über der Symphyse behutsam in den Bauch vor, indem Sie die Finger zuerst nach hinten, dann nach unten und wieder nach hinten richten und Dünndarmschlingen, die im Weg sind, nach vorne oder zur Seite schieben. Falls Restriktionen vorhanden sind, wird das Gewebe nach vorne, unten und lateral gedehnt (s. Abb. 3.39). Arbeiten Sie sich von den Randgebieten allmählich in das Zentrum der Restriktion vor und machen Sie weiter, bis die Schmerzen nachlassen und das Gewebe weicher geworden ist. Das ist ziemlich schwierig und gewöhnlich braucht man für einen guten Behandlungserfolg drei bis vier Sitzungen.

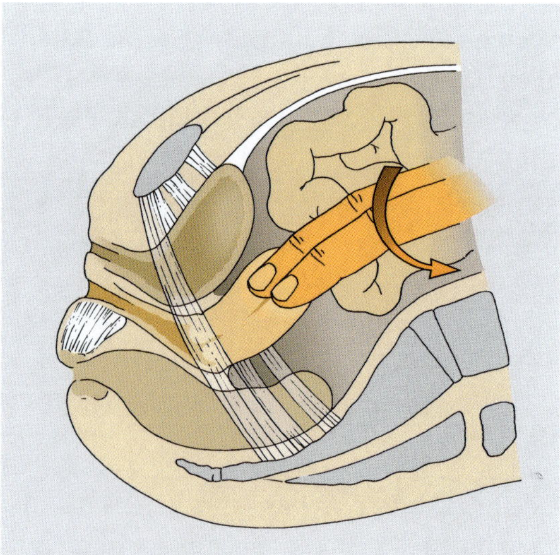

Abb. 3.39: Manipulation des Uterus in Rückenlage

Behandlung in Seitenlage

Die Patientin hat die Beine in den Hüften gebeugt und liegt auf der Seite, die behandelt werden soll. Diese Position eignet sich besonders für den Zugang zu seitlichen Uterusbereichen. Drücken Sie unter der Spina iliaca anterior superior die Finger erst in Richtung Behandlungstisch und fußwärts und ziehen sie dann nach hinten-medial zurück (s. Abb. 3.40). Wenn Sie an einer Stelle eine Restriktion der Ligg. lata oder des Corpus uteri vorfinden, wird das Gewebe abwechselnd zur Mittelachse des Körpers und zu den Wänden des kleinen Beckens hin rhythmisch gedehnt, und zwar so lange, bis es spürbar lockerer geworden ist. In den Seitenbereichen des Uterus müssen Sie Acht geben, da sich hier die Ovarien befinden. Je näher Sie ihnen kommen, desto behutsamer und leichter sollten die Handgriffe sein.

Um in größerer Tiefe zu arbeiten, können Sie mit einer Hand die Beine der Patientin anwinkeln und mit der anderen den Uterus behandeln. Alternativ kann die Restriktion mit den Fingern festgehalten und das Gewebe indirekt durch Bewegen der Beine gedehnt werden.

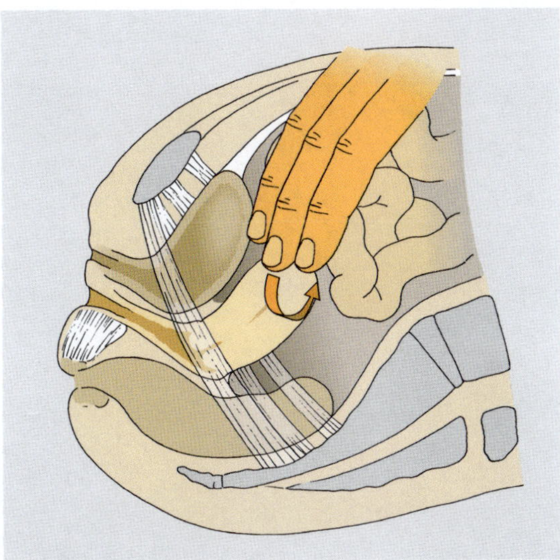

Abb. 3.40: Manipulation des Uterus in Seitenlage

Behandlung im Sitzen

Die Patientin sitzt vorgebeugt mit leicht geöffneten Beinen und hat die Hände im Nacken verschränkt. Falls die linke Seite betroffen ist, fassen Sie mit der rechten Hand beide Ellbogen der Patientin und behandeln mit der linken Hand die tiefere Beckenregion durch Bewegungen vom iliakalen Bogen zur Mittelachse des Körpers. Sie können das Gewebe auch durch passive Körperbewegung unter Beibehaltung der Flexion dehnen (s. Abb. 3.41). Diese Technik eignet sich gut für die Behandlung des Fundus bzw. der oberen Seitenbereiche des Uterus.

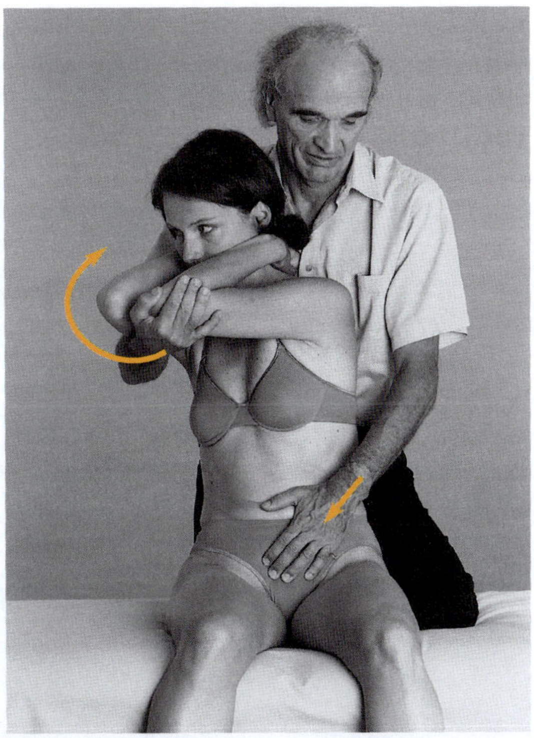

Abb. 3.41: Manipulation des Uterus im Sitzen

Behandlung in Knie-Ellbogen-Position

In dieser Position verlagern sich Dünndarm und Omentum majus aus dem kleinern Becken heraus und die Bauchmuskeln sind entspannt. Der Uterus, der antevertiert und dadurch besser zugänglich ist, wird von lateral gehalten und das Becken auf den Hüftköpfen bewegt, um das Gewebe zu dehnen. Bei einer uterovesikalen Restriktion in Nähe des Corpus uteri halten Sie die Stelle unmittelbar darüber fest und drücken mit der anderen Hand das Sakrum anterosuperior (s. Abb. 3.42). Das dehnt die Bindegewebefasern, wie wir uns anhand einer Röntgendurchleuchtung überzeugen konnten. Die besten Ergebnisse lassen sich nach drei bis vier Sitzungen erzielen. Bei Trägerinnen einer „Spirale" darf diese Methode nicht angewandt werden.

Behandlung in modifizierter Trendelenburg-Lage

In dieser Position sind die tieferen Gewebeschichten besser zu erreichen. Die Patientin sollte die Beine möglichst nah zur Brust hinziehen oder einen Fuß auf das andere Knie stützen. Ausgehend vom Innenrand der Fossa iliaca bewegen Sie die Finger inferomedial auf den Uterus zu. Falls Sie eine Restriktion antreffen, können Sie die Stelle festhalten und indirekt dehnen, indem Sie mit der anderen Hand die Beine bewegen (s. Abb. 3.43).

„Pumptechnik" zur Behandlung des Sakrums

Die Ligg. sacrouterina und die Plicae rectouterinae ziehen von ihrem Ansatz an den Sakralwirbeln (S2–S4) zum Zervix- bzw. Isthmusbereich des Uterus und manchmal weiter bis zur Symphyse. Die vorderen und seitlichen Bereiche dieser Bänder sind von rektal zu erreichen. Im hinteren Teil sind Restriktionen daran zu erkennen, dass das Sakrum anterior blockiert ist. Sie lassen sich jedoch durch „pumpende" Bewegungen lösen. Die Patientin nimmt (evtl. mit einem Kissen unter dem Becken) die Bauchlage ein, während Sie mit beiden Händen auf das Sakrum drücken (s. Abb. 3.44):

- auf S1–S1 nach vorne-unten gerichtet,
- auf S2–S3 gerade nach vorne gerichtet,
- auf S4–C1 nach vorne-oben gerichtet.

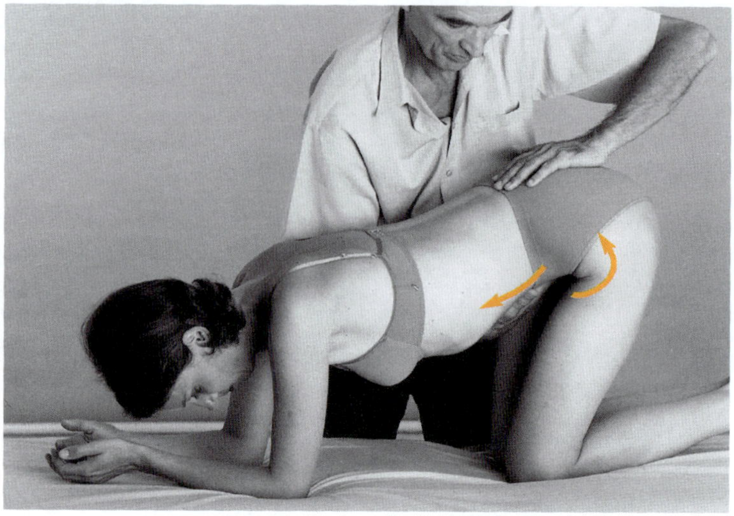

Abb. 3.42: Manipulation des Uterus in Knie-Ellbogen-Position

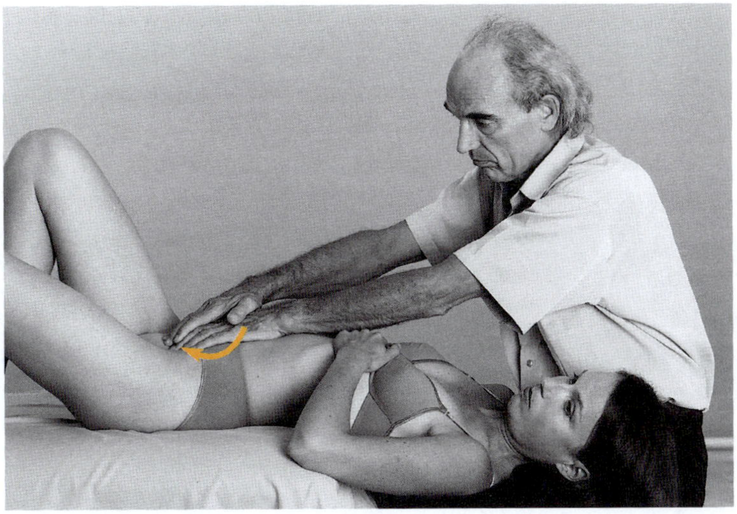

Abb. 3.43: Manipulation des Uterus in modifizierter Trendelenburg-Lage

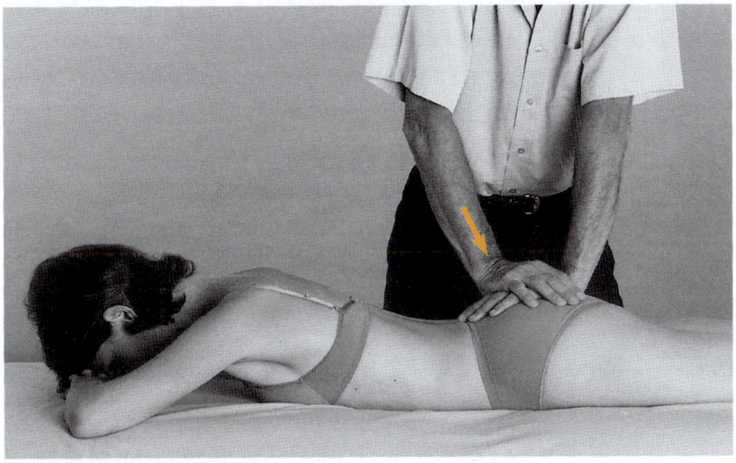

Abb. 3.44: Sakrumbehandlung („Pumptechnik")

Die Bewegungen sollten gut voneinander abgesetzt werden, um ihre Wirkung zu steigern. Das Sakrum ist häufiger anterior fixiert. Wenn man es vorne in die Ausgangsposition zurückschiebt, entspannen sich die Bänder. Bei rhythmischer Wiederholung kommen dann die vorderen Strukturen in Bewegung und lockern sich zusehends. Um Restriktionen zu beseitigen, wird bei dieser Kompressionstechnik das Gewebe in ihre Richtung bewegt.

Bei einer lateralen Läsion bewegt sich das Sakrum durch eine Drehung zur Gegenseite nach vorne. Versuchen Sie gar nicht erst die Blockade zu lösen, sondern gehen Sie gleich in die Restriktion hinein und bewegen das Sakrum auf seiner mobilen Seite. Nach mehreren Drehbewegungen werden sich die Fasern allmählich entspannen und schließlich wieder die normale anterior-posteriore Bewegung des Sakrums zulassen. Die „Pumptechnik" hat eine belebende Wirkung auf das Gewebe und macht es dynamischer. Das geschieht zum Teil über die Innervation (Plexus sacralis). Danach sollten Sie die Mechanik im Sakralbereich noch einmal überprüfen und gegebenenfalls restliche Restriktionen noch einmal behandeln.

„Pumptechnik" zur Behandlung des Sakrokokzygealgelenks

Diese Behandlungstechnik wird angewandt, wenn zu einer Restriktion der Ligg. sacrouterina noch eine Überdehnung des Corpus anococcygeum hinzukommt. Das zeigt, dass auch Gewebefasern in unmittelbarer Nähe des Steißbeins an sakrokokzygealen Restriktionen beteiligt sein können. Ihre Hand liegt in Längsrichtung des Sakrums so auf dem Rücken der Patientin (in Bauchlage), dass Daumen- und Kleinfingerballen das Steißbein und die Finger das Sakrum berühren. Drücken Sie das Steißbein leicht nach vorn gerichtet erst herunter (inferior) und dann hoch (superior) und lassen es von selbst zurückfedern. Wiederholen Sie die Behandlung immer auf den natürlichen Geweberhythmus abgestimmt.

Foramen obturatum

Wie diese Region behandelt wird, haben wir bereits in Kapitel 2.9 dargestellt. Die Patientin liegt mit gespreizten Beinen auf dem Rücken, das Bein auf der Behandlungsseite gebeugt und das andere lang ausgestreckt. Mit einer Hand umfassen Sie die vordere Adduktorengruppe so, dass der Daumen die Mm. pectineus und adductor magnus berührt und der Zeigefinger den M. gracilis. Dann gleiten die Finger weiter, bis sie auf den äußeren und inneren M. obturator und die Membrana obturatoria treffen. Versuchen Sie durch leichte Wackelbewegungen des Daumens möglichst nah an das Foramen obturatum heranzukommen und das Gewebe zu dehnen (s. Abb. 3.45).
Diese Technik wirkt stimulierend. Durch die Druckzunahme im Obturatorgebiet verändern Blase und Uterus reflektorisch ihre Position nach oben und der Beckenboden spannt sich an. Daran sind neben den Obturatormuskeln und der Membrana obturatoria auch Fasergeflechte mit dem M. levator ani beteiligt. Bewegen Sie die Hüfte, denn bei jeder Innenrotation und Adduktion gelangt der Daumen tiefer, während Sie mit den anderen Fingern z.B. die ischioanale Region bearbeiten (s. unten).
Mit dieser Technik können alle direkt zugänglichen Restriktionen im Obturatorgebiet gedehnt werden, und zusätzlich lässt

Abb. 3.45: Manipulation des Foramen obturatum

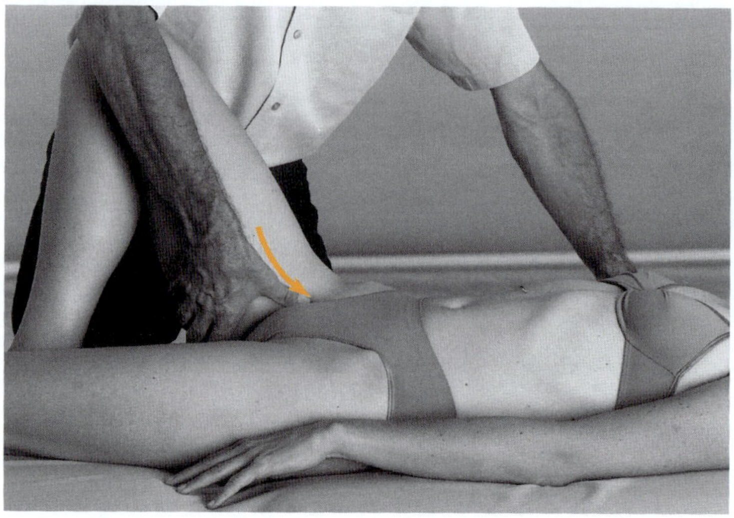

sich über Reflexe der Tonus der kontraktilen Fasern steigern. Auch die Zwerchfellatmung kann mit einbezogen werden (am Ende der Ausatmung ist der Druck in der Beckenhöhle am höchsten). Manchmal verhindern Verspannungen oder Adipositas, dass der Daumen bis zum Foramen obturatum vordringen kann. In diesem Fall schieben Sie ihn so weit es geht und drücken nur auf die Ansatzstellen an den Schambeinästen.

Vorderer Dammbereich

Hier befindet sich der vordere Teil des Centrum tendineum perinei (bezogen auf die Ossa ischii). Mit Daumen und einem Finger bzw. zwischen zwei Fingern wird die vordere Kommissur der Schamlippen verschlossen und unter leichtem Druck nach hinten seitwärts (posterolateral) gezogen, um fibrosierte Stellen an den Schambeinästen zu dehnen (s. Abb. 3.46). Bei Bewegungen zur Symphyse hin kann man mit den Fingern Druck auf die oberflächliche

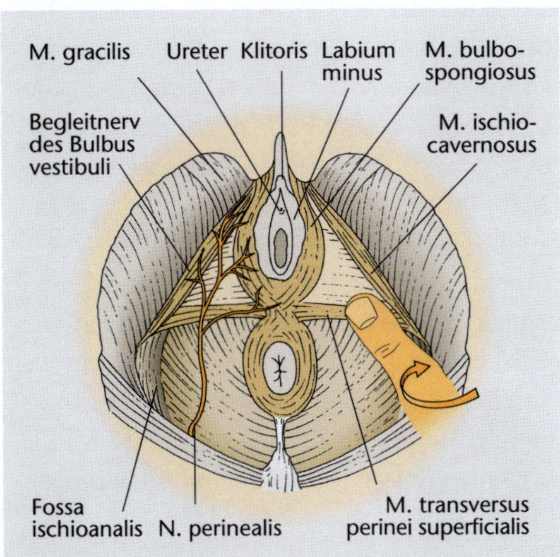

Abb. 3.46: Manipulation des vorderen Dammbereichs (Perineum)

Dammfaszie, das Diaphragma urogenitale und die Mm. bulbospongiosus, ischiocavernosus sowie transversus perinei superficialis ausüben. Diese Behandlungstechnik ist besonders nach einem Dammschnitt zu empfehlen.

Stimulation des N. obturatorius

Etwa drei Finger breit von der Symphyse entfernt verläuft seitlich der N. obturatorius auf den Schambeinästen. Durch zwei- bis dreimaliges sanftes Drücken dieser Stelle werden die perinealen Strukturen stimuliert (s. Abb. 2.41).

Fossa ischioanalis

Behandlung in Rückenlage

Um die ischioanale Region zu dehnen, wird die Hand von der Innenseite des Sitzbeins auf das Centrum tendineum perinei und den Anus zu- und wieder zurückbewegt. Eine indirekte Behandlungstechnik besteht darin, den fixierten Bereich mit einer Hand zu halten und das Gewebe durch Flexion und Abduktion des Beins zu dehnen.

Behandlung im Sitzen

Wie bei der Steißbeinuntersuchung verlagert die Patientin das Gewicht erst auf eine Seite, damit Sie eine Hand unter den Sitzbeinhöcker schieben können. Sobald sie sich wieder normal hingesetzt hat, sind sämtliche Strukturen zwischen den Spinae ischiadicae bereits auseinander gewichen. Fixierte Stellen können dann seitlich hochgedrückt (superolateral) werden (s. Abb. 3.47).
Wenn die Patientin die Hände im Nacken verschränkt hält, bewegt sich das Os ischii

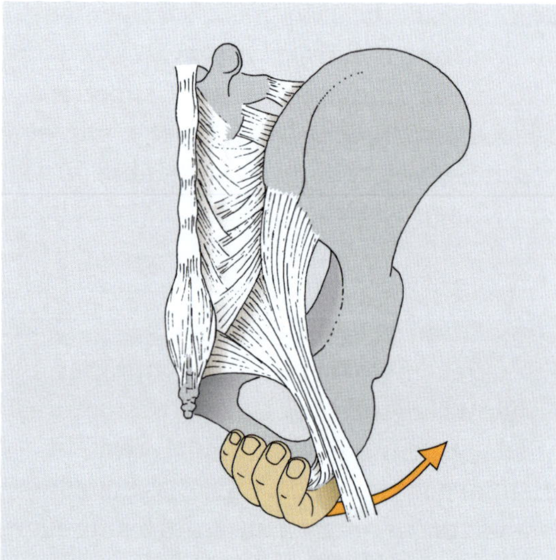

Abb. 3.47: Manipulation der Fossa ischioanalis

auch bei einer passiven Oberkörperdrehung auf dem Becken seitlich vor (anterolateral). Mit etwas Übung können Sie durch eine Hand auf dem Os ischii die Bewegung noch verstärken.

Dehnung über die Beinmuskeln

Restriktionen im Bereich des Uterus können auch über einige Beinmuskelgruppen und mit ihnen verbundene Membranen bzw. Faszien behandelt und gelöst werden. Dass sich die Dehnung bzw. das Anspannen bestimmter Beinmuskeln auf die Beckenorgane oder Bindegewebsstrukturen auswirken kann, hat unsere Untersuchung klar aufgezeigt. Manche Behandlungstechniken können die Patientinnen nach entsprechender Unterweisung auch zu Hause selbst anwenden. So wird eine erneute Schrumpfung des Gewebes verhindert und die wohltuende Wirkung osteopathischer Manipulationen noch verlängert bzw. gesteigert.

Außenrotatoren

Muskeln wie die Mm. obturator internus und externus oder quadratus femoris fungieren in erster Linie als Außenrotatoren. Da zwischen ihnen und bestimmten urogenitalen Strukturen zahlreiche direkte und indirekte Verbindungen bestehen, lassen sich durch ihre Dehnung Mikroadhäsionen im kleinen Becken lösen.
Die Patientin liegt auf dem Rücken. Das Bein, das behandelt werden soll, wird über das andere gelegt, adduziert und innenrotiert (s. Abb. 3.48). Natürlich muss man sich vorher überzeugt haben, dass keine gelenkbedingte Einschränkung der Hüftbeweglichkeit vorliegt. Denn sonst käme es durch die Mobilisierung zu akuten Leistenschmerzen, die sich aufgrund der intraartikulären Kompression noch verschlimmern würden. Solche Druckschmerzen treten bei sekundären Verspannungen der Hüft-/Oberschenkelmuskulatur jedoch nicht auf.

Ligg. sacrospinalia und sacrotuberalia

Da sie am Sakrum, Os coccygis, den Spinae ischiadicae und Ossa ischii ansetzen und Verbindungen zu den Mm. coccygeus, levator ani und obturatorius internus bzw. zu deren Faszien haben, können sich Dehnbehandlungen dieser Bänder auf den Uterus und andere Beckenorgane auswirken.
Die Patientin liegt auf dem Rücken und hat ein Bein gebeugt. Dieses Bein wird in verstärkte Flexion, Adduktion und Innenrotation geführt, während das andere flach ausgestreckt bleibt, damit sich das Sitzbein weg vom Sakrum bewegt. Das geht übrigens auch in Sitzposition, indem die Patientin das Knie zur gegenüberliegenden Schulter hochzieht.

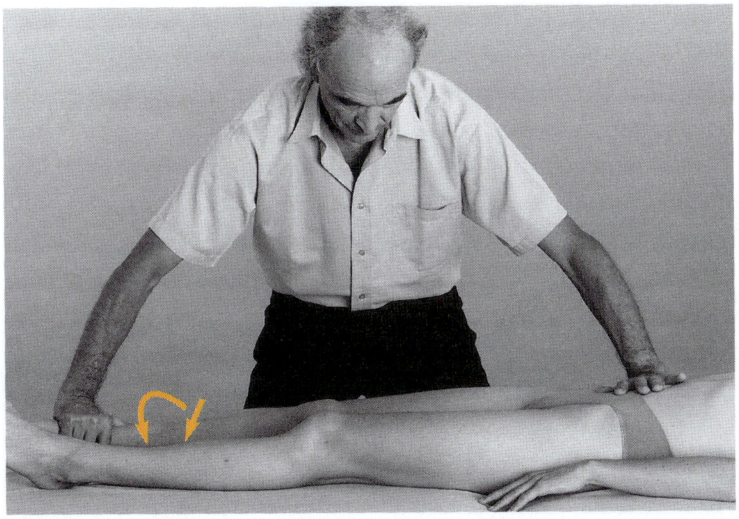

*Abb. 3.48:
Dehnung des M. obturator internus*

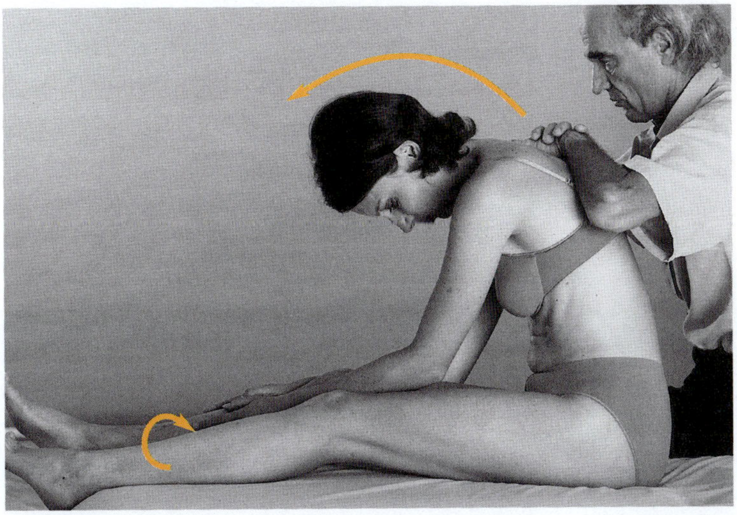

*Abb. 3.49:
Dehnung des M. biceps femoris*

M. biceps femoris

Distal inseriert der M. biceps femoris am Fibulaköpfchen, einer bekannten Reflexzone; an seinem proximalen Ursprung gibt er Fasern an das Lig. sacrotuberale ab. Das eröffnet die interessante Möglichkeit, zusätzlich zu den Ligg. sacrospinalia und sacrotuberalia auch den Bizeps zu dehnen.
Die Patientin sitzt mit ausgestreckten Beinen auf dem Tisch, das Bein auf der Behandlungsseite einwärts gedreht und den Oberkörper zur anderen Seite vorgebeugt (s. Abb. 3.49). Diese Methode lässt sich auch zu Hause anwenden.

Lig. teres uteri

Dieses Band hat rechts und links viele kleine Verbindungen zum Leistenkanal und zum Lig. inguinale. Um Fibrosierungen zu lösen, wird in Rückenlage der Patientin das Bein auf der Behandlungsseite gestreckt und adduziert. Routinemäßig sollte diese Technik bei Anteversio bzw. allgemein bei

Bewegungseinschränkungen des Uterus angewandt werden.

Tonisierung

Neben den gerade beschriebenen Dehnungstechniken lässt sich die Faserspannung der pelvitrochanteren Muskeln auch durch isometrische Kontraktionen tonisieren. Zeigen Sie der Patientin isometrische Übungen, die sie auch selbst zu Hause durchführen kann. Dazu gehört z.B. das Beckenbodentraining mit bewusstem Anspannen (Retentionsbewegung) bei tiefer Atmung oder beim Husten.
Die Patientin sollte sich regelrecht auf die Spannung im Becken „einstimmen", die sie im Stehen oder in der Knie-Ellbogen-Position spürt. Dadurch lernt sie starke Verspannungen besser wahrzunehmen und zu lösen und kann selbst für einen Spannungsausgleich sorgen. Das klingt schwieriger als es ist, und die meisten Frauen machen begeistert mit.

Bimanuelle (abdominovaginale) Behandlung

Durch die bimanuelle Untersuchung können Geweberestriktionen gezielt lokalisiert und gelöst werden. Um sie zu finden, bewegt man die Hand auf dem Bauch und die intravaginal eingeführten Fingern aufeinander zu und „mustert" die Schichten zwischen ihnen. Sie lassen sich von Restriktionen befreien, indem man die unterschiedlichen Bindegewebs- oder Muskelschichten wie zwei Blatt Papier gegeneinander verschiebt.
Für Störungen im Bereich der Bauchfelltaschen rund um den Uterus ist die bimanuelle Behandlung besonders geeignet.
Welche Technik im Einzelnen angewandt wird, hängt von der jeweiligen Position des Uterus (Ante-/Retroversio) bzw. der Zervix (Ante-/Retropositio) ab. Die Erfahrung lehrt uns, dass meist die Stellung der Zervix ausschlaggebend ist. *Ziel ist nicht, dass Uterus und Zervix wieder ihre normale Position einnehmen, sondern dass Sie wieder frei beweglich sind.* Diese Einstellung bewahrt vor therapeutischer Sturheit und vor möglichen Enttäuschungen.
Man kann einen oder zwei Finger intravaginal einführen, doch der Einfachheit wegen sprechen wir hier immer nur von einem. Ob die Behandlung in Bauch-, Rücken- oder Seitenlage durchgeführt wird, hängt von der Zervix ab. Möglich sind alle. Die Ergebnisse sind am besten, wenn der Ablauf vier- bis fünfmal rhythmisch wiederholt wird.
Jede der nachfolgend beschriebenen Behandlungstechniken lässt sich mit einem Ecoute-Test kombinieren, was besonders intravaginal oft hilfreich sein kann. Machen Sie den Test an Ort und Stelle und folgen dann mit den Fingern der Bewegung, die zu spüren war. Vergessen Sie nicht, wie wichtig sanfte, rhythmische Bewegungen sind.
Oft erreicht man durch sie eine beeindruckende Besserung.

Mögliche Kombinationen aus Ante-/Retroversio uteri und Ante-/Retropositio cervicis

Anteversio/Antepositio: Die Patientin liegt auf dem Rücken. Mit der abdominalen Hand wird der Fundus uteri unter dem oberen Rand der Symphyse aufgesucht, während der intravaginale Finger in der (in diesem Fall allerdings kaum fühlbaren) vorderen Excavatio vesicouterina bzw. oben an der vorderen Vaginalwand liegt. Machen

Sie 4–5 Handbewegungen nach hinten-unten (posteroinferior), gefolgt von 2–3 Bewegungen nach oben (s. Abb. 3.50).

Anteversio/Retropositio: Die Patientin liegt auf der Seite. Mit der abdominalen Hand wird wie oben beschrieben nach dem Fundus uteri palpiert, während der intravaginale Finger im Douglas-Raum oder oben an der hinteren Vaginalwand liegt. Diesmal bewegen sich die Hände nach oben aufeinander zu (s. Abb. 3.51).

Retroversio/Antepositio: Die Patientin liegt auf dem Rücken. Der oben an der vorderen Vaginalwand liegende Finger drückt nach hinten, während das Corpus uteri mit den abdominalen Finger lateral gefasst und nach anterior gezogen wird (s. Abb. 3.52).

Retroversio/Retropositio: Die Patientin liegt auf der Seite. Mit dem intravaginalen Finger, der sich im Douglas-Raum bzw. oben an der hinteren Vaginalwand befindet, schiebt man die Zervix nach vorne. Gleich-

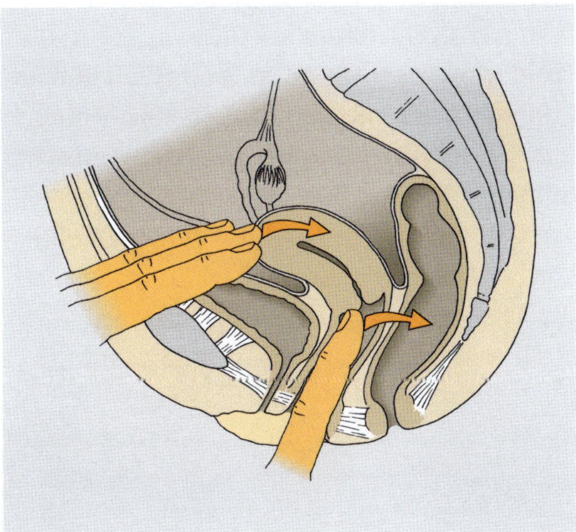

Abb. 3.50: Anteversio uteri mit Antepositio der Zervix

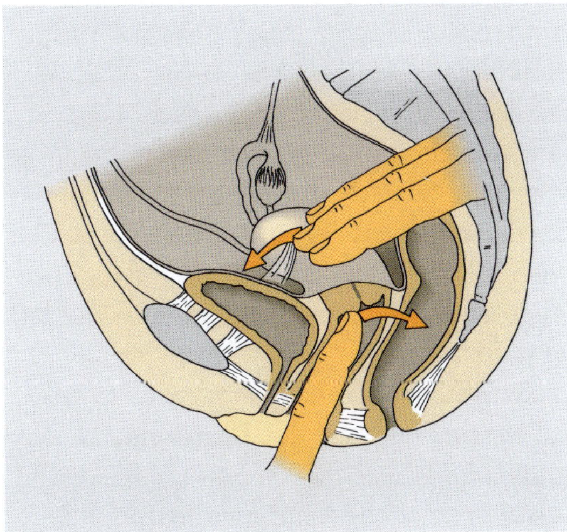

Abb. 3.52: Retroversio uteri mit Antepositio der Zervix

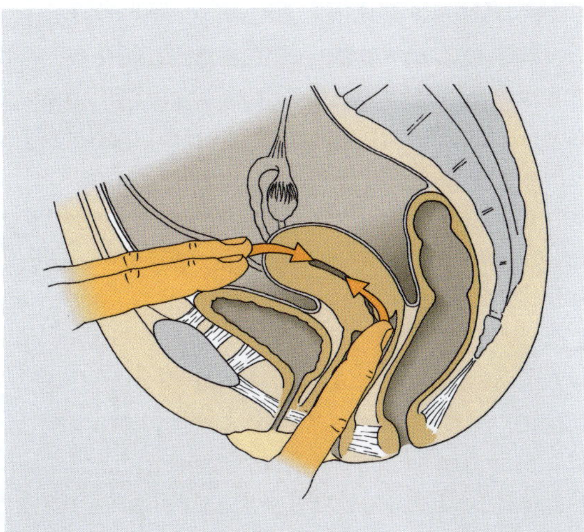

Abb. 3.51: Anteversio uteri mit Retropositio der Zervix

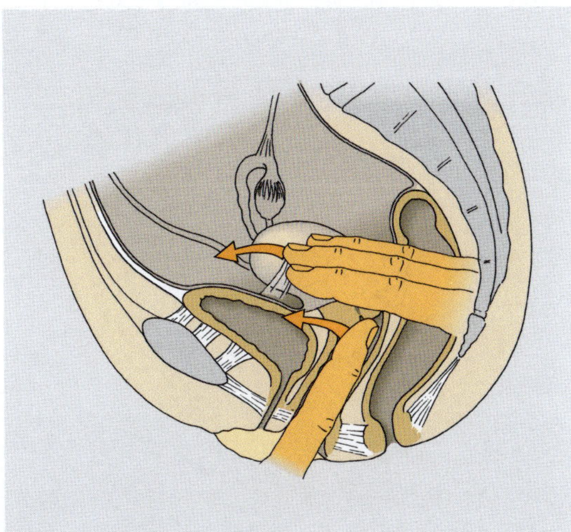

Abb. 3.53: Retroversio uteri mit Retropositio der Zervix

zeitig wird der Uterus von schräg lateral mit den abdominalen Fingern nach anterior gezogen (s. Abb. 3.53).

Laterale Abweichungen von Uterus und Zervix

In der üblichen medizinischen Literatur werden seitliche Abweichungen von der normalen Uterus- und Zervixlage nur selten erwähnt. Trotzdem kommen sie vor und können sich möglicherweise auf die Adnexe auswirken (s. Kap. 4).
Die Behandlung ist relativ einfach. Um sich der Mithilfe der Schwerkraft zu bedienen, wird die Patientin z.B. bei einer Abweichung nach rechts in Linksseitenlage gebracht. Mit dem intravaginalen Finger im entsprechenden Bereich der oberen Vagina wird die Zervix nach links geschoben. Gleichzeitig drückt die abdominale Hand auf der rechten Seite den Uterus nach links (s. Abb. 3.54).
Dass es zahlreiche Kombinationsmöglichkeiten und unterschiedliche Schweregrade bei uterinen und zervikalen Restriktionen gibt, liegt auf der Hand. Mit zunehmender Erfahrung werden Sie immer sicherer die im Einzelfall am besten geeignete Behandlungsmethode und Patientenlagerung finden.

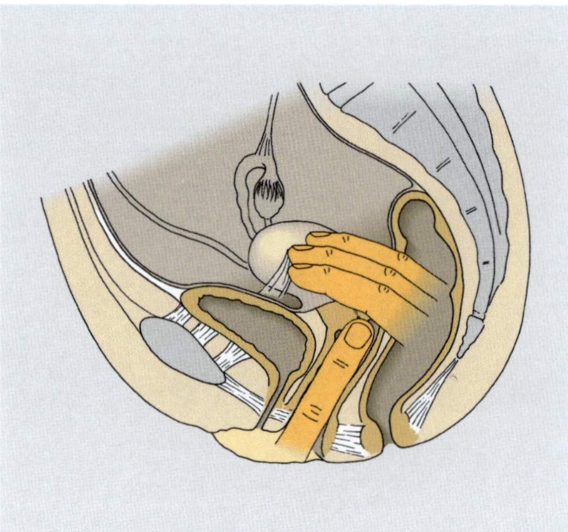

Abb. 3.54: Seitliche Abknickung von Uterus und Zervix

Schiebe- und Retentionsbewegungen

Durch bewusste Anstrengung kann die Patientin die Mobilisierung der Zervix mit unterstützen. Eine Retropositio der Zervix lässt sich z.B. leichter korrigieren, wenn die Patientin durch Anhalten (Retentionsbewegung) mithilft, die Zervix nach vorne-oben (anterosuperior) zu bewegen. Wenn eine Antepositio der Zervix vorliegt, ist dagegen Pressen (Schiebebewegung) eine sinnvolle Unterstützung bei der Behandlung. Durch die Anstrengungen der Patientin werden auch wichtige Muskelfasern in diesem Bereich stimuliert.

Ptose und Prolaps

Bei einem Prolaps 3. Grades kann eine osteopathische Behandlung nichts mehr ausrichten. Doch bei einem geringeren Schweregrad (1./2.) können wir zumindest die Beschwerden und Schmerzen lindern. Röntgenologisch ließ sich in mehreren Fällen nachweisen, dass sich die anatomischen Lagebeziehungen normalisierten, nachdem wir Senkungen behandelt hatten. Allerdings möchten wir wiederholen: Lagekorrekturen an sich sind nicht unser Behandlungsziel. Solange Uterus und Zervix mobil bleiben, sind sie trotz Ptose voll funktionsfähig.
Bei der Behandlung liegt die Patientin auf dem Bauch, und ein Kissen unter dem Becken schützt die Spinae iliacae anteriores

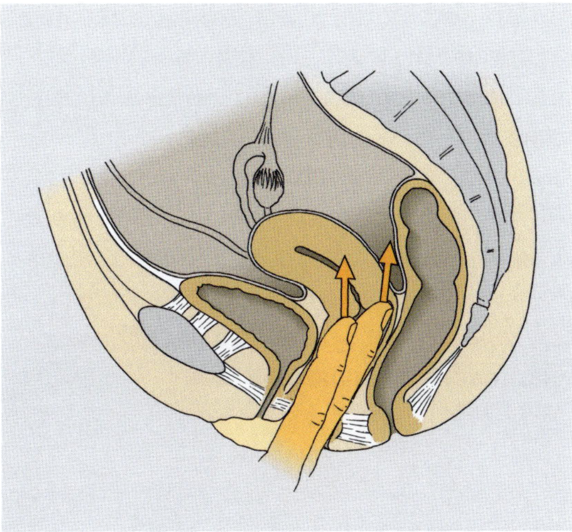

Abb. 3.55: Manipulation bei Uterussenkung

superiores gegen Druck. Mit zwei Fingern wird die Zervix intravaginal hochgeschoben, während die abdominale Hand den Uterus erst von links und dann von rechts hoch drückt (s. Abb. 3.55).
Letztlich wollen wir jedoch nicht bloß die Retropositio der Zervix behandeln, sondern vielmehr Restriktionen und Verziehungen der Haltestrukturen (z.B. der Ligg. sacrouterina oder lata uteri) lösen bzw. beseitigen.

Rektale Technik

Verkürzte oder fibrosierte Ligg. sacrouterina lassen sich auch von rektal behandeln. Denn wie Sie sich bestimmt erinnern, befindet sich die Zervix in Höhe des Sakrokokzygealgelenks.
In Bauchlage der Patientin wird mit dem leicht nach oben gerichteten rektalen Finger die vordere Darmwand nach anterior gedrückt. Im Fall einer Retropositio ist die Zervix dabei als rundes Gebilde zu spüren, das mit dem Finger mehrmals rhythmisch nach vorn geschoben wird. Diese Behandlungstechnik ist nicht ganz so wirkungsvoll wie die oben beschriebenen, hat aber als Einzige den Vorteil, auch den hinteren Teil des Douglas-Raums frei zu machen.

Rektovaginale Technik

Mit ihr lassen sich bestimmte Adhäsionen des Septum rectovaginale im Zusammenhang mit einer Hernia vaginalis (Elytrozele) lösen. Zudem wird sie bei ausgeprägter Fibrosierung des Douglas-Raums angewandt. Man reibt den intravaginalen und den intrarektalen Finger gegeneinander und achtet dabei genau auf die Spannung des dazwischen liegenden Gewebes. Machen Sie weiter, bis es sich spürbar gelockert hat.

Steißbeinbehandlung

Ausführlich sind die Techniken bereits in Kapitel 2.9 dargestellt.
Bewegungseinschränkungen des Steißbeins kommen bei Frauen recht häufig vor, z.B. nach einer Geburt, einem direkten Trauma oder Ähnlichem.

Posteriore Restriktionen

Hiervon sind fast ausschließlich Frauen betroffen. Unter der Geburt drückt der Kopf des Kindes das Steißbein nach hinten, und manchmal verrenkt es sich sogar. Dabei wird das Lig. sacrococcygeum anterius gedehnt, während sich das Lig. sacrococcygeum posterius immer mehr verkürzt, fibrosiert und die Extension des Steißbeins aufrechterhält.

Manchmal reicht schon ein Fingerdruck aus, um das Steißbein in Sitzposition der Patientin wieder in seine normale Lage zurückzuversetzen. Diesen Satz werden Sie nur an dieser Stelle lesen. (Sonst betonen wir ja stets, dass die Mobilität wichtiger ist als die richtige Position.) Doch in dem Fall hat er seine Berechtigung. Immerhin können sich die beteiligten Gelenkflächen um bis zu 5 mm bewegen. Durch Lagekorrekturen lässt sich demnach eine beeindruckende Wirkung erzielen.
Im Sitzen kommt es zu einem Spannungsausgleich durch die Muskeln und Bänder im Steißbeinbereich, daher eignet sich diese Position besonders gut für die Behandlung. Legen Sie eine Hand flach auf das Sakrum und schieben das Steißbein mit den Fingern nach anterosuperior (s. Abb. 3.56). Möglicherweise geht es leichter, wenn Sie gleichzeitig mit der anderen Hand den Schädel etwas komprimieren.
Alternativ kann man in Rückenlage der Patientin mit dem Knöchel (Os pisiforme) oder Hypothenar gegen das Steißbein drücken, kurz unterbrechen und es dann nach anterosuperior schieben.

Anders als anteriore Restriktionen hat eine posteriore Restriktion keinen unmittelbaren Einfluss auf das Dammgewebe. Allerdings kann sie über Nervenreflexe zur Verspannung und Verhärtung des Perineums führen. Die Verspannung kann eine chronische Blasenretention mit Stauung (Kongestion) im Becken bewirken und Schmerzfasern reizen. In dem Fall ist der Schmerz eher medial zu spüren.

Anteriore Restriktionen

Sie sind meist Folge eines Sturzes oder eines direkten Steißbeintraumas und betreffen Frauen und Männer gleichermaßen. Behandelt werden sie von rektal (ausführlich in Kap. 2.9), bevorzugt in Bauchlage der Patientin. Entscheidend ist, dass der Finger intrarektal richtig platziert wird (s. Abb. 3.57).
Da der Beckenboden bei anterioren Steißbeinrestriktionen erschlafft, kommt es zu einer ständigen Schiebebewegung der Blase (wie zum Entleeren). Das zieht allmählich

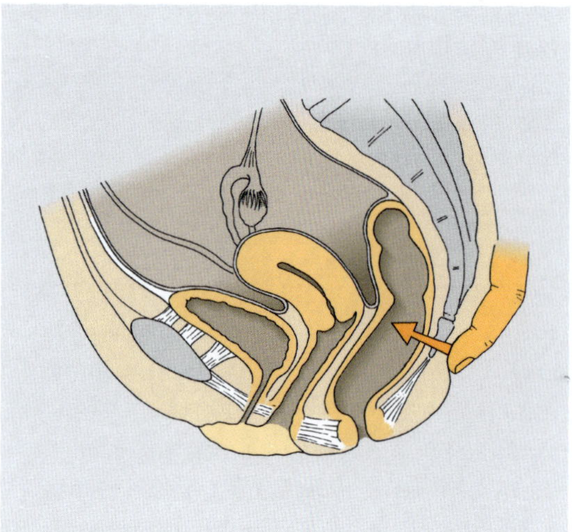

Abb. 3.56: Manipulation bei posterioren Steißbein-Restriktionen

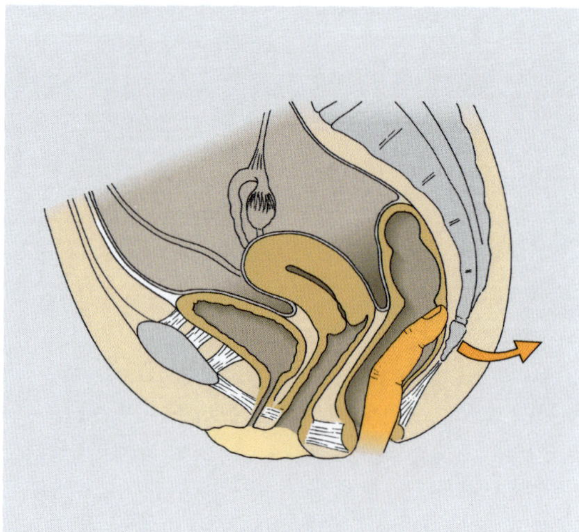

Abb. 3.57: Manipulation bei anterioren Steißbein-Restriktionen

weitere Beckenorgane mit nach unten. In dem Fall ist der Schmerz vor allem hinten lokalisiert.

Tonisierung

Beckenbodentraining: Tonisierende Techniken (s. Kap. 2.9) helfen den Behandlungserfolg aufrechtzuerhalten bzw. die Wirkung zu verlängern. Zeigen Sie der Patientin, was sie selbst zu Hause tun kann. Unsere Röntgenuntersuchungen haben ergeben, dass folgende Übungen am sinnvollsten sind:

- In Rückenlage ein Kissen zwischen die angewinkelten Knie klemmen, ca. 30-mal fest drücken und dabei Retentionsbewegungen (wie beim Zurückhalten des Urins) machen, oder
- in Rückenlage mit ausgestreckten Beinen die Fußaußenkanten aufstützen, die Symphyse (anterior) vorschieben und dabei Retentionsbewegungen machen; ebenfalls 30-mal wiederholen.

Sphinkter- und Levatormuskeln: Bei dieser Technik übt die Patientin, den Urin mehrmals hintereinander zurückzuhalten und wieder laufen zu lassen. Auf diese Weise entwickelt sie ein gutes Gespür für die Damm- und Sphinktermuskeln und stärkt darüber hinaus den Muskeltonus. Patientinnen, die durch lokale oder zentrale Nervenreize nicht mehr richtig stimuliert werden, könnten z.B. beim Koitus üben, den Penis fest zu drücken. Das dient zur Kräftigung des M. levator ani und sollte mehrmals wiederholt werden.

3.10 Motilität

Uterosakrale Induktionsbehandlung

Die Induktionstechniken sind dieselben wie bei der Blase (s. Kap. 2.9). In Seitenlage der Patientin wird eine Hand auf den Fundus uteri und die andere auf das Sakrum gelegt. Im Inspir bewegt sich die Achse des Urogenitalbereichs leicht anteroinferior und die des Sakrums posteroinferior. Im Expir ist es genau umgekehrt (s. Abb. 3.58). Die Induktion besteht darin, dass man der Bewegung passiv folgt und sie in der Phase mit der größeren Amplitude verstärkt, aber zu keinem Zeitpunkt hemmt. Denken Sie auch daran, dass die Bewegungsachsen aufgrund einer größeren Restriktion im Beckenraum oft

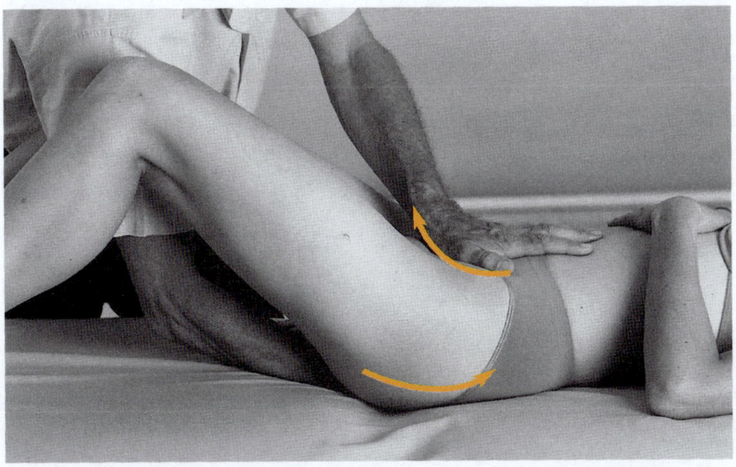

Abb. 3.58: Uterosakrale Induktionsbehandlung

verändert sein können. Man macht weiter, bis sich die Bewegung normalisiert hat und unabhängig davon, ob es zu einer Lockerung gekommen ist oder nicht.

Röntgennachweis

Unseren lang gehegten Wunsch, die Motilität (d.h. die von der Zwerchfellatmung unabhängige, rhythmische, feine Bewegung viszeraler Organe) zu dokumentieren, umzusetzen, erwies sich unter streng wissenschaftlichen Gesichtspunkten als äußerst schwierig. Mit Röntgendurchleuchtung konnten wir allerdings am Beispiel einer Mutter von drei Kindern zeigen, wie sich eine uterosakrale Induktion auf einen leicht retrovertierten Uterus auswirkt. Nach der vierten Induktionsbewegung normalisierte sich die Uterusposition um 20–30° (s. Abb. 3.59). Der veränderte Winkel ist auf den – vor und nach der Behandlung aufgenommenen – Röntgenbildern eindeutig zu erkennen, auch wenn die Bewegungsachse noch etwas abweicht. Dies ist ein schlagender Beweis für die starke Wirkung von Induktionstechniken.

Lumbogenitale Induktionsbehandlung

Wir vermuten zwar, dass sich diese Technik nachhaltig auf die Ligg. suspensoria ovarii auswirkt, konnten es aber bisher noch nicht schlüssig beweisen. Die Patientin liegt auf dem Rücken, die Beine im Hüftgelenk gebeugt. Eine Hand legt man hinten auf die unteren drei Lendenwirbel und die andere vorn auf den Fundus uteri. Zu spüren ist eine Gleitbewegung in der Frontalebene – im Expir bewegt sich die abdominale Hand meist hoch (superior) und die andere Hand nach unten (inferior) (s. Abb. 3.60). Machen Sie mit der Induktion weiter, bis sich die Bewegung normalisiert.

Allgemeine Induktionsbehandlung

In Rückenlage der Patientin hält man mit einer Hand ihre Beine und legt die andere Hand im Bereich der Restriktion auf ihren Bauch. Mit der abdominalen Hand wird an der Läsionsstelle eine Induktion der Fasern durchgeführt. Bei der allgemeinen Induk-

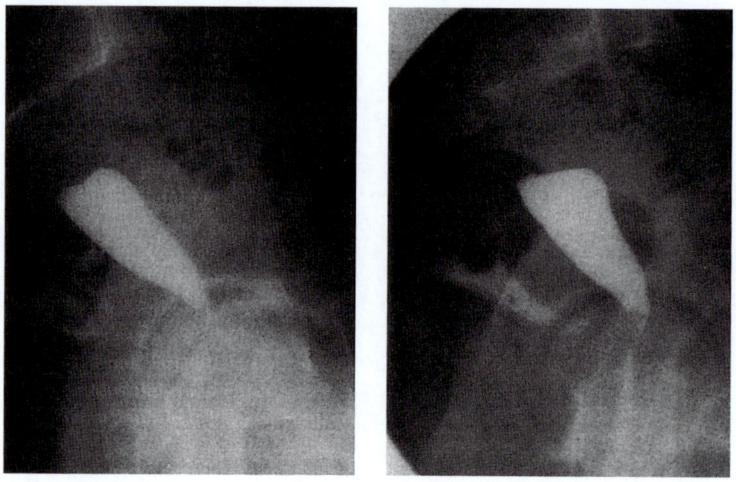

Abb. 3.59: Auswirkung einer uterosakralen Induktionsbehandlung bei Retroversio uteri

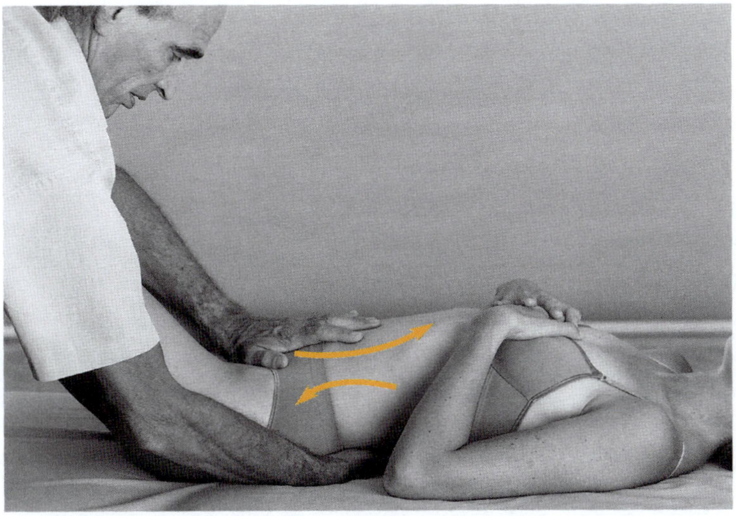

Abb. 3.60: Gleichzeitige Induktionsbehandlung des Lumbal- und Genitalbereichs

tion hat man den Eindruck, als würde sich der Körper um die Läsion herum „verschließen" und die Beine seitwärts bewegen und auf die Läsionsseite drehen. Der Winkel zwischen Läsion und Beinen wird dabei immer spitzer, bis es schließlich zu einem Durchbruch kommt und der Winkel wieder größer wird. Die geschädigten Fasern beginnen sich zu dehnen und weniger fibrosiert zu sein und gewinnen allmählich ihre normale Dehnbarkeit zurück. Währenddessen sucht man mit der abdominalen Hand nach besonders verspannten Stellen und hält sie fest, weil sie extra gelockert werden müssen. Wir finden diese Behandlungsmethode vor allem sinnvoll, wenn in schwierigeren Fällen Darm, Blase und Gebärmutter gleichzeitig betroffen sind.

Eine typische Sitzung zur Behandlung einer größeren Restriktion könnte wie folgt ablaufen:

- Mobilitäts- und Motilitätstest,
- Behandlung mit einer direkten Technik,
- lokale Induktion, danach allgemeine Induktion und abschließend wieder lokale Induktion.

Manchmal führen wir eine allgemeine Induktion auch durch, um einen Bereich auf die eigentliche Behandlung vorzubereiten. Da die Stützgewebe der Urogenitalorgane kontraktil sind, ist eine Induktion sehr wichtig. Zu den schwammartigen Strukturen im kleinen Becken gehören der Blasengrund, die Ligg. sacrouterina und cardinalia (als unterer Teil der Ligg. lata) und das perivaginale Gewebe. Die Induktionsbehandlung wirkt durch Stimulation der begleitenden Muskelfasern tonisierend, verbessert die Flüssigkeitsabsorption der schwammartigen Strukturen und trägt damit zu einer Lockerung des Gewebes bei.

3.11 Behandlungsergebnisse

Wie Röntgenuntersuchungen immer wieder belegen, lässt sich durch geeignete osteopathische Manipulationen zwar die Mobilität bewegungseingeschränkter Organe bzw. Haltestrukturen wieder normalisieren, doch eine Lagekorrektur wird nur selten erreicht. Wenngleich nach unserer Behandlung die Schmerzen meist deutlich gelindert bzw. ganz verschwunden waren, zeigte sich auf

Röntgenbildern keine Positionsänderung. Daraus können wir ableiten, dass *nicht die falsche Lage, sondern die Bewegungseinschränkung eines Organs Schmerzen verursacht.*
In über 60% der Fälle kam es durch viszerale Manipulationen zu einer völligen oder zumindest signifikanten Besserung der Schmerzsymptomatik. Der Unterschied zwischen Röntgen- und klinischen Befunden lässt sich damit erklären, dass Strukturen offenbar eher ihre Mobilität als ihre Position wiederfinden können. Selbst ohne Lagekorrektur wird der Uterus wieder funktionsfähig, sobald er wieder normal beweglich ist. Osteopathen sollten auch gegenüber anderen Medizinern unbedingt so argumentieren, dass es wichtiger ist, die Beweglichkeit statt der Lage zu korrigieren.
Wir wollen abschließend die Wirkungen der osteopathischen Manipulationen zusammenfassen.

Lokale Wirkungen

Da sie ziemlich spezifisch sind, lassen sie sich leicht beschreiben:
- Das Gewebe wird von Adhäsionen befreit und in gewissem Umfang wieder elastisch.
- Physiologie, Mobilität und Verschieblichkeit der Organe normalisieren sich,
- Durchblutung und Lymphfluss verbessern sich,
- mechanische Nervenkompressionen werden beseitigt,
- der Sphinkter- und Muskeltonus gestärkt,
- die Motilität normalisiert sich und stimuliert kontraktile Strukturen,
- lokale Nervenreize wirken sich günstig auf die Peristaltik aus,
- Gelenke werden frei beweglich,
- Beckenschmerzen gelindert und
- die lokale Sekretion von Hormonen angeregt.

Allgemeine Wirkungen

Sie sind weniger spezifisch und deshalb schwieriger zu belegen. Früher, als die Durchgängigkeit der Eileiter noch kymografisch durch Luftinsufflation getestet wurde, kam es vor, dass die Patientinnen aufgrund der Reizung subdiaphragmaler Nervenfasern Schmerzen in der rechten Schulter spürten. Bei unserer Behandlung geben die Patientinnen manchmal an derselben Stelle Schmerzen an. Wir sehen darin ein Zeichen für die systemische Wirkung der Manipulationen.
Dopplersonografisch lässt sich zeigen, dass die Abschwächung des Radialispulses beim Adson-Wright-Test (Adson-Funktionstest) durch bestimmte peritoneale oder urogenitale Manipulationen aufgehoben werden kann. Wir vermuten, dass ein normaler Reflex des N. phrenicus der Grund sein könnte. Vom N. phrenicus zieht ein Ast zur A. subclavia, bei deren Stimulation sich der Gefäßspasmus wieder auflösen könnte.
Wer hätte schon gedacht, dass sich die Abschwächung des Radialispulses bei abduziertem, außenrotiertem Arm – was üblicherweise auf die Kompression der A. subclavia zurückgeführt wird – ganz einfach durch Dehnen des Peritoneums korrigieren lässt? Das war uns zwar seit langem bekannt (weil man spüren konnte, wie der Puls zurückkehrt), doch erst seitdem wir eine Erklärung dafür haben, können wir auch andere überzeugen.
Wir glauben aufgrund unserer Erfahrung, dass urogenitale Manipulationen ein breites Wirkungsspektrum haben und die Hy-

pothalamus-Hypophysen-Achse, das Immunsystem und die Endorphinproduktion beeinflussen können.

3.12 Assoziierte knöcherne Restriktionen

Osteopathen sollten immer auch die Gelenke untersuchen, ob nicht auch dort eine Restriktion vorliegt. Meist lässt sich nicht sagen, welche zuerst da war, aber das ist im Grunde auch nebensächlich. Unserer Erfahrung nach sind folgende Gelenk- bzw. Knochenstrukturen am häufigsten bei urogenitalen Störungen betroffen:

- Th12/L1,
- L5/sakral oder sakrokokzygeal,
- rechts okzipitotemporal,
- proximales und distales Tibiofibulargelenk,
- Os naviculare.

Auch die Fußverbindungen müssen sorgfältig kontrolliert werden. Bei urogenitalen Störungen finden sich hier fast immer Restriktionen, die behandlungsbedürftig sind.

Reflexogene Zonen

Einige dieser Zonen überschneiden sich mit denen der Blase. Speziell für den Uterus wichtig sind:

- Lig. inguinale,
- äußere Mündung des Canalis inguinalis,
- Verbindungen zwischen den Mm. pyramidalis und rectus abdominis,
- Tuberculum pubicum,
- Retinaculum patellae,
- Os naviculare und Os metatarsale V.

Vielleicht finden sich Kollegen, mit denen man seine Erfahrungen austauschen kann. Reflexogene Zonen werden nach der klassischen Methode (von Chapman erarbeitet) durch Drücken und Reiben behandelt.

3.13 Therapieempfehlungen

Wenn zu befürchten ist, dass eine „Spirale“ das Gewebe verletzen oder die Behandlung stören könnte, sollte sie entfernt werden. Die Gründe müssen der Patientin aber vorher dargelegt werden. Wenn Sie es selbst machen wollen, benötigen Sie ihre Zustimmung.

Eine Schwangere darf nicht behandelt werden. Falls es unsicher ist (z.B. verspätete Periode), ist es besser, den Termin zu verschieben oder eine andere Behandlungsmethode zu wählen.

Die Patientin sollte bevorzugt in der Woche nach ihrer Regelblutung behandelt werden. Auch vor dem Eisprung kommt es unter Östrogeneinfluss zu einem erhöhten Tonus des Endometriums, häufigeren Kontraktionen und vermehrter Flüssigkeitseinlagerung. Dadurch wird der Uterus schwerer. In der Woche nach der Periode ist die Schleimhaut flach, die Muskelspannung verringert und Kontraktionen sind seltener. Prüfen Sie nach jeder Sitzung, ob kein ungewöhnlicher Ausfluss vorhanden ist.

Die Patientin sollte sich zu Hause oft in modifizierter Trendelenburg-Lage (Schultern am Boden, Becken auf einem Stuhl, Beine gegen die Rückenlehne gestreckt) hinlegen, auch wenn sie keine Uterussenkung hat, am besten mit leerem Magen. Dabei atmet sie tief in den Bauch hinein. Kontraindiziert ist diese Übung bei Gefäßproblemen nach der Menopause.

Es ist auch zu empfehlen, dass sie mehrmals am Tag das bereits beschrieben Beckenbodentraining macht.
Warme Bäder helfen gegen Beckenstauung (Kongestion) und Unterleibsschmerzen.

4 Ovarien und Tuben

Eierstöcke und Eileiter sind funktionell eng mit dem Uterus verbunden. Trotzdem behandeln wir sie lieber in einem eigenen Kapitel, auch um zu unterstreichen, dass sie nur ganz behutsam manipuliert werden dürfen. Diagnostik und Behandlung dieser Strukturen erfordern eine hohe Präzision und viel Fingerspitzengefühl. Vergleichbar mit der Geschicklichkeit eines Handwerkers ist das aber nicht rein mechanisch zu verstehen.

Beginnen wollen wir mit ergänzenden Hinweisen zur Anatomie und Physiologie dieser Strukturen, soweit sie zum besseren Verständnis unseres Ansatzes dienen. Dabei beschränken wir uns wie immer auf Grundlegendes bzw. auf Besonderheiten, die in den meisten anderen Lehrbüchern nicht erwähnt werden.

4.1 Anatomie und Physiologie des Ovars

Die Eierstöcke sind kleiner als gedacht. Das mandelförmige Ovar ist ca. 3,5 cm lang, 2 cm breit und 1 cm dick und wiegt nur 6–8 g.

Lagebeziehungen

Topografisch-anatomisch betrachtet befindet sich das Ovar gewöhnlich medial und inferior der Innenkante des M. psoas auf der Verbindungslinie zwischen Spina iliaca anterior superior und oberem Symphysenrand.

Ähnlich wie bei der Niere wirkt sich eine osteopathische Behandlung des Ovars weniger auf seine Position bzw. Funktion aus, sondern eher auf die Gewebe in seiner Umgebung (s. Abb. 4.1). Auf Läsionen des Peritoneums oder eines anderen Nachbargewebes reagiert das Ovar druckempfindlich bzw. mit Schmerzen oder Schwellung. Das hat auch Folgen für das Infundibulum und die Fimbriae tubae uterinae. Während die Mobilität von Ovar bzw. Niere unmittelbar durch viszerale Manipulationen beeinflusst werden kann, lassen sich physiologische Wirkungen wie gesteigerte Diurese, Abschwellung, Erleichterung lumbaler und pelviner Schmerzen bzw. Besserung des Allgemeinzustands der Patientin nur mittelbar erreichen.

Wichtig sind die Verbindungen des Ovars mit

- der Beckenhöhle,
- Infundibulum und Fimbriae tubae,
- Mesosalpinx und Peritoneum,
- den Beckengefäßen.

Die Position des Ovars verändert sich im Alter und bei Körperbewegungen, aber auch bei einer entsprechenden Symptomatik der Patientin. Meist befinden sich die Eierstöcke hinter den Ligg. lata, mit denen sie durch eine kurze Peritoneumfalte verbunden sind, im Douglas-Raum vor dem Rektum und posteroinferior zu den Eileitern. Frei von viszeralem Peritoneum liegen sie in der Beckenhöhle und werden von einigen Bändern gehalten (s. Abb. 4.2):

Abb. 4.1: Umgebungsstrukturen des Ovars (von posterolateral)

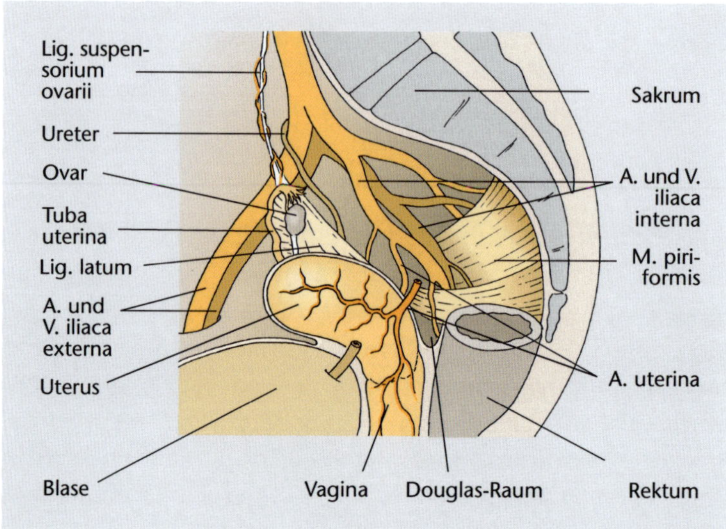

- Das Lig. ovarii proprium (gelegentlich auch als Chorda uteroovarica bezeichnet) verbindet die Eierstöcke rechts und links mit dem Tubenwinkel des Uterus.
- Über das rechte und linke Lig. suspensorium hat das Ovar Verbindung zur Beckenwand und zur lumbalen Faszie.
- Das Mesovarium verbindet den oberen Pol des Ovars mit dem Fransentrichter des Infundibulum tubae uterinae am äußeren Ende des Eileiters.

Ob diese Ligamente die Ovarien an ihrem Platz halten, ist umstritten. Wir glauben, dass z.B. das Lig. ovarii proprium eher für die Ausrichtung als für die Position des Ovars eine Rolle spielt. Einige Autoren sehen in ihm lediglich eine gefäßführende Peritoneumfalte, obwohl es kontraktile Eigenschaften hat. Im Alter, bei überwiegend sitzender Lebensweise oder aufgrund von Schwangerschaften können sich die Eierstöcke auch tiefer in den Douglas-Raum hinunter verlagern.

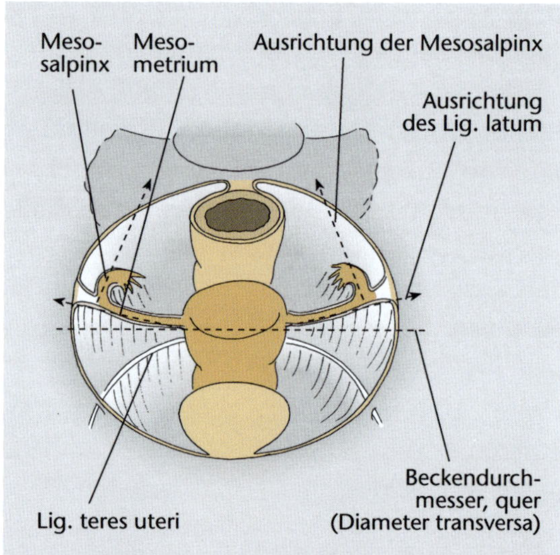

Abb. 4.2: Lagebeziehungen des Ovars und Orientierungsebenen

Einfluss der Geburtenzahl auf die Lage des Ovars

Bei einer kinderlosen Frau befinden sich die Ovarien in Höhe der Aufzweigung der A. iliaca im seitlichen Beckenbereich innerhalb einer Vertiefung der Peritonealschicht (Fossa ovarica). Die große räumliche Nähe zum N. obturatorius in dieser Position

könnte die typischen Knieschmerzen erklären, die gelegentlich bei heranwachsenden Mädchen auftreten (s.u.).
Bei älteren Frauen oder Mehrfachgebärenden verlagern sich die Eierstöcke wie bereits erwähnt allmählich immer weiter nach unten in den Douglas-Raum und nähern sich dadurch dem oberen Rand des M. piriformis; dessen Begleitnerv (N. musculi piriformis) ist ein Ast des N. ischiadicus. Das könnte erklären, weshalb es bei gynäkologischen Beschwerden manchmal zu Ischiasschmerzen kommt (s.u.).

Unterschiede zwischen beiden Ovarien

Wegen der anatomischen Nähe zu Rektum und Appendix wird der rechte Eierstock vom Darm beeinflusst, so dass die Differentialdiagnose rechtsseitiger Beschwerden manchmal schwer fällt. Bei bestimmten Darmstörungen (besonders Fehlernährung oder Fehlposition) kann sich das Ovar entzünden.

Beschwerden des linken Ovars gehen eher von den Fortpflanzungsorganen aus. Vermutlich hängt das mit dem Verteilungsmuster der Lymphbahnen und Venen zusammen. Auch dass die Zervix oft linksposterior fixiert ist, könnte eine Rolle spielen. Infolge einer derartigen Restriktion kann das linke Ovar bei sexuell aktiven Frauen schmerzempfindlich und geschwollen sein. Im Unterschied zum rechten ist das linke Ovar auch häufiger von inneren Hämorrhoiden betroffen.
Analog zu den Nieren könnte man vielleicht sagen, dass der rechte Eierstock mehr zum Verdauungstrakt und der linke Eierstock zum Genitalsystem gehört, obwohl es eine sehr vereinfachte Sichtweise wäre.

Ovar und Peritoneum

Über die Beziehung zwischen Ovar und Peritoneum haben wir mit vielen Gynäkologen, Geburtshelfern und Radiologen gesprochen, und ihre Beschreibungen stimmten ziemlich gut überein (s. Abb. 4.3). Die

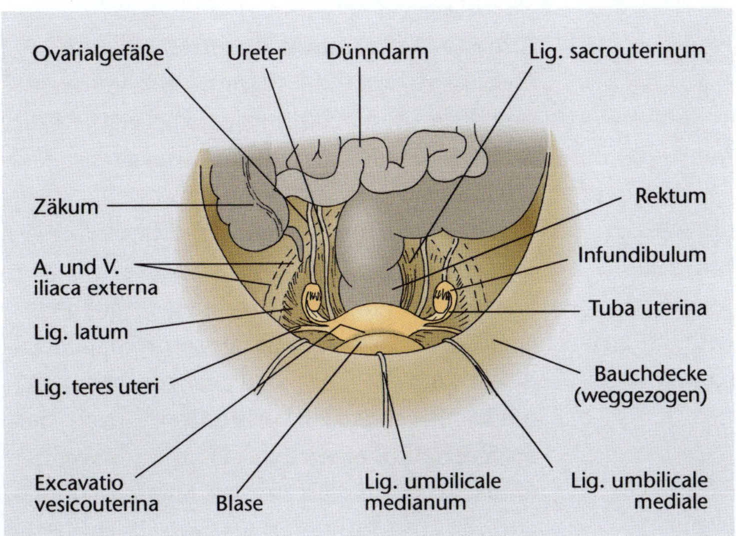

Abb. 4.3: Beziehung zwischen Ovar und Peritoneum

Ovarien liegen intraperitoneal in einer vom parietalen Peritoneum gebildeten Tasche. Auf der Vorderseite des Ovars reicht das Peritoneum nur bis zur Hilusgrenze und geht dann in das Ovarialstroma über. Die Rückseite des Ovars ist frei (Margo liber ovarii). Aus diesem Grund lässt sich das Ovar durch eine Peritoneoskopie (Kuldoskopie) darstellen. Mit den modernen Untersuchungsmethoden wird auch die Auffassung früherer Anatomen widerlegt, die Oberfläche des Ovars sei zu zwei Dritteln peritonealisiert.
Die Mesosalpinx ist der Teil des Lig. latum, der Eileiter und Ovar verbindet, und besteht aus der vorne und hinten angrenzenden Peritoneumschicht. Auf seiner Rückseite hat das Lig. latum Verbindung zu den Fimbrien bzw. dem Infundibulum tubae uterinae, die sich mit der Mesosalpinx wie eine Kappe über das Ovar stülpen.
Wenn Eileiter und Mesosalpinx ausgestreckt sind, ist das Ovar nicht sichtbar. Da sich jede Verletzung des Peritoneums (chirurgisch, traumatisch oder entzündlich bedingt) aufgrund seiner engen Beziehung zum Ovar nachteilig auf die tuboovariellen Funktionen auswirkt, ist es wichtig zu wissen, wie man diesen Bereich entlasten und entfalten kann.

N. obturatorius

Er verläuft in Nähe des oberen Pols seitlich über den Eierstock und kann im Fall einer Lageanomalie leicht gereizt werden (s. Abb. 4.4). Bei jungen, kinderlosen Frauen drückt das Ovar auch manchmal direkt auf den N. obturatorius.

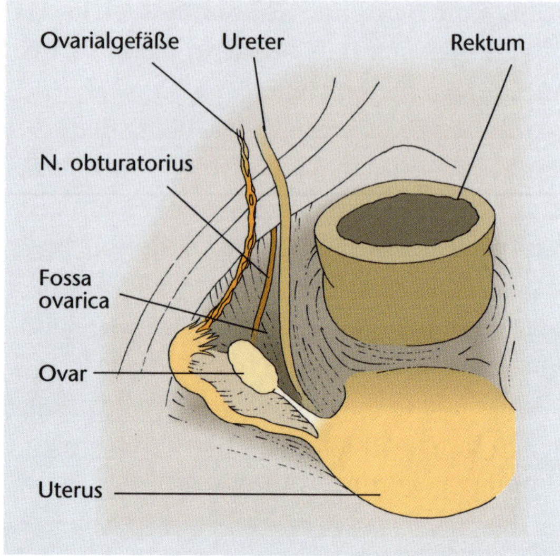

Abb. 4.4: Beziehung zwischen Ovar und N. obturatorius

Mobilität

Mesovarium und Lig. suspensorium ermöglichen eine Drehbewegung des Ovars (wie eine Tür in den Angeln). Doch der Grad der Mobilität hängt von allgemeinen, funktionell-mechanischen und hormonellen Faktoren ab. Anzumerken ist, dass die Uterusbewegung die Richtung vorgibt und dass sich die Bewegung der Ovarien oft kaum davon abgrenzen lässt.
Allgemeine Faktoren wie Alter, Zahl der Geburten, Dystokie, sitzende Lebensweise oder Traumen beeinflussen sowohl die Beweglichkeit als auch die Lage der Eierstöcke.
Mechanisch-funktionelle Einflüsse: Der hintere Teil der Ligg. lata lässt eine Aufwärts-Bewegung zu. Über das Lig. suspensorium ist das Ovar mit der seitlichen Wand des kleinen Beckens und der subperitonealen lumbalen Faszie verbunden. Durch die anderen Bänder wird das Ovar an bewegliche Strukturen geheftet, vor allem an den Uterus. Die Mobilität des Uterus wirkt sich

sogar noch auf das Lig. suspensorium ovarii aus, das lateral zwischen dem beweglichen und dem festen Teil des Lig. latum ansetzt. Deshalb werden Eileiter und Teile des Ovars mitgezogen, wenn sich der Uterus z.B. beim Koitus aufwärts bewegt.
Hormonelle Faktoren: Auch zyklusabhängig verändert sich die Beweglichkeit der Ovarien. Darüber hinaus gibt es z.B. alters-, krankheits- oder emotional bedingte hormonelle Schwankungen.

Andere Bewegungen

Die Ovarien bewegen sich bei der Zwerchfellatmung, beim Zusammenziehen oder Loslassen der Beckenmuskeln und während des Koitus mit. Nach der Menopause verlagern sie sich mehr nach posterior. Abhängig von der Zyklusphase verändert sich ihr Abstand zum Uterus, indem sie sich näher auf ihn zu bzw. von ihm fort bewegen. Nach Ansicht mancher Autoren ist die Hormonabhängigkeit des Myometriums der alleinige Grund: Weil der Uterus unter Östrogeneinfluss (vermehrte Einlagerung von Interstitialflüssigkeit in das Myometrium) schwerer wird und sich nach unten senkt, bewegen sich die Ovarien scheinbar aufwärts.
Uns erscheint es einleuchtender, von einer tuboovariellen Eigenbeweglichkeit mit Drehbewegungen des Ovars um seine eigene Achse auszugehen. Auf jeden Fall steht außer Zweifel, dass eine Bewegung mehr oder minder großen Ausmaßes stattfindet und dass Ovarien und Tuben beweglich bleiben müssen, um normal funktionsfähig zu sein.

4.2 Anatomie und Physiologie der Tubae uterinae

Die Eileiter (Tuben) sind ca. 12 cm lange röhrenfömige Gebilde mit einem Durchmesser von 0,1–1 mm am Ostium uterinum bis 5–7 mm im Bereich der Ampulla tubae uterinae. Ihr trichterförmiges Ende ist das Infundibulum mit 12–14 Fimbriae tubae uterinae am äußeren Rand. Es befindet sich in der Nähe des Ovars bzw. berührt es sogar von lateral. Man kann vier ringförmige Schichten (Mukosa, Muskularis, Subserosa, Serosa) und drei Längsabschnitte (Isthmus, Ampulla, Infundibulum) der Tuba uterina unterscheiden (s. Abb. 4.5).
Der **Isthmus tubae uterinae** ist 3–6 cm lang bei einem Durchmesser von 0,2–0,4 mm. In diesem Bereich besitzt der Eileiter eine dicke Muskelschicht und wird durch zahlreiche postganglionäre Sympathikusfasern adrenerg innerviert.
An den Isthmus schließt sich die 5–8 cm lange **Ampulla tubae uterinae** an, deren Lumen distalwärts immer weiter wird.
Das 2–3 cm lange **Infundibulum** öffnet sich nach unten (Ostium abdominale des Eileiters, s.u.) und wird durch 12–14 Fimbriae verlängert. Diese „Fransen" wischen über die Oberfläche des Ovars.
Infundibulum und Ampulla weisen innen Längsfalten auf, die in Richtung des Isthmus zunehmend verstreichen und Zilien sowie Tubensekret produzierende Zellen tragen. Von ihnen wird die Tubenperistaltik (Bewegung in Richtung des Ostium uterinum) gewährleistet. Muskularis und Serosa sind vom Mesothel des Peritoneums bedeckt.

Abb. 4.5:
Tuba uterina (von posterolateral)

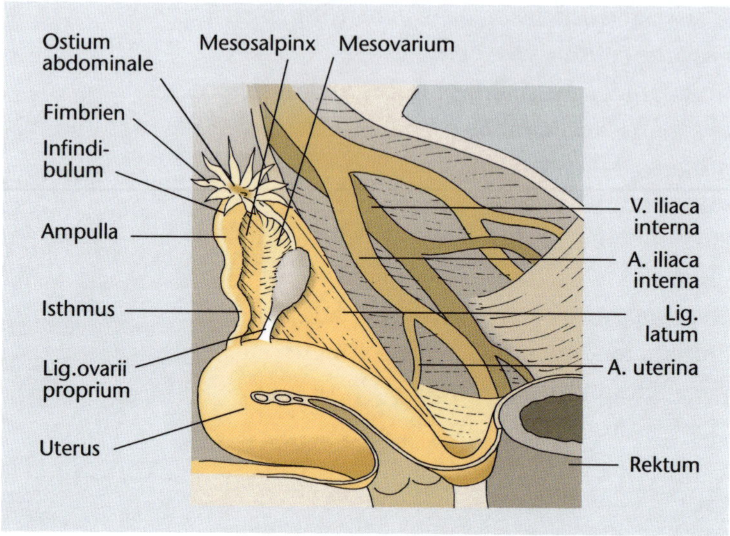

Lagebeziehungen

Im oberen Teil des Lig. latum befindet sich zwischen Ovar (posterior) und Lig. teres (anterior) die Tuba uterina (s. Abb. 4.6). Medial grenzen die Eileiter an Dünndarm, Blase und Rektum (falls es gefüllt ist) und lateral an die Iliakalgefäße, Ureter, Dünndarm, Sigma sowie gelegentlich ans Rektum.

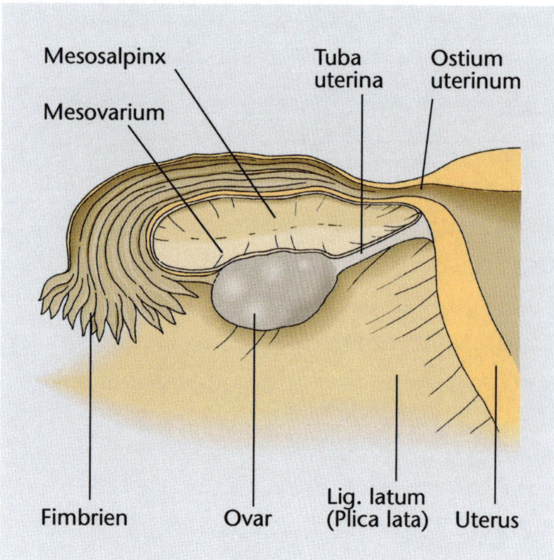

Abb. 4.6: Lagebeziehungen der Tuba uterina

Ostium abdominale

Die 2–3 mm weite Öffnung am lateralen Ende der Tuben stellt die Verbindung zwischen kleinem Becken und abdominalem Peritoneum her. Manchmal wandern Spermien durch sie hindurch. Bei einer Hysterografie lässt sich gut erkennen, wie das Kontrastmittel in das Peritoneum fließt. Das spricht dafür, dass der intraperitoneale Druck meist niedriger als der intrapelvine Druck ist und dass die Beckenorgane durch das Peritoneum hindurch vom Zwerchfell angezogen werden. Soweit uns bekannt ist, hat bisher niemand die physiologische Funktion des Ostium abdominale untersucht. Wir vermuten, dass es bei der Druckregulation bzw. Fließrichtung des Tubensekrets eine Rolle spielen könnte und dass es auf viszerale Manipulationen (Mobilisierung des Peritoneums oder anderer Strukturen) anspricht. Jede Bauchoperation, vor allem eine Appendektomie, kann das intraperitoneale Kräfteverhältnis beeinträchtigen und damit negative Auswirkungen auf das Ostium abdominale haben. Bei einer derartig kleinen Öffnung muss die Umgebung gut dehnbar sein.

Das Ostium abdominale trägt möglicherweise zusammen mit der Bauchatmung zum negativen Druck innerhalb der Tuben bei.

Ostium uterinum (Tubenwinkel)

An dieser Stelle beträgt das Lumen nur 0,1–1,0 mm. Sie ist außen von drei unterschiedlich (vorherrschend längs) ausgerichteten Muskelschichten umgeben und scheint hauptsächlich drei Funktionen auszuüben.
Obwohl es kein echter Sphinkter ist, kann das Ostium uterinum doch **sphinkterähnlich** auf mechanische, neurale oder hormonelle Stimuli reagieren. Wir Osteopathen schätzen solche Bereiche (wie z.B. den Pylorus, den Sphinkter Oddi oder den duodenojejunalen Übergang), weil sie gut auf unsere Art der Behandlung ansprechen und es häufig zur Besserung kommt.
Das Ostium uterinum stellt eine **„Falle" für Spermien** dar und verringert so die Wahrscheinlichkeit einer Polyspermie. Aus verschiedenen Gründen gelangt überhaupt nur etwa 1% des Ejakulats in den Uterus und noch viel weniger in den Eileiter selbst. Während einer ovulatorischen Phase ist bereits 5 Minuten nach der Ejakulation Sperma in den Tuben zu finden. Diese Schnelligkeit lässt sich nicht durch die Eigenbeweglichkeit der Spermien (12 cm/h) erklären. Vermutlich wird ihre Wanderung aktiv durch den Uterus beschleunigt. Möglicherweise wirkt das Ostium uterinum, das sich sehr schnell öffnen kann, nicht nur als Filter für die Spermien, sondern **erhöht** auch ihre **Wandergeschwindigkeit**.

Tubensekret

Durch Transsudation aus dem Plasma und durch Sekretion entsteht die Flüssigkeit in den Eileitern. Das meiste Sekret wird während der Ovulation gebildet. Es nährt und schützt die Spermien. Wir glauben, dass es auch Peritonealflüssigkeit enthält, die in ausreichender Menge (ca. 50 ml) im Abdomen vorhanden ist. Möglicherweise wird um den Eisprung herum auch vermehrt Peritonealflüssigkeit produziert.
Interessant ist, dass es nur an einer Stelle im Körper einen direkten Übergang zwischen zwei serösen Höhlen gibt, nämlich am Ostium abdominale der Tuben. Das ist weder vom Kopf zum Thorax noch vom Thorax zum Abdomen der Fall. Hysterosalpingografien zeigen deutlich, wie das Kontrastmittel vom Uterus in die Tuben und von dort ins Abdomen fließt. Unserer Ansicht nach spielen Ostium abdominale und Tubensekret physiologisch eine wichtige Rolle.

Flüssigkeitsstrom

Das Peritoneum des Beckenraums übt eine Sogwirkung aus, auch wenn sich – im Widerspruch dazu – gelegentlich Teilchen aus dem Beckenraum in den Tuben finden lassen. Hysterografisch ist zu sehen, wie das flüssige Kontrastmittel vom Ostium abdominale angezogen wird. Nach einem Koitus bewegen sich die Spermien mit Hilfe dieses Flüssigkeitsstroms (und ihrer eigenen Motilität) zum Ovar hin.
Auch für die Eiwanderung durch den Eileiter ist – neben der Zilienbewegung – ein Flüssigkeitsstrom erforderlich, diesmal allerdings zum Uterus hin. Könnte es sein, dass das Tubensekret zu bestimmten Zeiten und unter mechanischen oder hormonellen

Einflüssen seine Fließrichtung ändert? Da die Befruchtung normalerweise in der Ampulla tubae uterinae stattfindet, muss das befruchtete Ei vom Tubensekret zum Uterus transportiert werden. Nach eigenen Beobachtungen zum Flüssigkeitsstrom sollten übrigens beide Tuben in guter Verfassung sein, weil sonst jede funktionelle Störung eines Eileiters die Motilität des anderen mit beeinträchtigt. Wie überall im Körper müssen also auch in den Tuben die Kräfte-/Spannungsverhältnisse ausgewogen sein. In der Lutealphase wird wegen der Uterusatonie eine größere Menge an Flüssigkeit bewegt, doch ihr Strömungsdruck ist niedriger. Das befruchtete Ei sollte sich etwa 4–5 Tage im Eileiter aufhalten. Deshalb bleibt es 2–3 Tage lang proximal der Ampulla tubae uterinae, weil seine Wanderung durch die Tubenenge (am Übergang zwischen Ampulla und Isthmus) behindert wird – vermutlich durch Wandkontraktionen mit Lumeneinengung.

In Gesprächen mit zahlreichen Physiologen und Gynäkologen hörten wir unterschiedliche Ansichten zu dieser Frage. Zum jetzigen Zeitpunkt lassen sich folgende Voraussetzungen für die physiologische Funktionsweise von Tuben und Ovarien festhalten:

- Flüssigkeitsstrom innerhalb der Tuben,
- Zilienbewegung,
- Verbindung zum Peritoneum (schon ein einziger Tubenspasmus stört den Sekretstrom),
- Mobilität der Tuben und Ovarien,
- ungestörte neurohormonelle Abläufe.

Physiologie

Wir sind noch weit davon entfernt, die komplexe Physiologie der Tuben ganz zu verstehen. Zur Vertiefung dieses faszinierenden und wichtigen Themas sei auf Standardwerke verwiesen. Hier folgen einige Ergänzungen zum Grundwissen, die sehr vereinfacht sein mögen, aber für unser Gebiet besonders von Belang sind (s. Abb. 4.7).

Sobald das Ovar einen reifen Follikel freilässt, wandert er in den Eileiter und wird dort unter Umständen befruchtet. Das Ei nach der Ovulation aufzufangen, ist Aufgabe des Infundibulums. Während dieser Phase streichen die Fimbrien über die Oberfläche des Ovars. Um den Eileiter so auszurichten, dass sich das Infundibulum beutelartig um das Ovar legt und die Fimbrien die Stelle berühren, wo der reife Follikel „springt“, kontrahieren sich Muskelfasern der Ligg. proprium und suspensorium ovarii sowie des lockeren Mesosalpinxgewebes in rhythmischen Abständen. Mit Zilienbewegungen wird das Ei dann im Tubeninneren zum Ostium abdominale transportiert.

Wie bereits erwähnt, sind noch andere Einflüsse als die eigene Fortbewegungskraft der Spermien erforderlich, damit sie so schnell zum bzw. in den Eileiter gelangen. Beteiligt sind wohl auch der Uterus, das Ostium ute-

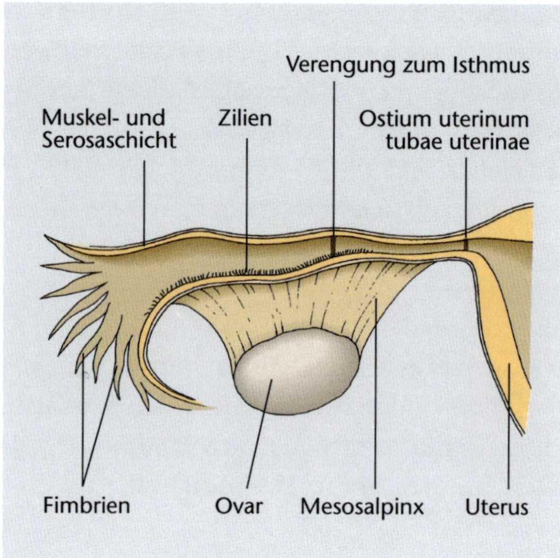

Abb. 4.7: Tuba uterina

rinum und das Tubensekret (Fließrichtung zur Ampulla).

Auffangen und Wanderung des Eis

Hier wollen wir uns mit den mechanisch-funktionellen Bedingungen befassen, unter denen eine Befruchtung stattfinden kann. Der erste Teil dieses Prozesses (Auffangen und Wanderung des Eis) hängt von folgenden Voraussetzungen ab:

Gute Ausrichtung, d.h. dass Infundibulum und Fimbrien genau richtig zum Ovar positioniert sind. Adhäsionen bzw. geringe Dehnbarkeit des Gewebes dürften sich durch eine osteopathische Behandlung bessern.

Gute Mobilität, damit die Fimbrien das Ovar berühren und über seine Oberfläche streichen können. Bewegungen des Infundibulums bzw. der Fimbrien werden von Muskelfasern der Mesosalpinx und des Mesovariums ermöglicht und sind bei Adhäsion oder mangelnder Dehnbarkeit dieses Gewebes entsprechend eingeschränkt. Im Unterschied zu Infundibulum und Fimbrien sind Ampulle und Isthmus vergleichsweise unbewegliche Tubenabschnitte. Trotzdem können auch sie nur normal funktionieren, wenn sie in keiner Weise behindert werden.

Gute Zilienbeweglichkeit in Infundibulum und Ampulle, um das Ei in Richtung Isthmus und Ostium uterinum weiter zu transportieren.

Öffnung des Tubentrichters: Die Eiwanderung scheint von der Öffnung des Ostium abdominale abzuhängen. Theoretisch müsste auch Peritonealflüssigkeit in Richtung des Ostium uterinum strömen, sie wird jedoch von lumbalen Lymphknoten resorbiert. Beim Tubensekret wäre eigentlich zu erwarten, dass es zum Zeitpunkt der Spermienwanderung aufhört zu strömen oder die Fließrichtung ändert, während sich der Sekretfluss nach dem Eisprung wieder normalisieren sollte, um die Eiwanderung zu ermöglichen. Über diesen Aspekt der Befruchtung weiß man noch am wenigsten.

Negativer intratubarer Druck: Dass in den Tuben ein Unterdruck herrscht, hängt zum Teil mit ihrer Kontraktilität zusammen. Wichtig ist aber auch der Druckunterschied zwischen Bauch- und Beckenhöhle – besonders im Bereich des Ostium abdominale.

Ampulla-Isthmus-Übergang: Diese Tubenenge spielt eine wichtige Rolle, weil das Ei hier langsamer wird und mit einem Spermium zusammentreffen kann. Dafür bleibt allerdings wenig Zeit, weil die Eizelle unbefruchtet nur 24 Stunden überlebt. Hat – im Normalfall in der Ampulla tubae uterinae – eine Befruchtung stattgefunden, öffnet sich nach 72 Stunden der Übergang zum Isthmus. So lange braucht das Endometrium, um sich auf die Einnistung vorzubereiten. Diese 72 Stunden sind eine kritische Phase: Jede Verkürzung könnte zu einer Degeneration der Eizelle und jede Verlängerung zu einer ektopen Schwangerschaft führen. Selbst wenn dieser Übergang streng anatomisch betrachtet kein Sphinkter ist, hat er doch ähnliche Eigenschaften, da sich seine Muskelschichten kontrahieren und Serosa und Subserosa Wasser einlagern (Ödembildung) können.

Wenn er sich schließlich unter dem Einfluss von Progesteron (und anderen Faktoren) öffnet, ermöglichen

- schwächere Tubenkontraktionen,
- abnehmendes Tubensekret und
- stärkere Zilienbewegung

die Passage der Eizelle. Ganz offensichtlich können demnach mechanische Hindernisse den Eitransport stören.

4.3 Behandlungsindikationen

In Bezug auf die Indikationen bleibt immer das Gefühl zurück, man hätte sie zu ausführlich oder völlig unzureichend dargestellt, denn es gibt ein so breites Spektrum, dass es schwierig ist, sich zurechtzufinden. Deshalb beschränken wir uns wie üblich auf Problemstellungen aus unserer eigenen Praxis.

Lokale mechanisch-funktionelle Beschwerden

Ätiologie

Die Ursachen von lokalen mechanisch-funktionellen Störungen lassen sich meist folgenden Kategorien zuordnen:
Chirurgische Eingriffe: Jede Operation im Bauch- oder Beckenbereich wirkt sich unvermeidlich auf die Mobilität der Viszeralorgane und die Elastizität der Gewebe aus.
Infektionen: Auch behandelt führen tuboovarielle Infektionen fast immer zu Adhäsionen oder schränken die Beweglichkeit der Adnexe ein. Vor allem sexuell übertragbare Erkrankungen bedeuten ein erhöhtes Risiko für Eitransport bzw. Fruchtbarkeit.
Traumen: Jedes Trauma, das den Urogenitalbereich direkt (z.B. bei einem Autounfall) oder indirekt betrifft (z.B. Sturz auf das Steißbein oder Beckenfraktur), kann auch tuboovarielle Auswirkungen haben.
Geburt: Schwierige oder überstürzte Geburten tragen häufig zu gestörten tuboovariellen Funktionsabläufen bei. Wir haben auch oft erlebt, dass sich nach einer ektopen Schwangerschaft – wegen der veränderten Lagebeziehungen zwischen Tuben, Ovarien und umgebendem Gewebe – die normale Tubenphysiologie verschlechterte.
Angeboren: Gelegentlich besteht von Geburt an eine Fehllage (Malpositio) der Ovarien oder eine Tubenabknickung.
Reflektorisch: Obwohl der endgültige Beweis noch fehlt, könnten tuboovarielle Probleme eine Fernwirkung mechanischer Wirbelrestriktionen sein. Spasmen der Eileiter bzw. Tubenostien würden die normalen Funktionsabläufe stören. Eine spastische Einengung des Tubenlumens lässt sich hysterografisch darstellen. Dass es zwischen dem Sakrokokzygealbereich und den Urogenitalorganen eine Verbindung gibt, dürfte wohl bekannt sein. Doch auch eine weiter entfernte viszerale Restriktion könnte sich über allgemeine Nervenreflexe auf die Adnexe auswirken. Am häufigsten scheint das nach unserer Erfahrung für die Nieren zuzutreffen.
Tuboovarielle Beschwerden, besonders Spasmen, haben meist auch eine emotionale Komponente. Oft hilft es bei einer Hysterosalpingografie allein schon, eine ängstliche Patientin zu beruhigen, damit sich die Tubenverkrampfung löst und sich das Kontrastmittel besser verteilen kann.

Pathogenese

Wieso können mechanisch-funktionelle Störungen die Physiologie der Tuben und Ovarien beeinträchtigen? Bedenken Sie dabei, dass die Eileiter einen geringen Durchmesser haben, aus einer Muskel-, Serosa- und Subserosa-Schicht aufgebaut sind und dass sich die Zilien in Richtung des Uterus bewegen. Im Rahmen der Tubenperistaltik weitet sich das Lumen in gewissem Umfang. Tuben und Ostien können von Adhäsionen, Stenosen, Entzündungen, Abknickungen oder Verkrampfungen betroffen sein.

Adhäsionen und Stenosen können das Tubenlumen ganz oder teilweise verschließen. Sie sind meist infektionsbedingt bzw. die Folge von Operations- oder Geburtsnarben. Dass eine osteopathische Behandlung bei Teilstenosen eher erfolgreich sein wird, dürfte nicht weiter überraschen.
Entzündungen: Wegen der geringen Tubenweite würde schon das kleinste Ödem in der Serosaschicht den intratubaren Eitransport behindern. Ödeme können infektiöse, hormonelle oder mechanische Ursachen haben. Indem sie mechanische Gewebeirritationen in der Tubenumgebung beseitigen, wirken sich unsere Techniken auch auf den intratubaren Transport aus. In der Osteopathie trifft man häufiger ähnliche Zusammenhänge (zwischen mechanischer Störung und Entzündung des Gewebes) an. Die Behandlung der mechanischen Störung führt reflektorisch bzw. über eine Drainagewirkung zum Rückgang der Entzündung. Gute Beispiele finden sich auch im Magen- und Zäkumbereich. So kann eine Ösophagus- oder Hiatusentzündung dadurch gelindert werden, dass man Hiatus und Magen von mechanischem Druck befreit.
Abknickungen können angeboren oder erworben (adhäsionsbedingt) sein und schränken die Tubenbeweglichkeit ebenso ein wie den intratubaren Eitransport. Eine Dehnungsbehandlung der Tuben scheint bei erworbener Abknickung aussichtsreicher zu sein.
Spasmen: Tuben und Ovarien werden adenerg und parasympathisch (vom autonomen Nervensystem) versorgt. Durch eine Reizung im Wirbelbereich kann es zu reflektorischen Tubenspasmen kommen. Ob sich ein Tubenspasmus durch vertebrale Manipulationen auch wieder lösen lässt, können wir nicht definitiv beantworten. Um das nachzuweisen, müsste man gleichzeitig manuell behandeln und eine Hysterosalpingografie durchführen – mit der Gefahr eines Plazeboeffekts. Doch wie bereits erwähnt, brachten vertebrale und sakrokokzygeale Manipulationen in einigen Fällen von Infertilität positive Ergebnisse, wenn wir den Frauen vorher nichts über den möglichen Zusammenhang gesagt hatten. Besonders günstig auf das Tubenlumen und die Fruchtbarkeit scheinen sich Zervixmanipulationen auszuwirken.
Periovarielle Adhäsionen nach einer Operation oder Infektion verursachen neben Eileiterproblemen auch Unterleibs- und Kreuzschmerzen, die zyklusabhängig auftreten und prämenstruell am stärksten sind.

Lokale Schmerzen

Unterleibsschmerzen

Zu dieser Kategorie gehören alle Schmerzen im Bereich des kleinen Beckens, die durch ein prämenstruelles Syndrom oder funktionelle Störungen der Beckenorgane bedingt sind. Vermutlich spielen Stauung (Kongestion), Wassereinlagerung, nervöse, spastische, mechanische oder psychische Faktoren hierbei eine Rolle. Rein (inner)genitale Schmerzen sind meist Ausdruck einer mechanischen Belastung, die von den Adnexen oder vom Uterus ausgehen und z.B. zu krampfartigen Uteruskontraktionen führen kann. Als Ursache kommen Fehlstellungen (Uterus/Zervix) oder Adhäsionen (Uterus oder Tuben) in Betracht. Sowohl eine Vasokonstriktion lokaler Gefäße als auch viszerale Spasmen können Folge einer umschriebenen Veränderung des Gewebes sein und den Lymphfluss verlangsamen.

Abdominalschmerzen

Darmbeschwerden: Bauchschmerzen beziehen meist auch Dünn- oder Dickdarm mit ein. Psychische Anspannungen sind fast immer mit Darmkrämpfen verbunden, was die Behandlung im Beckenbereich erschwert oder die Erfolgsaussichten einschränkt. In dem Fall reicht es natürlich nicht, nur das kleine Becken zu untersuchen. Richten Sie Ihre Aufmerksamkeit besonders auf die Mesenterialwurzel, das Mesosigmoid und die Zäkumverbindungen mit dem Peritoneum.

Nierenbeschwerden: Nierenfunktionsstörungen bleiben oft unentdeckt, weil die mit ihnen einhergehenden Bauchschmerzen oft fälschlich auf Darmbeschwerden zurückgeführt werden. Wenn begleitende Harnwegsprobleme fehlen, hat die herkömmliche Medizin nur wenige Mittel, eine Nierenfunktionsstörung festzustellen.

Zwischen Nieren und Ovarien besteht eine enge Beziehung und bei Erkrankungen zeigen sie oft ähnliche Symptome oder Schmerztypen. Das umfasst z.B.

- geschwollene Augenlider,
- starker morgendlicher Durst,
- Kreuzschmerzen beim Aufwachen,
- belegte Zunge,
- schmerzende Fußsohlen (gleich nach dem Aufstehen am Morgen) und Beinbeschwerden,
- Knieschmerzen (s.unten).

Ob es sich um eine renale Störung handelt, kann durch direkte Palpation, lokalen Ecoute-Test, manuelle Thermodiagnose und Palpation des Lumbalbereichs abgeklärt werden. Manchmal ist die Gegend zwischen 12. Rippe und Crista iliaca auffallend schmerz- und berührungsempfindlich, besonders in Nähe des Querfortsatzes von L3.

Andere Schmerzlokalisationen

Wirbelsäule

Kreuzschmerzen aufgrund einer tuboovariellen Funktionsstörung gleichen dem bekannten Muster lumbosakraler (L4–5/S1) Rückenschmerzen mit einigen Besonderheiten: Sie sind zyklusabhängig und prämenstruell meist am stärksten. Die Lendenwirbel L2–L3 reagieren sehr empfindlich bis druckschmerzhaft, obwohl anscheinend keine stärkere Restriktion bzw. Synostose vorliegt. Auch die Beweglichkeit ist bei diesen Kreuzschmerzen nie eingeschränkt – anders als bei mechanisch-funktionellen Reizungen der Nervenwurzeln und Bandscheibenproblemen, bei denen jede Bewegung äußerst schmerzhaft ist.

Ob **Ischiasschmerzen** durch eine links- oder rechtsseitige tuboovarielle Funktionsstörung verursacht sind, lässt sich mit Hilfe des erweiterten Lasègue-Tests (s. Kap. 1.1) feststellen. Wenn er z.B. bei 40°-Beugung des rechten Beins positiv ausfällt, führt Druck/Inhibition des gleichseitigen Ovarialbereichs zu einer sofortigen Besserung des Beugungswinkels. Das geschieht aber bei viszeral verursachten Schmerzen und nicht, wenn eine Nervenwurzelreizung durch ein Bandscheibenproblem der Grund ist.

Die Druck-/Inhibitionstechnik besteht darin, die Verbindungslinie zwischen Spina iliaca anterior superior und Symphyse im unteren Drittel zu komprimieren und die Handfläche in die Richtung kreisen zu lassen, die sich im Ecoute-Test ergeben hat, und die Bewegung ganz leicht zu verstärken.

Tuboovarielle Funktionsstörungen gehen zwar häufiger mit Kreuz- und Ischiasschmerzen, aber nur selten mit einer **Kokzygodynie** einher. Steißbeinschmerzen bleiben ätiologisch meist unklar. Nur in ganz wenigen unserer Fälle gingen sie von den Ovarien aus.

Beine

Nervenentzündungen (N. femoralis) und Knieschmerzen: Auf die anatomische Nähe zwischen Ovar und N. femoralis haben wir bereits hingewiesen. Veränderungen ihrer Lagebeziehung hängen unter anderem mit dem Alter und der Zahl der Schwangerschaften bzw. Geburten zusammen. Bei diesen Beschwerdebildern konnten wir durch einfache tuboovarielle Manipulationstechniken gute Ergebnisse erzielen. Gelegentlich wirkte der betroffene Adnexbereich geschwollen und fibrosiert und ließ sich im Seitenvergleich deutlich schlechter dehnen. Selbst eine mechanische Störung, die nur Folge einer Infektion oder Entzündung ist, muss behandelt werden.

Manche Schmerzen ziehen bis in den Unterschenkel hinunter. Allerdings breiten sie sich, wenn sie von den Adnexen ausgehen, nicht tiefer als zum Knöchel aus. Ist der vor allem auf der Unterschenkelinnenseite verlaufende sensible Ast des N. tibialis gereizt, können die Schmerzen leicht mit einer Ischialgie verwechselt werden. Vom N. femoralis geht der N. saphenus ab, der mit einem Ast posterior in Nähe der V. saphena magna endet. Auch seine Reizung ruft ischiasähnliche Beschwerden hervor. Erschwerend für die Differentialdiagnose kommt noch hinzu, dass ein Ast des N. saphenus auf der Vorderseite bis in den Fuß zieht und dort mit einem Ast des N. ischiadicus anastomosiert. In dem Fall kann das Lasègue-Zeichen fehlen.

Arme

Als wir die wohltuende Wirkung, die eine urogenitale Behandlung auf Schmerzen im Schultergelenk haben kann, zum ersten Mal bemerkten, waren wir verblüfft, denn diese Verbindung liegt nicht gerade nahe. Vermutlich ist das Peritoneum das Bindeglied. Gynäkologen kennen das Phänomen, dass eine Kuldoskopie oder auch die Einlage eines Intrauterinpessars („Spirale") Schulterschmerzen auslösen kann. Plexus lumbalis und hypogastricus innervieren den unteren Teil des Peritoneums und sind zudem mit dem Solarplexus verbunden. Im Fall einer urogenitalen Störung könnte es durch Reizung des Plexus hypogastricus zu Schmerzen im Solarplexus kommen, die – von Ästen des N. phrenicus weitergeleitet – den Plexus brachialis reizen und bis in den Nacken ausstrahlen können (zervikobrachiale Neuralgie).

Obwohl wir nicht ganz sicher sind, ob die Pathogenese genau so abläuft, steht außer Zweifel, dass es Nervenverbindungen zwischen dem Urogenital- und Armbereich gibt. Wie der in Kapitel 1 beschriebene genitohumerale Test zeigt, kann sich die Beweglichkeit im Schultergelenk schlagartig um mehr als 30% verbessern, einfach durch Mobilisierung der Zervix bzw. Anwenden der Druck-Inhibitionstechnik im Adnexbereich.

Mit uterinen oder tuboovariellen Störungen verbundene Armschmerzen sind meist im Schultergelenk lokalisiert (z.B. bei Periarthritis humeroscapularis) und strahlen nur selten bis in den Unterarm aus. Oft findet man einen Schmerzpunkt an der Ansatzstelle des M. deltoideus am Humerus. Die Schmerzen sind aber nicht so stechend und heftig wie bei einer zervikobrachialen Neuralgie radikulären Ursprungs, die sogar in die Finger einstrahlen können.

Funktionelle Störungen

Im Adnexbereich sind lokale und systemische funktionelle Störungen oft nicht leicht zu unterscheiden. Ähnlich schwierig kann man funktionelle Beschwerden und die eng mit ihnen verbundenen lokalen Schmerzsymptome voneinander abgrenzen.

Das trifft z.B. für die Dysmenorrhö zu, die 3–4 Tage vor der Menstruation einsetzt und gegen Ende wieder nachlässt. Zu den Symptomen gehören:

- Menstruationsschmerzen,
- gespanntes unteres Abdomen,
- Verstopfung,
- Schweregefühl bzw. Schmerzen im kleinen Becken,
- Parästhesien im Leisten- und (anteromedialen) Oberschenkelbereich,
- aufgetriebener Unterleib,
- Wassereinlagerung (Ödeme) im Bindegewebe,
- leichte Knieschmerzen.

Gelegentlich scheinen die Beschwerden überhaupt keinen Bezug zum Zyklus zu haben.

Systemische Funktionsstörungen sind oft unspezifisch und lassen sich nur schwer beschreiben. Nach unseren Beobachtungen kommt es am häufigsten zu:

- Dys- oder Amenorrhö,
- Gewichtsverlust,
- zyklusabhängigen Ödemen,
- Mastodynie,
- psychischen Problemen.

Bekanntlich kann sich durch das Prämenstruelle Syndrom in einigen Fällen die Persönlichkeitsstruktur verändern (Überängstlichkeit, Reizbarkeit, allgemeine Schwäche und Niedergeschlagenheit).

Infertilität

Wie schon wiederholt gesagt, ist dies ein Thema, mit dem man sehr behutsam umgehen und vermeiden muss, bei der Patientin falsche Hoffnungen zu wecken. Mit Paaren, die sich wegen Infertilität beraten lassen wollen, sprechen wir eher über gescheiterte Bemühungen als über unsere Erfolge. Trotzdem sind alle Fälle, in denen sich die Fertilität dank unserer Behandlung besserte, ermutigend für uns.

Am besten scheinen Techniken geeignet zu sein, die sich lokal auf die tuboovarielle Physiologie auswirken. Wir glauben, dass sie auch eine günstige Wirkung auf die regionale Nervenversorgung und das ZNS haben könnten. Stenosen, Abknickungen, Adhäsionen oder mangelnde Elastizität des Tubengewebes lassen sich erfolgreich manuell behandeln.

Endometriose

Obwohl eine osteopathische Behandlung absolut kontraindiziert sein kann, gibt es auch Fälle, in denen sie hilft, z.B. bei Endometriose. Selbst wenn sich dadurch der eigentliche Krankheitsverlauf nicht ändert, können wir zumindest bestimmte Symptome lindern. Das heißt bezogen auf die Endometriose, dass wir zwar die Proliferation des Gewebes nicht verhindern können, aber Einfluss auf die Adhäsionen und begleitende Spasmen bzw. Schmerzen haben.

4.4 Differentialdiagnosen

Ovarialzyste

Typisch ist eine Masse ohne Bezug zum Uterus, die sich schmerzlos palpieren lässt und gut verschieblich ist. Dass sich Ovarialzysten unabhängig vom Uterus bewegen, unterscheidet sie von Fibromen (Kap. 3.2). Sie können zu Dys- oder Amenorrhö führen und mit unspezifischen Zeichen wie Blässe und Müdigkeit einhergehen. Auch Druckerscheinungen wie Dysurie, Obstipation und andere Verdauungsstörungen sind möglich. Eine intravaginale Behandlung darf erst nach gründlicher medizinischer Voruntersuchung durchgeführt werden.
Die **Stieldrehung** einer Ovarialzyste macht sich durch plötzliche, akute Schmerzen bemerkbar. Als Allgemeinsymptome kommen Blässe, Pulsbeschleunigung, Übelkeit, Erbrechen, Schweißausbruch und Schwäche (Asthenie) hinzu. So ein schweres, akutes Krankheitsbild ist uns bisher nur in Fällen mit Stieldrehung begegnet. Andererseits war bei zwei Patientinnen die Stieldrehung so geringfügig, dass sie wegen akuter Rücken- bzw. Unterleibsschmerzen und einem allgemeinen Schweregefühl zur Behandlung kamen. Achten Sie deshalb bei der Untersuchung auch auf Zeichen einer leichten bzw. sich entwickelnden Stieldrehung, wie z.B. unregelmäßige, erträgliche Schmerzen im Wechsel mit symptomfreien Phasen.
Die intraperitoneale Ruptur von Ovarialzysten, Ovarialabszessen oder einer Pyosalpinx (Eiteransammlung in einem Eileiter) verursacht ebenfalls akute Schmerzen – zum Teil verbunden mit akuten Kreuzschmerzen.

Ektope Schwangerschaft

Bei fünf unserer Patientinnen bestand eine Eileiterschwangerschaft. Alle hatten uns wegen akuter Kreuzschmerzen aufgesucht und konnten sich an kein vorhergehendes Trauma erinnern. Es handelte sich bei jeder schon fast um einen medizinischen Notfall. Wir möchten deshalb eine der Krankengeschichten wiedergeben.
Die Patientin kam eines Morgens sehr früh mit ihrem Ehemann in die Sprechstunde und klagte über akute Kreuzschmerzen. Sie war bereits mehrfach wegen akuter Rückenschmerzen bei uns in Behandlung, doch diesmal fielen uns einige ungewöhnliche Symptome auf:

- müdes Aussehen,
- flache, beschleunigte Atmung,
- Gesichtsblässe,
- stechende lumbale Schmerzen bei merklich beeinträchtigter Wirbelsäulenbeweglichkeit,
- schneller, schwacher Puls,
- systolischer Blutdruck von 90 mmHg,
- unerklärliche Kreuzschmerzen.

Als wir dem Ehemann gegenüber gleich die Möglichkeit einer ektopen Schwangerschaft ansprachen, wies er die Vermutung entschieden zurück und erinnerte uns daran, wie oft seine Frau schon an Rückenschmerzen gelitten hatte. Trotz seiner Einwände riefen wir einen Notarzt. Die Patientin wurde ins nächste Krankenhaus eingeliefert und sofort operiert. Ihr Blutdruck war zu der Zeit unter 50 mmHg gesunken.
Nachdem sie sich wieder erholt hatte, erzählte uns die Patientin, dass sie damals zuerst bei ihrem Hausarzt war, bevor sie zu uns kam. Zu diesem Zeitpunkt hatte sie nach Angaben des Hausarztes zwar Rückenschmerzen, aber keine Zeichen einer ektopen Schwangerschaft. Ihr systolischer Blutdruck betrug z.B. 105 mmHg – ein

völlig normaler frühmorgendlicher Messwert bei leicht hypotensiven Menschen. Doch je mehr Symptome sich entwickelten, desto eindeutiger wurde die Diagnose. Erwähnenswert ist auch, dass es so früh noch keine Zeichen einer Peritonitis gab.

Menstruationsschmerzen

Zyklusabhängige Schmerzen der Ovarien können unterschiedliche Ursachen haben. Zu den häufigsten gehören:

- ovarielle Dystrophie mit typisch einseitigen akuten Schmerzen während des Eisprungs,
- dystrophe Oophoritis mit besonders starken Schmerzen zwischen dem 11. und 18. Zyklustag,
- stark schmerzende zystische Ovarien,
- periovarielle Adhäsionen infolge einer Infektion oder Operation, die zyklusabhängige Rückenschmerzen hervorrufen. Sie können aber auch mit Ischias- oder Beinschmerzen verbunden sein, die sich durch Druck-Inhibition des gleichseitigen Ovars (in Richtung des lokalen Ecoute-Testergebnisses) lindern lassen. In diesem Fall erweist sich eine osteopathische Behandlung als besonders hilfreich.

Relativ häufig kann auch eine Endometriose der Grund für die Schmerzen sein. Meist führt sie zu einer relativ spät (am 2./3. Zyklustag) einsetzenden Dysmenorrhö.

Ischialgie

Fraglos kann einer Ischialgie ein Bandscheibenleiden zugrunde liegen. Doch es fällt uns schwer zu akzeptieren, dass sich bei Ischiasschmerzen radiologisch (Röntgen, CT, MRT) anscheinend immer ohne den geringsten Zweifel eine Diskushernie als Ursache diagnostizieren lässt. Auch wenn im CT eine große Diskushernie erkennbar ist, bleibt sie möglicherweise völlig asymptomatisch bzw. kaum spürbar, während es umgekehrt sehr schmerzhafte Ischialgien geben kann – ohne dass ein Bandscheibenproblem vorliegen muss.
Bei Frauen findet man häufig Ischiasschmerzen in Verbindung mit dem Urogenitalbereich. Kennzeichnend sind:

- Zyklusabhängigkeit der Schmerzen,
- prämenstruell zunehmende Schmerzen,
- veränderliches Lasègue-Zeichen je nach Zyklusphase,
- Schweregefühl oder Schmerzen im Unterleib,
- paradoxe Ischiasschmerzen, gelegentlich von Oberschenkelparästhesien begleitet,
- Zuspitzung von Hämorrhoidalbeschwerden in Abhängigkeit von der Zyklusphase und der Ischialgie,
- positiv ausfallender erweiterter Lasègue-Test (stärkere Beinbeugung, sobald die Druck-Inhibitionstechnik an der richtigen Stelle im Urogenitalbereich angewandt wird).

Vermutlich beruhen die radikulären Schmerzen bei einer atypischen Ischialgie eher auf einer venösen Störung im Bereich der Nervenwurzel. So könnte z. B. eine gestaute Epiduralvene in Nähe des Foramens auf die Wurzeln des N. ischiadicus drücken und sie dadurch reizen.

4.5 Wirksamkeitsnachweis der osteopathischen Behandlung

Einen schlüssigen „Beweis" für die Wirksamkeit unserer Behandlungsmethoden zu liefern, ist nicht leicht, obwohl wir seit mehr als 20 Jahren aktive Studien zu urogenitalen Manipulationen betreiben. Mit einigem Erfolg konnten wir bei Hysterografien unter Röntgendurchleuchtung die Ausbreitung des Kontrastmittels verfolgen. Wenn wir im Bereich von Tuben und Zervix direkte bzw. indirekte Dehnungstechniken in der richtigen Bewegungsrichtung und um die richtige Achse anwandten, strömte das Kontrastmittel rascher zu den Eileitern und zum Peritoneum. Wurden dieselben Techniken in physiologisch „falscher" Richtung angewandt, verlangsamte sich die Tubenbewegung oder hörte ganz auf. „Plazebo-Techniken" hatten dagegen keinerlei Einfluss auf die Bewegung. War der Weitertransport des Kontrastmittels durch Tubenspasmen verhindert worden, begann es sich nach einer tuboovariellen Induktionsbehandlung besser zu verteilen. Skeptiker könnten einwenden, dass sich Tubenspasmen von selbst auflösen. Doch in diesem Fall floss während der Inspir-Phase der Motilitätszyklen deutlich mehr Kontrastmittel durch die Tuben. Plazebo-Techniken blieben auch hier wieder wirkungslos. Nur wenn die Induktionsbehandlung an der richtigen Stelle und in der richtigen Richtung vorgenommen wurde, verbesserte sich die Passage des Kontrastmittels.
In Bezug auf die Symptomlinderung konnten wir gute Ergebnisse erzielen. Doch was geschieht eigentlich auf zellulärer Ebene bei der Manipulation von Gewebe? Den Patientinnen ist es egal, solange ihnen die Behandlung hilft. Mediziner hingegen fordern erst einen wissenschaftlichen Wirkungsnachweis, bevor sie eine Behandlung als „medizinisch" anerkennen. Wir haben mit unterschiedlichen Mittel nach diesem schwer fassbaren „Beweis" gesucht – mit Röntgendurchleuchtung, Ultraschall, CT, MRT und der von uns entwickelten manuellen Wärmediagnostik. Zu unserer eigenen Zufriedenheit ließen sich bestimmte Wirkungen auf die Verdauung und die Nieren dokumentieren. Da die meisten Untersuchungen aber privat oder als inoffizielle Studien in Krankenhäusern durchgeführt wurden, dürften sie für Skeptiker kaum stichhaltig sein.
Unsere Behandlungsergebnisse bei Infertilität sollten wir wegen der Komplexität des Problems nur mit größter Vorsicht interpretieren. Hysterosalpingografisch zeigte sich in einigen Fällen eine verbesserte Tubenperistaltik nach unserer Behandlung. In anderen Fällen waren die Ergebnisse jedoch enttäuschend.
Wir möchten noch kurz auf die drei klassischen Wirkungen einer osteopathischen Behandlung eingehen, bevor wir Fallbeispiele vorstellen, die uns schon früh für urogenitale Behandlungstechniken „erwärmten".

Mechanisch-funktionelle Wirkungen

Am bekanntesten sind wohl die mechanisch-funktionellen Wirkungen einer osteopathischen Behandlung, mit ihrem Einfluss auf Nerven und Körperflüssigkeiten. Osteopathen nehmen ihre Hände zu Hilfe, um den Zustand eines Gewebes zu beurteilen und herauszufinden, ob es normal oder eingeschränkt elastisch bzw. dehnbar ist. Bei Störungen versuchen sie durch direkten oder indirekten Druck mit den Fingern, den betroffenen Strukturen wieder die normale

Beweglichkeit zurückzugeben. Im Bereich der Adnexe werden z.B. Peritoneum, Bänder (die meisten haben kontraktile Fasern), Faszien und Tuben mit den Fingern bearbeitet.
Wenn das Peritoneum nicht mehr richtig elastisch ist, können sich die anatomischen Lagebeziehungen zwischen Infundibulum bzw. Fimbrien der Tuba uterina und dem Ovar verschlechtern. Oder das Ostium abdominale kann betroffen sein, was sowohl den Druckausgleich als auch den Flüssigkeitsaustausch zwischen Bauch- und Beckenhöhle beeinträchtigen würde. Wir glauben, dass der Unterdruck in den Tuben wenigstens zum Teil durch das Ostium abdominale zustande kommt, weil der Druck im Abdomen niedriger als im kleinen Becken ist.
Obwohl wir es nicht beweisen können, müsste es eine günstige Wirkung auf Tubenspasmen und die Vasomotorik der Beckengefäße haben, wenn man zu straffe kontraktile Bänder wie das Lig. suspensorium ovarii (manchmal auch als Lig. lumbo-ovale bezeichnet) oder das Mesovarium (auch Lig. tubo-ovale) durch die osteopathische Behandlung lockert. Eine Dehnungsbehandlung der Tuben wirkt entspannend (krampflösend) und verbessert sicher auch die Durchgängigkeit der Eileiter.

Neurale und neurohormonelle Wirkungen

Viele lokale Spasmen und Kontraktionen lassen sich unserer Meinung nach durch eine indirekte Behandlung auflösen, bei der man entweder das Umgebungsgewebe eines Nervs lockert oder ihn unter bestimmten Umständen (z.B. bei Einklemmung) auch selbst befreit. Im Urogenitalbereich sind Nerven und Umgebungsstrukturen meist kaum voneinander abzugrenzen, außer bei einer schweren Neuralgie oder Neuritis. Wie sich hysterografisch zeigt, haben lokale Behandlungen oft eine Wechselwirkung, d.h. wenn die Zervix frei wird, lösen sich auch Tubenspasmen auf und umgekehrt.
Darüber hinaus scheinen lokale Behandlungen der Adnexe eine systemische Wirkung zu haben. Doch wie lässt sich beweisen, dass tuboovarielle Manipulationen die Hypothalamus-Hypophysenachse beeinflussen – wie wir vermuten? In einigen Fällen besserte sich eine Amenorrhö allein dadurch, dass wir bei den Patientinnen eine intravaginale Behandlungstechnik anwandten, obwohl keine stärkere Restriktion zu finden war.
Lansac und Lecomte (1981) vertreten die Auffassung, dass bei der Erregung von Mechanorezeptoren im Myometrium und im Zervix-/Isthmusbereich Prostaglandine freigesetzt werden, die auf die glatten Muskelzellen einwirken. Diese Impulse pflanzen sich über viszerale und sensorische Nerven in Begleitung der Gefäße fort, vor allem über Sympathikusfasern des Plexus hypogastricus. Die sensorischen Nervenbahnen steigen im Rückenmark hoch zu Hirnzentren, in denen die Impulse auf unterschiedlichen Ebenen verarbeitet werden: bewusst im Kortex, affektiv im Rhinenzephalon und vegetativ im Hypothalamus. Das erklärt die psychischen, neurovegetativen und hormonellen Reaktionen auf die auslösenden Stimuli.

Drainagewirkung

Wenn wir von „Körperflüssigkeiten“ sprechen, sind venöses und arterielles Blut, Lymphe, extrazelluläre Flüssigkeit und lokale Sekrete gemeint. Einige der Effekte, die unsere Behandlung auf diese Körperflüssigkeiten haben kann, sind schon mit bloßem Auge erkennbar. Dazu gehört z.B. die Abschwellung lokaler Ödeme, die abgeschwächte Blauzeichnung der Venen oder die bessere Durchblutung der Beine.

Fallbeispiele

Eine kinderlose 35-jährige Hebamme suchte uns wegen anhaltender Kreuzschmerzen auf, die sie stark mitnahmen. Bei der Untersuchung zeigte sich, dass keine größere Gelenkrestriktion vorlag. Alle Mobilitäts- und Ecoute-Testergebnisse sprachen für eine urogenitale Störung. Da die Zervix posterior fixiert war und sich außerdem auf der linken Seite ein paar uterine Adhäsionen fanden, führten wir eine intravaginale Behandlung durch. Sechs Wochen später erhielten wir einen wütenden Anruf der Patientin: Ihre Rückenschmerzen hätten sich gebessert, doch jetzt sei sie schwanger. Sie wollte kein Kind und war lange überzeugt, unfruchtbar zu sein; deshalb hatte sie seit 10 Jahren nicht mehr verhütet. Dieser Fall ließ uns zum ersten Mal glauben, dass gynäkologische Manipulationen tatsächlich wirksam sein könnten, denn es handelte sich ganz offensichtlich um keinen Plazebo-Effekt.
In einem anderen Fall ist interessant, wie der Ehemann auf die Schwangerschaft der Patientin nach einer osteopathischen Behandlung der Adnexe reagierte. Seine Reaktion bringt den Widerstreit zwischen Intellekt und Tatsachen symbolisch zum Ausdruck. Beim ersten Termin war er nicht dabei, begleitete seine Frau aber zum nächsten. Er wirkte sehr nervös und erregt, fast feindselig, als er mich fragte: „Haben Sie meine Frau vor zwei Monaten intravaginal behandelt?“ Ich bejahte, doch mir war nicht klar, warum er sich so aufregte. „Dann habe ich ein Problem“, fuhr er fort. „Als Ingenieur bin ich gewohnt, in logischen Zusammenhängen zu denken. In den vergangenen sieben Jahren haben wir einen Spezialisten nach dem anderen aufgesucht, uns unzähligen und zum Teil peinlichen Untersuchungen unterzogen und ein Vermögen ausgegeben. Und dann soll ein ganz kleiner Handgriff von Ihnen genügen, dass meine Frau schwanger werden kann – und sie ist es tatsächlich geworden!“ Er saß in der Klemme zwischen seiner eigenen Logik und der empirischen Tatsache.

4.6 Restriktionen

- Bauchnarben, die sich auf das Peritoneum und die wechselseitige Anziehungskraft von Membranen und Viszeralorganen auswirken, können auch die Mobilität der Tuben und Ovarien beeinträchtigen. Aufgrund einer Uterusdrehung oder Vernarbung kann das peritoneale Ostium verkleinert oder verschlossen sein, was den intratubaren Sog bzw. das rhythmische Strömen des Tubensekrets behindert.
- Adhäsionen oder Vernarbungen im hinteren Teil der Ligg. lata schränken die Bewegungsfreiheit der Ovarien in der Beckenhöhle ein.
- Infolge von Restriktionen können Tuben und Ovarien gegeneinander gepresst sein. Das ist besonders nach einer Salpingitis häufiger der Fall. Möglicherweise sind die Fimbrien deshalb blockiert oder sogar der Eileiterkanal kollabiert.
- Durch sexuell übertragbare Krankheiten

kann es zu tubaren Verwachsungen und eventuell zur Infertilität kommen. Deshalb sind beim geringsten Anzeichen für eine Infektion alle erforderlichen Laboruntersuchungen zu veranlassen bzw. ein Gynäkologe zu konsultieren.

- Tubare Verwachsungen können auch durch eine Abtreibung oder eine ektope Schwangerschaft (Tubargravidität) verursacht sein. Vergessen Sie bei der Anamnese nicht, danach zu fragen.
- Reflexartige Spasmen beruhen oft auf lokalen oder allgemeinen Auslösern, sogar Gefühlen. Wenn die Patientin ängstlich-verspannt ist, kann sich z.B. das Kontrastmittel während einer Hysterografie nicht richtig ausbreiten. Das heißt die Angst, unfruchtbar zu sein, wirkt sich tatsächlich negativ auf die Fertilität der Patientin aus. Manche Spasmen könnten auch hormonell verursacht sein, weil es in den Tuben Hormonrezeptoren gibt.
- Dass lokale Reflexe auch durch Wirbelrestriktionen oder periphere Nervenreize (z.B. durch Narbengewebe) hervorgerufen werden können, scheint mit ein Grund für einige unser erfolgreichen Infertilitätsbehandlungen gewesen zu sein.
- Schließlich kann jeder Motilitätsverlust von Tuben und Ovarien die Beckendurchblutung sowie die Fertilität nachhaltig beeinflussen.

4.7 Diagnostik

Palpation

Das Ovar muss bimanuell untersucht werden, weil es klein ist und nur 6–8 g wiegt; eine Palpation von abdominal ist allein nicht ausreichend. Um seine Mobilität zu beurteilen, schiebt man den engeren Ovarialbereich mit der abdominalen Hand weg von der Vagina und achtet darauf, wie dehnbar das Gewebe ist bzw. ob es empfindlich reagiert. Starke Berührungsschmerzen sind nicht normal. Für Anfänger ist es leichter, Restriktionen im Seitenvergleich festzustellen. Mit zunehmender Erfahrung lässt sich eine Restriktion bereits bei Untersuchung einer Seite entdecken.
Drücken Sie die abdominale Hand in der Mitte der Verbindungslinie zwischen Spina iliaca anterior superior und Symphyse in den Bauch, um den medialen Rand des M. psoas zu finden. Gleichzeitig schiebt man mit den beiden intravaginalen Fingern das seitliche Scheidengewölbe in Richtung des Ovars. Während sich die intravaginalen Finger weiter superolateral bewegen, wandert die abdominale Hand zur Symphyse hinunter. Das Ovar liegt meist zur seitlichen Beckenwand hin und darf nur leicht tastempfindlich sein. Sie müssen sehr behutsam und präzise vorgehen, sonst ist das Ovar nicht zu spüren. Bei tuboovariellen Problemen lassen sich die Adnexe nur schwer beurteilen.

Mobilitätstests

Untersuchung von außen (abdominal)

Die Patientin liegt mit gebeugten Beinen auf der Seite, die untersucht werden soll (s. Abb. 4.8). Lassen Sie die Hand vom Beckenkamm hinunter zur Symphyse wandern, nachdem Sie sie möglichst tief nach hinten gegen das Os ilium gedrückt haben. Achten Sie dabei auf Verwachsungen und beurteilen Sie die Gewebeelastizität im Seitenvergleich. Zur besseren Orientierung könnte

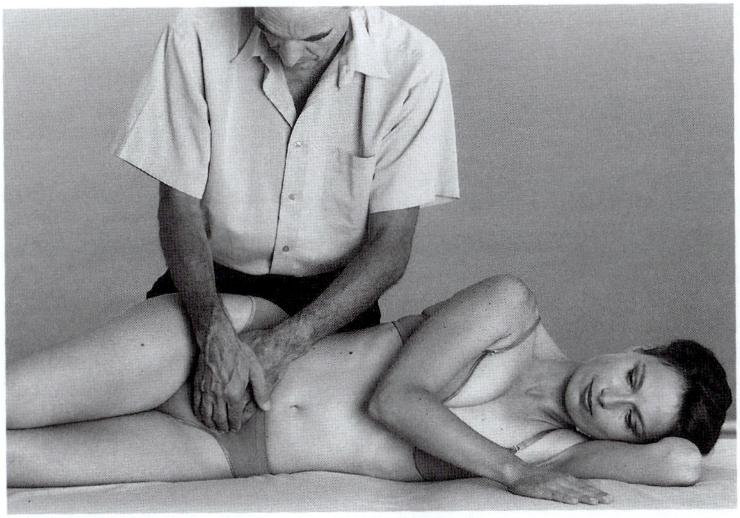

Abb. 4.8: Mobilitätstest von außen (abdominal)

die Patientin in regelmäßigen Abständen den Psoasmuskel anspannen. Dieser Test kann auch in modifizierter Trendelenburg-Lage durchgeführt werden.

Bimanuelle Untersuchung

Durch eine bimanuelle Untersuchung kann man die Mobilität der Ovarien auch von innen beurteilen. Die Patientin liegt dabei auf dem Rücken. Zwischen Spina iliaca anterior superior und dem Oberrand der Symphyse sollte der M. psoas abdominal zu tasten sein. Das Ovar befindet sich medial darunter (s. Abb. 4.9). Mit zwei intravaginal eingeführten Fingern sucht man das Ovar im oberen seitlichen Scheidengewölbe auf. Beide Hände bewegen sich aufeinander abgestimmt ganz leicht vor und zurück, um die Gewebeschichten zwischen ihnen gegeneinander zu verschieben. Restriktionen fühlen sich granuliert an und das Gewebe lässt sich an diesen Stellen weniger gut dehnen. Mit diesem Test kann man beidseits das Lig. latum, Ovar und Lig. suspensorium ovarii untersuchen. Allerdings sind die Strukturen nicht genau voneinander abgrenzbar.

Motilitätstest

Er wird in Rückenlage der Patientin ausgeführt. Legen Sie die Hand flach zwischen Spina iliaca anterior superior und Symphyse auf, so dass die Finger schräg nach

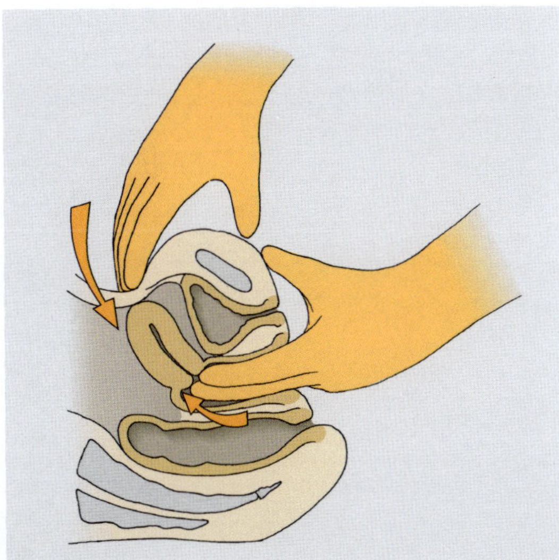

Abb. 4.9: Mobilitätstest von innen (intravaginal)

oben-außen zeigen (superolateral). Während des Inspir sollte man eine leicht nach superior gerichtete seitliche Drehung der Handfläche spüren (s. Abb. 4.10), beim linken Ovar eine Drehung im und beim rechten Ovar gegen den Uhrzeigersinn. Sobald Sie die Bewegung mühelos wahrnehmen können, wird Ihnen auffallen, dass sich die Seitenkante der Hand dabei etwas nach posterior bewegt. Falls die Bewegung schwächer wird, ganz aufhört oder sogar die Richtung wechselt, liegt wahrscheinlich eine Restriktion vor. Wie immer ziehen Restriktionen die Hand an, und durch sorgfältiges Palpieren lässt sich die Läsionsstelle genau lokalisieren. Mit einem Motilitätstest kann man auch Restriktionen entdecken, die beim Mobilitätstest eventuell übersehen wurden. Noch genauer gibt ein Motilitätstest Aufschluss, wenn man ihn mit einem lokalen Ecoute-Test kombiniert.

Lokaler Ecoute-Test

In Kapitel 1 ist die abdominal angewandte Ecoute-Technik beschrieben, doch man kann einen lokalen Ecoute-Test auch intravaginal durchführen. Tuben und Ovarien werden mit zwei intravaginal eingeführten Fingern „abgehört", indem man das laterale Scheidengewölbe auf der Untersuchungsseite immobilisiert und den Ecoute-Test macht. Wäre eine tuboovarielle Störung vorhanden, würden sich die Finger zur betreffenden Stelle hinbewegen. Mit dem intravaginalen Ecoute-Test lassen sich weniger elastische Bereiche im Gewebe feststellen, die im Mobilitätstest unentdeckt geblieben sind.

Körperhaltung

Bei Bindegewebsrestriktionen in Nähe der Ovarien oder im Seitenbereich der Ligg. lata stehen die Patientinnen bevorzugt mit kyphosierter Wirbelsäule (Hohlkreuz) und nach außen gedrehten Beinen. Mit dieser Haltung versuchen sie, Irritationen der Psoas- und iliakalen Faszie zu begegnen. Diese Faszien werden von mehreren Nerven (Nn. iliohypogastricus, ilioinguinalis, cutaneus femoris, genitofemoralis, obturatorius

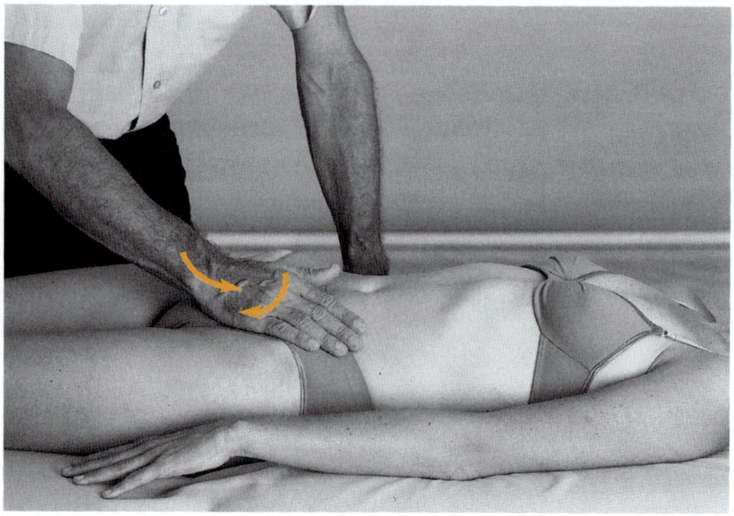

Abb. 4.10: Motilitätstest im Inspir

und femoralis) durchzogen. Da das subperitoneale iliolumbale Bindegewebe außerdem noch mit den Ligg. lata in Verbindung steht, ist verständlich, dass sich M. psoas und kleines Becken gegenseitig beeinflussen.

4.8 Behandlung

Tuboovarielle Manipulationen dienen im Rahmen der osteopathischen Behandlung unter anderem dazu:

- die Gewebeelastizität durch das Beseitigen von Fibrosen zu verbessern,
- die Fimbrien zu entfalten,
- das Ostium abdominale beider Tuben wieder frei zu machen,
- den Flüssigkeitsstrom zu verbessern,
- Tubenspasmen zu lösen,
- den Tonus durch Dehnung der Tuben zu verstärken,
- lokale/zentrale Reflexe auszulösen,
- die Hypothalamus-Hypophysenachse zu stimulieren.

Unserer Erfahrung nach sollte man die Behandlung etwa eine Woche nach der Menstruation beginnen. Auch wenn es keine Statistik gibt, die eindeutig bessere Ergebnisse in dieser Zeit ausweisen würde, scheint das Gewebe rascher auf die Behandlung anzusprechen und weniger gereizt zu werden. In den anderen Zyklusphasen sind manipulative Techniken natürlich nicht kontraindiziert, allerdings vermeiden wir sie während der Blutung.

Gelegentlich hört man die Empfehlung, intravaginale Manipulationen mit bloßen Fingern vorzunehmen. Das ist gefährlich – für Patientinnen und Therapeuten. Benutzen Sie deshalb immer sterile Handschuhe als Schutz.

Erklärungen für die Patientin

Es gibt Patientinnen, denen eine urogenitale Untersuchung bzw. Behandlung unangenehm ist oder die Angst vor möglichen Schmerzen haben. Deshalb nehmen wir uns immer die Zeit, der Patientin behutsam und professionell zu erklären, was wir planen. Bisher hat noch keine Patientin ihre Zustimmung zur Behandlung verweigert. Man sollte ihr zu (internen) Manipulationstechniken Folgendes erklären:

- Sie sind sehr verbreitet und werden bei Becken- oder Kreuzschmerzen bzw. Infertilität routinemäßig angewandt.
- Es ist schmerzlos; nur wenn die Ligg. sacrouterina verwachsen oder teilweise eingerissen sind, kann es zu Beginn beim Anheben der Zervix etwas ziehen. Nach der Behandlung bleibt vielleicht ein leichtes Druck- oder Schweregefühl im Unterleib zurück, das aber wieder vorübergeht.
- Es wird nur kurz dauern, weil das Gewebe im Urogenitalbereich bald auf die Behandlung anspricht. Denn es ist sehr empfänglich für manipulative Techniken und kann sich wegen der kontraktilen Fasern in den Ligamenten schnell anpassen. Für ein gutes Behandlungsergebnis ist es wichtig, präzise und rasch zu arbeiten. Für Osteopathen gilt der Grundsatz, den Körper zu einer angemessenen Reaktion zu veranlassen. Bei einer unnötig verlängerten Behandlung hätten die Techniken eine nichtssagende lokale Wirkung auf den Körper und würden sein Selbstheilungspotenzial eher behindern. Intravaginale bzw. rektale Techniken dürfen höchstens zehn Minuten beanspruchen.
- Ein Behandlungserfolg sollte sich nach zwei bis drei Sitzungen einstellen. Wenn das nicht der Fall ist, muss die osteopathische Behandlung abgebrochen werden

und die Patientin einen anderen Facharzt aufsuchen. Entsprechend den osteopathischen Grundsätzen sollte man zwischen zwei Sitzungen jeweils die Zeit eines ganzen Menstruationszyklus verstreichen lassen, damit sich der Körper erholen kann. Dieser Selbstheilungsprozess würde durch zu kurze Behandlungsintervalle behindert. Dass die Reaktion des Körpers nach der ersten Sitzung oft am stärksten ist, beruht auf seiner „Überraschung" durch den ungewohnten Reiz der osteopathischen Behandlung.

- Es besteht kein Risiko für die Patientin, weil wir nur sanfte Behandlungstechniken anwenden und die Verletzlichkeit des Urogenitalbereichs berücksichtigen. Soweit uns bekannt ist, sind weder kurz- noch langfristig iatrogene Schäden nach unserer Behandlung aufgetreten. Besondere Vorsicht ist geboten, damit eine „Spirale" nicht verrutscht.
- Intravaginale oder rektale Techniken sind manchmal auch unumgänglich, z.B. wenn eine urogenitale Restriktion so tief liegt, dass sie von abdominal gar nicht zu erreichen ist.

Abdominale Behandlungstechniken

Mobilität

Zur Behandlung nimmt die Patientin dieselbe Lage wie zur Untersuchung der Mobilität ein, d.h. sie liegt mit gebeugten Beinen auf der Untersuchungsseite, während Sie hinter ihr stehen. Um Restriktionen zu lösen, dehnt man das Gewebe behutsam erst medialwärts zum Os ilium, danach zur Mittelachse des Uterus und schließlich nach oben (superior) und unten (inferior). Es ist ganz wichtig, dass es in alle Richtungen gedehnt wird. Merken Sie sich die Stelle mit der Restriktion auch für die spätere Behandlung von innen.

Induktionsbehandlung

Beenden Sie die nachfolgend beschriebenen Techniken stets mit einer allgemeinen Induktion des Uterus-Blasenbereichs.

Induktion von abdominal: Die Fingerstellung entspricht der zur Untersuchung der ovariellen Motilität. Wenn im Ecoute-Test gar keine Bewegung zu spüren ist, versucht man sie während des Inspir in Gang zu bringen (7- bis 8-mal pro Minute). Normalerweise dreht sich die Handfläche seitwärts und bewegt sich dabei leicht nach oben, während sich die Außenkante der Hand etwas tiefer in den Bauch drückt. Fühlt man eine Bewegungsstörung, wird die abweichende Bewegung in Richtung der Restriktion ganz leicht verstärkt, bis sie sich allmählich wieder der normalen Richtung annähert.

Lumbo-ovarielle Induktion: Dazu legt man eine Hand auf die unteren Lendenwirbel und die andere auf das zu behandelnde Ovar. Während sich die Hand auf dem Ovar seitlich dreht, bewegt sich die andere Hand aufwärts und etwas zum Ovar der Gegenseite hinüber (s. Abb. 4.11). Diese Technik scheint sich auf die kontraktilen Fasern des Lig. suspensorium ovarii auszuwirken.

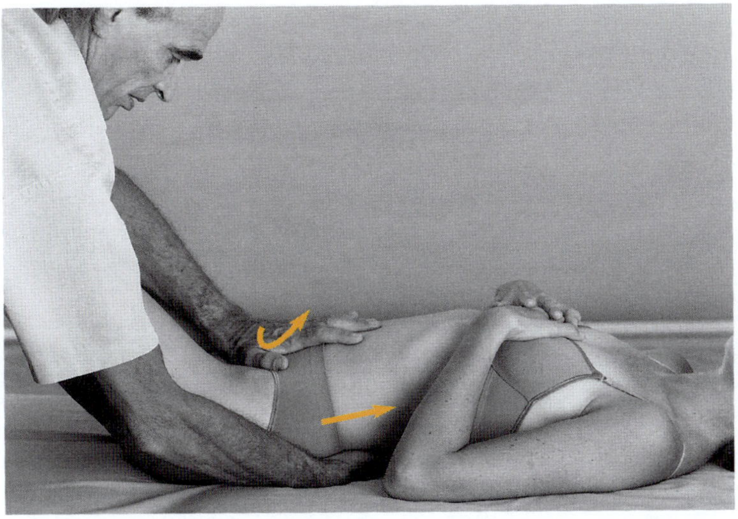

Abb. 4.11: Gleichzeitige Induktionsbehandlung des Lumbal- und Ovarialbereichs

Intravaginale Behandlungstechniken

Dehnung des seitlichen Scheidengewölbes

Vor der eigentlichen tuboovariellen Behandlung müssen erst die seitlichen Bereiche der Vagina gelockert werden.
Direkte Technik: Die Patientin liegt auf dem Rücken und hat die Beine im Hüftgelenk gebeugt. Mit zwei intravaginal eingeführten Fingern wird die Zervix rundum betastet, ob seitlich von ihr Zwischenräume vorhanden und wie dehnbar sie sind. Manchmal fehlen sie, weil die Zervix direkt an der Vaginalwand anliegt. In dem Fall sollte man versuchen, einen Finger zwischen die ipsilaterale Vaginalwand und die Zervix zu schieben, um sie abwechselnd zu bewegen. Es ist besser, die beiden Seitenräume erst nacheinander und dann gleichzeitig zu bearbeiten. Wenn sich die Seitenwände der Vagina nicht wegschieben lassen, zieht man die Zervix von hinten mit einem Finger nach vorn. Vermutlich liegt es an der Dehnung der Ligg. sacrouterina, dass sich die Räume neben der Zervix dann doch wie beabsichtigt weiten.
Ecoute-Technik: Im Anschluss an die direkte Technik macht man mit den Fingern neben der Zervix einen lokalen Ecoute-Test. Erst wenn er keinen Befund mehr anzeigt, wird die Behandlung abgeschlossen.
Es geht nicht darum, die Bereiche neben der Zervix zu weiten, die am Ende der Behandlung meist genauso beschaffen sind wie zu Beginn. Die Behandlung soll vielmehr dazu dienen, die Verbindungen zwischen lokoregionalen bzw. lokalen/zentralen Stimuli und den hier vorhandenen Mechanorezeptoren zu aktivieren.

Behandlung des Ovars

Die mobilisierende Behandlung verläuft so wie die Untersuchung. Nachdem man die Hand auf dem Bauch von der Zervix aus zum Ovar bewegt und intravaginal die Finger unter das Ovar geschoben hat, wird es vorsichtig zwischen beiden Händen von der Uterusachse fort nach superolateral bewegt. Dann lässt man es zurückkehren. Das wird 4- oder 5-mal wiederholt, bis es ganz leicht geht. Nach dem Ovar werden als Nächstes die vorhandenen Restriktionen sanft gedehnt. Bei korpulenten Frauen sind Tuben und Ovarien mitunter nicht richtig zu fühlen. Doch bei normalgewichtigen Frauen und mit ausreichender Erfahrung müssten sie genau zu spüren sein. Manchmal schafft man es sogar, durch eine leichte seitliche Drehbewegung das laterale Tubenende vom Ovar zu „kappen".

Wir möchten erneut darauf hinweisen, dass man mit den verletzlichen Ovarien sehr behutsam umgehen muss. Deshalb empfehlen wir unseren Studenten, daran zu denken, sie würden ihre eigenen Hoden behandeln. Das macht sie garantiert viel vorsichtiger.

Behandlung des Muttermunds

Diese Behandlungstechnik erweist sich vor allem bei Infertilität oft als hilfreich. Man sollte sie aber erst nach dem Vordehnen der Zervix-Seitenbereiche anwenden. Kontraindiziert ist sie bei Infektionen und bei den Benutzerinnen einer „Spirale".

Direkte Technik: Als Erstes sucht man die Zervix auf, um sie nach vorn zu ziehen. Bleibt sie in dieser Stellung, reicht ein Finger zur Behandlung; notfalls muss man sie mit einem Finger halten und mit dem anderen behandeln. Bei dieser Technik ist das Bewegungsausmaß kaum stärker als beim Ecoute-Test.

Man drückt den Muttermund leicht nach innen und „spielt" mit dem Finger auf den Innenwänden der Zervix – seitlich hin und her bzw. von oben nach unten. Aber sehr behutsam; auf keinen Fall darf man gewaltsam in die Öffnung eindringen. Mit dieser lokalen Stimulation versucht man die Zervix zu weiten und einen allgemeinen Reflex zu bahnen. Denn eine Befruchtung kann nur stattfinden, wenn das Sperma ungehindert in den Muttermund gelangt. Diese Technik scheint bei reflektorisch blockierter Zervix stimulierend zu wirken und sie, besonders wenn die Seitenbereiche vorgedehnt wurden, besser zugänglich zu machen. Schwierig oder vergeblich ist die Technik nur bei einem schwachen Muskeltonus (Hypotonie) der Zervix.

Ecoute-Technik: Unter leichtem Druck des Fingers in Richtung Muttermund folgt man der Bewegung, die der intravaginale Ecoute-Test anzeigt, und beginnt sie langsam und vorsichtig zu verstärken, bis sie aufhört. Gewöhnlich ist sie erst zu den Innenrändern der Zervix gerichtet und von dort aus radial zur Uterushöhle.

Zervikal-ovarielle Dehnung

Auch hierbei sollte man zuerst die Seitenbereiche der Zervix vordehnen. Dann schiebt man einen oder beide Finger ipsilateral neben die Zervix und legt die abdominale Hand im unteren Drittel auf die Verbindungslinie zwischen Spina iliaca anterior superior und Symphyse. Um sie richtig zu platzieren, drückt man medial und posterior in Richtung des Ovars.

Direkte Technik: Während man mit dem intravaginalen Finger die Zervix zur Gegenseite hinüber schiebt, bewegt man die abdominale Hand nach unten und seitlich (inferolateral), als wollte man die Spina iliaca anterior superior erreichen (s. Abb. 4.12). Mit dieser Technik werden die Tuben gedehnt und das Gewebe rund um das Ovar gelockert. Allerdings darf der Druck mit der abdominalen Hand nicht zu fest sein, sonst

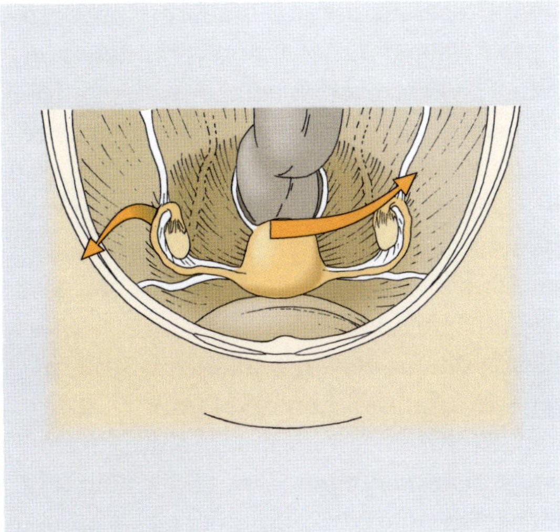

Abb. 4.12: Zerviko-ovarielle Dehnung

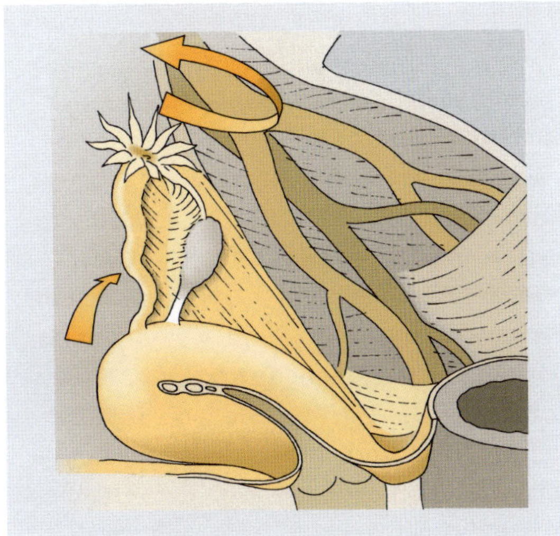

Abb. 4.13: Tubo-ovarielle Dehnung („Unwinding")

kontrahieren sich die Bauchmuskeln und die Eileiter, so dass intestinale oder ovarielle Schmerzen ausgelöst werden können.
Ecoute-Technik: Nach einem leichten Zug an der Zervix (im ipsilateralen Seitenbereich) kann man die intravaginalen Finger der Bewegung folgen lassen, die der Ecoute-Test vorgibt. Zur selben Zeit bewegt sich die abdominale Hand in die von ihr wahrgenommene Richtung. Dabei müssen die Richtungen, die von den beiden lokalen Tests vorgegeben werden, nicht unbedingt übereinstimmen.

Tubo-ovarielle Dehnung („Unwinding")

Die zerviko-ovarielle Dehnung lässt sich durch eine zusätzliche Innen- oder Außenrotation der abdominalen Hand zu einer tubo-ovariellen Dehnungsbehandlung ausbauen. Doch die nachfolgend beschriebene Technik ist präziser.
Wenn man die intravaginalen Finger schräg nach oben (auf den Beckenkamm zu) schiebt und die Hand auf dem Bauch auf sie zu bewegt (s. Abb. 4.13), müsste bei langsamen Bewegungen mit geringer Amplitude das Ovar als kleines rundliches Gebilde zwischen ihnen zu spüren sein. Es lässt sich normalerweise aber nur schwer vom umgebenden Gewebe abgrenzen. Wenn es identifiziert ist, umfasst man es mit den Fingern und bewegt es seitlich zur Innenwand des Beckens hin. Durch anschließende Drehbewegungen (medial und lateral) kann man auf den Eileiter – Fimbrien, Infundibulum, Ostium abdominale – und das Mesovar einwirken.
Ecoute-Technik: Nach der tuboovariellen Dehnung sollte man einen Ecoute-Test vornehmen. Während man das Ovar in Richtung der Beckeninnenwand drückt und die Dehnung behutsam aufrechterhält, folgt man der Bewegungsrichtung des Ecoute-Tests. Es fühlt sich an, als würde das Ovar über ein leicht gespanntes Gummiband hinweg bewegt. Die winzigen, kaum merklichen Bewegungen setzen aber ein großes Einfühlungsvermögen beim Untersucher voraus. Für uns ist diese Technik die „Königsdisziplin" im Tuboovarialbereich.

Induktionsbehandlung von abdominal und intravaginal

Sie erfolgt gleichzeitig durch die abdominale Hand auf dem Ovar und zwei Fingern intravaginal während des Inspirs. Beim linken Ovar z. B. besteht sie aus einer Bewegung im Uhrzeigersinn in der Frontalebene, verbunden mit einer Gleitbewegung nach vorn in der Sagittalebene und einer Außenrotation in der Transversalebene. Im Expir kehren Hand und Finger wieder zur Ausgangsposition zurück. Diese Technik muss nur drei- oder viermal wiederholt werden, und wir verwenden sie häufig als erste der intravaginalen Techniken.

4.9 Zusammenfassung

Im kleinen Becken ist keine Struktur richtig befestigt, sondern alle Organe und Bindegewebe sind gegeneinander verschieblich. Nur die Leber ist mit kräftigen Bändern (Ligg. coronarium und triangulare) relativ stabil am Zwerchfell fixiert (oder zumindest in ihren Bewegungen berechenbar). Die Bewegungen der Tuben und Ovarien sind dagegen viel komplexer als die Leberbewegungen und hängen von Strukturen wie dem Uterus ab, die sich nicht nur bewegen, sondern sogar ihre Position verändern können. Das erschwert sowohl ihre Untersuchung als auch die Behandlung. Bis auf die Ligg. sacrouterina und die Parametrien sind die Ligamente von Uterus, Tuben und Ovarien nur im weitesten Sinne „Haltebänder" und lassen diesen Organen stets einen gewissen Spielraum.

Elastizität und Beweglichkeit von Strukturen wie Infundibulum und Fimbrien, Tuben, Uterus oder Peritoneum sind wesentliche Voraussetzungen, damit Spermien und Eizelle überhaupt zusammentreffen können. Dazu gehört auch, dass sich sphinkterartige Bereiche wie Ostium abdominale, Tubenenge, Tubenwinkel und Zervix richtig öffnen.

Ohne die Befruchtung auf rein mechanische Faktoren reduzieren zu wollen, glauben wir doch, dass wir Osteopathen zu Recht stolz auf unser „Handwerk" sind, mit dem wir uns auf diesem Gebiet betätigen können. Verwachsungen und andere Folgen urogenitaler Infektionen (einschließlich der sexuell übertragbaren) wirken sich, besonders wenn sie wiederholt auftreten und schwierig zu behandeln sind, nachteilig auf die Fertilität aus. Begleitsymptome wie z. B. Schmerzen lassen sich oft durch osteopathische Manipulationen erfolgreich lindern. Und vielleicht tragen sie manchmal auch dazu bei, die Fertilität zu verbessern.

Zusammenfassung

Frauen zu helfen, Mutter zu werden, oder sie vom Stigma der Inkontinenz zu befreien – das liegt im Rahmen des Möglichen, wenn Osteopathen die hier vorgestellten Behandlungsmethoden anwenden. Wer verfügt schon über das erforderliche Feingefühl und die Fingerfertigkeit, das fertig zu bringen, außer uns Manualtherapeuten? Über Feingefühl und Fingerfertigkeit zu verfügen, klingt wunderbar und ist ein hehres Ziel.

Typischer Behandlungsverlauf

Oft fragt man uns, wie denn eine typische Sitzung verläuft. Natürlich ist jede Behandlung anders und hängt von den vorhandenen Restriktionen, dem Zustand der Patientin und dergleichen ab. Vorgefasste Meinungen haben in der Osteopathie keinen Platz, daran sollten wir immer denken. Wir müssen im Stande sein, jede x-beliebige Restriktion zu behandeln. Im Allgemeinen lassen sich die besten Ergebnisse erzielen, wenn man die empfohlenen Techniken in einer bestimmten Reihenfolge anwendet.

Steißbein: Unbehandelte Restriktionen im Steißbeinbereich können jede andere Behandlung scheitern lassen oder deren Wirkungsdauer verkürzen. Häufig wird statt dem Steißbein fälschlicherweise das untere Sakrum untersucht. Zur Beurteilung der Steißbeinbeweglichkeit sollte man deshalb den Finger ohne zu zögern tief genug vorzuschieben.

Abdomen: Achten Sie darauf, ob sich Restriktionen von Darm oder Omentum auf den Urogenitaltrakt ausgeweitet haben könnten. Ihr Übergangsbereich lässt sich durch Anheben der gesamten Darmmasse dehnen. Dünndarmadhäsionen können sich nicht nur auf die Harnblase, sondern auch auf die Tuben und Ovarien auswirken.

Zervix: Da zervikale Restriktionen reflektorische Tubenspasmen auslösen können, müssen sie zur erfolgreichen Behandlung der Tuben und Ovarien als Erstes beseitigt werden.

Tuboovarialbereich: Ovarien und Tuben bewegen sich im kleinen Becken. Deshalb können Bewegungsstörungen weitreichende Folgen haben.

Wirbelsäule: Wenn man die Wirbelsäule erst nach den Viszeralorganen manipuliert, lassen sich meist bessere Behandlungsergebnisse erreichen. Leichtere, reflektorisch bedingte Wirbelrestriktionen verschwinden oft bereits, sobald man viszerale Restriktionen aufgelöst hat. Dadurch wird eine Überstimulation der vertebralen Reflexbögen verhindert. Wenn der Tuboovarialbereich wieder frei von Restriktionen ist, spricht er (besonders in den Sphinkterbereichen) auch viel besser auf Reize an, die durch die Wirbelmanipulationen induziert werden. Am häufigsten sind Restriktionen von Th11, L1–3 und Sakrum mit tuboovariellen Störungen verbunden. Leicht schmerzende Restriktionen im Bereich von L3 sprechen bei fast normaler Gelenkbeweglichkeit oft für eine genitale Ursache als Auslöser (z.B. Infektion, Endometriose, Fibrom oder Tumor).

Nieren: Bei Beschwerden der linken Niere sind oft auch urogenitale Strukturen mitbetroffen (und umgekehrt). Die linke Niere sollte z. B. bei vaskulären Störungen im kleinen Becken immer kontrolliert werden. Aufgrund der embryologischen Entwicklung ist zu vermuten, dass sich eine osteopathische Behandlung der linken Niere nicht nur urogenital auswirkt, sondern auch zentrale Hormonsysteme beeinflussen kann – was unsere eigene Erfahrung bestätigt. Die linke Niere zu behandeln hat sich vor allem bei männlicher Impotenz, lokalen und allgemeinen genitalen Funktionsstörungen sowie bei Gefäßproblemen im kleinen Becken als sinnvoll erwiesen.

Schädelbereich: Erst nachdem alle lokalen Restriktionen beseitigt sind, sollte man sich den kranialen Restriktionen zuwenden, die bei urogenitalen Störungen meist posterior lokalisiert sind. Es kann in dem Fall sehr hilfreich sein, Puls und Amplitude des primären respiratorischen Mechanismus bzw. des kraniosakralen Rhythmus zu stimulieren.

Schlussgedanken

Wir haben uns fortwährend bemüht, unsere manuellen Fertigkeiten mit medizinischen Technologien zusammenzubringen, um unsere Diagnosen zu bestätigen und die Behandlungstechniken noch mehr zu verfeinern. Wo immer es möglich ist, sollte sich die osteopathische Medizin auf objektive Versuchsreihen stützen. Das würde dazu beitragen, unser Ansehen in der medizinischen bzw. wissenschaftlichen Welt zu steigern. Uns ist bewusst, dass wir helfen können, doch wir müssen auch die anderen von unseren Fähigkeiten überzeugen. Darüber hinaus sind ständige Anstrengungen zu unternehmen, dass unsere Manipulationstechniken noch präziser und wirkungsvoller werden.

Die Behandlung des weiblichen Urogenitaltrakts erfordert vom Therapeuten einen feinfühligen und respektvollen Umgang mit der Patientin. Insofern handelt es sich nicht nur um reine Behandlungstechniken. Sie setzt umfassendes Mitfühlen-Können voraus und lehrt das Leben in all seinen Formen und Stadien zu achten. Ein Osteopath kann z.B. Patientinnen mit urogenitalen Beschwerden helfen, wenn für sie die Beziehungsschwierigkeiten schlimmer als die Schmerzen sind. Unverzichtbar sind unsere Bemühungen auch, weil wir Patientinnen erfolgreich von abdominal und intravaginal behandeln können, die sonst operiert würden.
Funktionen mit Hilfe unserer Hände wieder zu normalisieren – entspricht das nicht genau unserem beruflichen Ideal?

Literatur

Barral J.-P. *The Thorax.* Seattle: Eastland Press, 1991.
Barral J.-P. *Visceral Manipulation II.* Seattle: Eastland Press, 1989.
Barral J.-P., Ligner B., et al. *Nouvelles techniques uro-génitales.* Editions de Verlaque, 1993.
Barral J.-P., Mathieu J.-P., Mercier P. *Diagnostic articulaire vertébral.* Charleroir: S.B.O.R.T.M., 1981.
Barral J.-P., Mercier P. *Visceral Manipulation.* Seattle: Eastland Press, 1988.
Beck R., Hsu N. „Pregnancy, Childbirth and the Menopause related to the Development of Stress Incontinence", *American Journal of Obstetrics and Gynecology* 91 (1965): 820–823.
Bochuberg C. *Traitement ostéopathique des rhinites et sinusites chroniques.* Paris: Maloine, 1986.
Braunwald E., et.al. *Harrison`s Principles of Internal Medicine.* New York: McGraw-Hill, 1987.

Chaffour P., Guillot J.-M. *Le Lien mécanique ostéopathique.* Paris: Maloine, 1985.
Comroe J. H. *Physiologie de la respiration.* Paris: Masson, 1978.
Contamin R.; Bernard P., Ferrieux J. *Gynécologie générale.* Paris: Vigot, 1977.
Crobier A. *„Trou obturateur" égime ostéopathique.* unveröffentlichte These, 1991.
Cruveilhier J. *Traité d´anatomie humaine.* Paris: Octave Doin, 1852.

Davenport H.W. *Physiologie de l´appareil digestif.* Paris: Masson, 1976.
Delmas A. *Vois et centres nerveus.* Paris: Masson, 1975.
Dousset H. *L´examen du maalade en clientéle.* Paris: Maloine, 1972.
Drye J.C. „Intraperitoneal Pressure in the Human", *Surgical Gynecology and Obstetrics* 87 (1948): 472–475.

Enhörning G. „Simultaneous Recording of Intravesical and Intraurethral Pressure: A Study on Urethral Closure in Normal and Stress Incontinent Women", *Acta Chirurgia Scandinavia* (1961), Suppl. 276.

Gabaral B., Roques M. *Les fasciae.* Paris: Maloine, 1985.
Green T.H. „Urinary Stress Incontinence: Differential Diagnosis, Pathophysiology, and Management", *American Journal of Obstetrics and Gynecology* 122 (1975): 368–400.
Grégoire R.; Oberlin S. *Précis d´anatomie.* Paris: J.P. Balliére, 1973.

Huges F. Cl. *Pathologie respiratoire.* Paris: Heures de France, 1971.
Hugier J., et. al. „Les soutènements vésico-uretraux", *Encyclopedie Mèdico-Chirurgicale: Techniques Chirurgicales* (1968): 30–41.
Hutch J.A. „A New Theory of the Anatomy of the Internal Urinary Sphincter and the Physiology of Micturation: The Base Plate and Micturation", *Obstetrics and Gynecology* 30 (1967): 309–317.

Issartel L.; Issartel M. *L´ostéopathie exactement.* Paris: Robert Laffont, 1983.

Kahle W.; Leonhardt H.; Platzer W. *Anatomie des viscéres.* Paris: Flammarion, 1978.
Kamina P. *Anatomie gynécologique obstétricale.* Paris: Maloine, 1984.
Kolodny R.; Masters W.; Johnson V. *Textbook of Sexual Medicine.* Boston: Little,
Brown and Company, 1979.
Korr I. *The Neurobiologic Mechanisms in Manipulative Therapy.* New York: Plenum, 1978.

Laborit H. *L'inhibition de l´action: Biologie, physiologie, psychologie, sociologie.* Paris: Masson, 1981.
Lansac J.; Lecomte P. *Gynécologie pour le practicien.* Villeurbanne: Simep, 1981.
La Vielle J., Roux H., Stanoyevitch J.F. *Le système vertèbro-basiliaire.* Marseille: Sola, 1986.
Lazorthes G. *Le systѐme nerveux pѐriphѐrique.* Paris: Masson, 1971.

Malinas Y., Favier M. *A.B.C. de mѐcanique obstrétircale.* Paris: Masson, 1979.

Poirier P., Charpy A., Nicolas A. *Traité d´anatomie humaine.* Paris: Masson, 1912.
Prefaut,, C. *L´essentiel en physiologie respiratoire.* Paris: Sauramps Mèdical, 1986.

Raz S., et.al. „The Vascular Component in the Production of Intraurethral Pressure", *Journal of Urology* 108 (1972): 93-96.
Renaud R., et.al. *Les incontinences urinaires chez la femme.* Paris: Masson, 1980.

Robert J.G., et.al. *Précis de gynécologie.* Paris: Masson, 1974.
Rouvier H. *Anatomie humaine.* Paris: Masson, 1967.

Scali P., Warrel D.W. *Les prolapsus vaginaux et l´incontinence urinaires chex la femme.* Paris: Masson, 1980.
Susset J.G., et.al. „Urodynamic Assessment of Stress Incontinence and its Therapeutic Implications", *Surgical Gynecology and Obstetrics* 122 (1976): 343–349.

Taurelle R. *Obstétrique.* Paris: France Mèdical Edition, 1980.
Testut L. *Traité d´anatomie humaine.* Paris: Octave Doin, 1889.
Testut L., Jacob O. *Anatomie topographique.* Paris: Gaston Doin, 1927.
Touraine M., et.al. *Physiologie de la reproduction humaine.* Paris: Masson, 1985.
De Tourris H., Henrion R., Delecour M. *Gynècologie et obstrètrique.* Paris: Masson, 1979.

Upledger J.E., Vredevoogd J.D. *Craniosacral Therapie.* Seattle: Eastland Press, 1983.

Waligora H., Perlemuter L. *Anatomie.* Paris: Masson, 1975.
Waligora H., Perlemuter L. *Abdomen et petit bassin.* Paris: Masson, 1975.
West J.B. *Physiologie respiratoire.* Paris: Medsi, 1986.
Williams P., Warwick R., eds. *Gray´s Anatomy.* Edinburgh: Livingstone, 1980.
Wright S. *Physiologies appliquée à la médicine.* Paris: Flammarion, 1974.

Register

A

B

C

D

E

M

N

O

P

R

S

T

U

V

W

Z

5263393R00116

Printed in Germany
by Amazon Distribution
GmbH, Leipzig